消化管吻合法バイブル

Web動画付

監修
北島政樹
元・慶應義塾大学名誉教授

編集
宮澤光男
帝京大学医学部附属溝口病院 外科・緩和ケアセンター 教授

竹内裕也
浜松医科大学外科学第二講座教授

医学書院

消化管吻合法バイブル ［Web 動画付］		
発　行	2018年12月1日　第1版第1刷©	
	2021年10月1日　第1版第3刷	
監　修	北島政樹	
編　集	宮澤光男・竹内裕也	
発行者	株式会社　医学書院	
	代表取締役　金原　俊	
	〒113-8719　東京都文京区本郷 1-28-23	
	電話　03-3817-5600（社内案内）	
印刷・製本	大日本法令印刷	

本書の複製権・翻訳権・上映権・譲渡権・貸与権・公衆送信権（送信可能化権を含む）は株式会社医学書院が保有します．

ISBN978-4-260-03654-2

本書を無断で複製する行為（複写，スキャン，デジタルデータ化など）は，「私的使用のための複製」など著作権法上の限られた例外を除き禁じられています．大学，病院，診療所，企業などにおいて，業務上使用する目的（診療，研究活動を含む）で上記の行為を行うことは，その使用範囲が内部的であっても，私的使用には該当せず，違法です．また私的使用に該当する場合であっても，代行業者等の第三者に依頼して上記の行為を行うことは違法となります．

JCOPY　〈出版者著作権管理機構　委託出版物〉
本書の無断複製は著作権法上での例外を除き禁じられています．複製される場合は，そのつど事前に，出版者著作権管理機構（電話 03-5244-5088，FAX 03-5244-5089，info@jcopy.or.jp）の許諾を得てください．

執筆者一覧（執筆順）

橋口　陽二郎	帝京大学医学部外科学講座・教授
岩間　英明	兵庫医科大学外科学講座肝胆膵外科
波多野　悦朗	兵庫医科大学外科学講座肝胆膵外科・教授
藤元　治朗	兵庫医科大学外科学講座肝胆膵外科・主任教授
大井　正貴	三重大学医学部附属病院消化管外科・准教授
楠　正人	三重大学大学院消化管・小児外科学・教授
福島　亮治	帝京大学医学部外科学講座教授・上部消化管
谷島　聡	東邦大学外科学講座一般・消化器外科（大森）・講師
島田　英昭	東邦大学外科学講座一般・消化器外科（大森）・教授
上野　正紀	虎の門病院消化器外科・部長
小池　聖彦	名古屋大学消化器外科・講師
田中　晃司	大阪大学消化器外科
山﨑　誠	大阪大学消化器外科・准教授
牧野　知紀	大阪大学消化器外科
土岐　祐一郎	大阪大学消化器外科・教授
小熊　潤也	国立がん研究センター中央病院食道外科
小澤　壯治	東海大学消化器外科・教授
山辻　知樹	川崎医科大学総合外科学・教授
猶本　良夫	川崎医科大学・特任教授
村上　雅彦	昭和大学外科学講座消化器・一般外科・教授
大塚　耕司	昭和大学外科学講座消化器・一般外科・講師
五藤　哲	昭和大学外科学講座消化器・一般外科・講師
有吉　朋丈	昭和大学外科学講座消化器・一般外科
山下　剛史	昭和大学外科学講座消化器・一般外科
與田　幸恵	佐賀大学一般・消化器外科
能城　浩和	佐賀大学一般・消化器外科・教授
藤原　尚志	国立がん研究センター東病院食道外科
大幸　宏幸	国立がん研究センター中央病院・東病院・食道外科長
竹内　裕也	浜松医科大学外科学第二講座・教授
赤川　進	大阪赤十字病院外科
金谷　誠一郎	大阪赤十字病院第一消化器外科・部長
平山　佳愛	飯塚病院外科（前　がん研有明病院消化器外科：執筆時）
稲木　紀幸	順天堂大学医学部附属浦安病院消化器・一般外科・先任准教授
後藤　愛	藤田医科大学総合消化外科
中内　雅也	藤田医科大学総合消化外科・講師
須田　康一	藤田医科大学総合消化外科・准教授
稲葉　一樹	藤田医科大学総合消化外科・教授
宇山　一朗	藤田医科大学総合消化外科・講座教授
石黒　秀行	名古屋市立大学消化器外科・准教授
小川　了	名古屋市立大学消化器外科
瀧口　修司	名古屋市立大学消化器外科・教授
河口　賀彦	山梨大学医学部第一外科・学部内講師
黒田　新士	岡山大学消化器外科
西﨑　正彦	岡山大学消化器外科・講師
栄田　和也	岡山大学消化器外科
菊地　覚次	岡山大学消化器外科
香川　俊輔	岡山大学消化器外科・准教授
藤原　俊義	岡山大学消化器外科・教授

石山 泰寛	昭和大学横浜市北部病院消化器センター
石田 文生	昭和大学横浜市北部病院消化器センター・教授
倉地 清隆	浜松医科大学外科学第二講座下部消化管外科・病院講師
石山 隼	順天堂大学下部消化管外科学
坂本 一博	順天堂大学下部消化管外科学・教授
江本 慎	がん研有明病院消化器外科
福長 洋介	がん研有明病院消化器センター長
奥田 準二	大阪医科大学附属病院がん医療総合センター・特務教授
鱒渕 真介	大阪医科大学一般・消化器・小児外科
石井 正嗣	大阪医科大学一般・消化器・小児外科
田中 慶太朗	大阪医科大学一般・消化器・小児外科・特別任命教員教授
山本 誠士	大阪医科大学一般・消化器・小児外科
濱元 宏喜	大阪医科大学一般・消化器・小児外科
大住 渉	大阪医科大学一般・消化器・小児外科
鈴木 重徳	大阪医科大学一般・消化器・小児外科
内山 和久	大阪医科大学一般・消化器・小児外科・教授
大島 隆一	聖マリアンナ医科大学横浜市西部病院消化器・一般外科
國場 幸均	聖マリアンナ医科大学横浜市西部病院消化器・一般外科・教授
沖 英次	九州大学大学院消化器・総合外科・診療准教授
中西 良太	九州大学大学院消化器・総合外科
安藤 幸滋	九州大学大学院消化器・総合外科
中島 雄一郎	九州大学大学院消化器・総合外科
佐伯 浩司	九州大学大学院消化器・総合外科・講師
池田 哲夫	福岡歯科大学総合医学講座内視鏡センター・教授
前原 喜彦	公立学校共済組合九州中央病院・院長
幡野 哲	埼玉医科大学総合医療センター消化管外科・一般外科
石田 秀行	埼玉医科大学総合医療センター消化管外科・一般外科・教授
福永 正氣	順天堂大学東京江東医療センター消化器外科・内視鏡手術センター・特任教授
永仮 邦彦	順天堂大学医学部附属浦安病院消化器・一般外科・准教授
大内 昌和	順天堂大学医学部附属浦安病院消化器・一般外科
小浜 信太郎	順天堂大学医学部附属浦安病院消化器・一般外科
東 大輔	順天堂大学医学部附属浦安病院消化器・一般外科
野本 潤	順天堂大学医学部附属浦安病院消化器・一般外科
岡林 剛史	慶應義塾大学外科学(一般・消化器)
長谷川 博俊	東京歯科大学市川総合病院外科・准教授
荒木 俊光	三重大学大学院消化管・小児外科学・准教授
大北 喜基	三重大学大学院先端的外科技術開発学
近藤 哲	三重大学大学院消化管・小児外科学
問山 裕二	三重大学大学院消化管・小児外科学・准教授
渡辺 和宏	東北大学消化器外科学
内藤 剛	東北大学消化器外科学・准教授
亀井 尚	東北大学消化器外科学・教授
海野 倫明	東北大学消化器外科学・教授
河野 透	札幌東徳洲会病院先端外科センター・センター長
前田 耕太郎	藤田医科大学病院国際医療センター長
坂井 義治	京都大学消化管外科・教授
大毛 宏喜	広島大学病院感染症科・教授
島田 光生	徳島大学消化器・移植外科・教授

アレサンドロ　フィケラ		ノースカロライナ州立大学外科・教授
ファブリッチオ　ミケラッシー		コーネル大学外科・教授
小金井　一隆		横浜市立市民病院炎症性腸疾患センター・センター長
辰巳　健志		横浜市立市民病院炎症性腸疾患科・部長
二木　了		横浜市立市民病院炎症性腸疾患科・医長
黒木　博介		横浜市立市民病院炎症性腸疾患科・副医長
杉田　昭		横浜市立市民病院炎症性腸疾患科・部長
宮澤　光男		帝京大学医学部附属溝口病院外科・緩和ケアセンター・教授
澤田　雄		横浜市立大学消化器・腫瘍外科学
松山　隆生		横浜市立大学消化器・腫瘍外科学・講座准教授
遠藤　格		横浜市立大学消化器・腫瘍外科学・主任教授
田中　公貴		北海道大学大学院消化器外科学教室Ⅱ
平野　聡		北海道大学大学院消化器外科学教室Ⅱ・教授
高屋敷　吏		千葉大学大学院臓器制御外科・講師
吉富　秀幸		千葉大学大学院臓器制御外科・准教授
古川　勝規		千葉大学大学院臓器制御外科・講師
久保木　知		千葉大学大学院臓器制御外科・講師
高野　重紹		千葉大学大学院臓器制御外科
鈴木　大亮		千葉大学大学院臓器制御外科
酒井　望		千葉大学大学院臓器制御外科
賀川　真吾		千葉大学大学院臓器制御外科
野島　広之		千葉大学大学院臓器制御外科
三島　敬		千葉大学大学院臓器制御外科
大塚　将之		千葉大学大学院臓器制御外科・教授
富川　盛啓		栃木県立がんセンター肝胆膵外科・科長
白川　博文		栃木県立がんセンター肝胆膵外科・副科長
菱沼　正一		栃木県立がんセンター・センター長
尾形　佳郎		栃木県立がんセンター肝胆膵外科
鈴木　修司		東京医科大学茨城医療センター消化器外科・主任教授
山本　雅一		東京女子医科大学消化器・一般外科・教授　講座主任
石崎　陽一		順天堂大学医学部附属浦安病院消化器・一般外科・教授
川崎　誠治		三井記念病院・院長
隈元　雄介		北里大学一般・小児・肝胆膵外科・診療教授
田中　伸孟		富山大学大学院消化器・腫瘍・総合外科
藤井　努		富山大学大学院消化器・腫瘍・総合外科・教授
杉本　博行		名古屋大学大学院消化器外科学・講師
山田　豪		名古屋大学大学院消化器外科学・講師
小寺　泰弘		名古屋大学大学院消化器外科学・教授
前村　公成		鹿児島大学大学院消化器・乳腺甲状腺外科学・准教授
新地　洋之		鹿児島大学保健学科・教授
夏越　祥次		鹿児島大学大学院消化器・乳腺甲状腺外科学・教授
山本　淳		がん・感染症センター都立駒込病院外科
大目　祐介		がん・感染症センター都立駒込病院外科
土井　愛美		がん・感染症センター都立駒込病院外科
本間　祐樹		がん・感染症センター都立駒込病院外科
本田　五郎		がん・感染症センター都立駒込病院外科
中村　慶春		日本医科大学消化器外科・准教授
松下　晃		日本医科大学消化器外科・講師
内田　英二		日本医科大学消化器外科・名誉教授

永川 裕一	東京医科大学消化器・小児外科学分野・准教授
佐原 八束	東京医科大学消化器・小児外科学分野
土田 明彦	東京医科大学消化器・小児外科学分野・主任教授
木口 剛造	藤田医科大学総合消化器外科
小島 正之	藤田医科大学総合消化器外科・講師
安田 顕	藤田医科大学総合消化器外科・講師
中嶋 早苗	藤田医科大学総合消化器外科・講師
棚橋 義直	藤田医科大学総合消化器外科・講師
加藤 悠太郎	藤田医科大学総合消化器外科・教授
杉岡 篤	藤田医科大学総合消化器外科・講座教授
合川 公康	埼玉医科大学国際医療センター消化器外科・准教授
岡本 光順	埼玉医科大学国際医療センター消化器外科・教授
小山 勇	埼玉医科大学国際医療センター消化器外科・教授
宮坂 義浩	九州大学大学院臨床・腫瘍外科
大塚 隆生	九州大学大学院臨床・腫瘍外科・准教授
森 泰寿	九州大学大学院臨床・腫瘍外科
仲田 興平	九州大学大学院臨床・腫瘍外科
中村 雅史	九州大学大学院臨床・腫瘍外科・教授
篠田 昌宏	慶應義塾大学外科・准教授
伊吹 省	慶應義塾大学外科
尾原 秀明	慶應義塾大学外科・准教授
阿部 雄太	慶應義塾大学外科・専任講師
八木 洋	慶應義塾大学外科・専任講師
北郷 実	慶應義塾大学外科・専任講師
松原 健太郎	慶應義塾大学外科
山田 洋平	慶應義塾大学小児外科
星野 健	慶應義塾大学小児外科・准教授
黒田 達夫	慶應義塾大学小児外科・教授
北川 雄光	慶應義塾大学外科・教授
高槻 光寿	長崎大学大学院移植・消化器外科・准教授
江口 晋	長崎大学大学院移植・消化器外科・教授
田浦 康二朗	京都大学大学院肝胆膵・移植外科・准教授
吉澤 淳	関西電力病院・医長
岡島 英明	金沢医科大学・特任教授
海道 利実	京都大学大学院肝胆膵・移植外科・准教授
上本 伸二	京都大学大学院肝胆膵・移植外科・教授

監修の序

　外科を専攻し実臨床において疑問が生じた場合，常に動物実験にて解明し，それを再度，臨床にフィードバックするプロセスが外科医としての理念であり，また消化管吻合研究の始まりであった．

　外科レジデントのときに，胃切除後に留置する胃ゾンデの管理で抜管時期のタイミングが常に疑問であった．指導医によって3〜4日後，あるいは1週間後と指示が異なっていた．そこで抜管の最適時期を知るために，胃腸吻合の創傷治癒をイヌを用いて研究することにした．吻合法としては①結節吻合，②連続吻合，③Gambee吻合を施行し，経時的な創傷治癒の評価として(1)吻合部病理組織像，(2)胃内視鏡像，(3)バイオケミカルアクティブゾーンのhydroxyproline量測定，(4)ソフテックスによる吻合部微小血管像，(5)耐圧試験を用いた．その結果，層々吻合，特に血流豊富な粘膜下層を正確に吻合することが重要であり，Gambee吻合が最良という結論に到達した．本研究は「消化管吻合創の治癒起転」として1975年の学位に繋がった．

　その後は創傷治癒の研究を継続し，縫合糸の治癒起点に与える影響をも検討した．当時，吸収糸として汎用されていたカットグート，絹糸あるいはデキソン糸(ポリグリコール酸)をイヌの胃内に吊るし耐久性および酸の影響を観察した．驚いたことにカットグートは2〜3日で溶解してしまい，臨床における疑問点として残った．

　このような時期に1971年，創傷治癒研究会が創設され，2000年に日本創傷治癒学会に改称された．創傷治癒の臨床・基礎が注目を集める中で1958年，峯の2段階式環状吻合器の開発から，ソ連にて1960年，Suture Gunに改良され，1972年，中山の彎曲型吻合器が開発された．その後，1979年，EEA，GIAが本邦に紹介され食道離断術，食道・空腸吻合術や低位前方術などに適応され，急速に普及した．

　そこで器械吻合とGambee吻合の治癒機転の比較を前述の評価項目とフルオレッセン蛍光試験を加えて検討した．さらに臨床時に食道離断術，食道・空吻合術，結腸・結腸吻合術に用いてその成績を総合評価した．その結果，器械吻合の成績はGambee吻合に比べて創傷治癒機転は遅延するが，吻合材料がsteelという点，さらには他臓器との癒着が少ない利点などが認められた．

　その後，周知のごとく腹腔，胸腔鏡下手術が主流となり用手吻合・器械吻合も医工・産学連携により機器の精密化が進歩し吻合法も安定感を増したが，吻合法の基本原則には従来と何ら変わりないと考えている．さらに吻合技術の質が向上したのは，外科手術における周辺支援機器やシステムの進歩，すなわちICGを用いた生体蛍光イメージング法の展開である．術中腸管血流評価による縫合不全発生率の減少にも関係しており，消化管バイアビリティー評価の一助となっている．

　最後に本書は執筆者が本邦において，それぞれの分野のオピニオンリーダーであり「消化管吻合法のバイブル」として用いられるとのこと，すなわちバイブルの持つ意味，特定

の分野において権威ある書物，また常に傍らに置くことから座右の書や愛読書になるようにここに強く祈念している。

2018年秋

　　　　　　　　国際医療福祉大学副理事長・名誉学長／慶應義塾大学名誉教授　北島政樹

目次

総論

漏れない，狭窄しない吻合法の概念

1 吻合法の基本的概念（理論） ― 3
2 縫合針の種類と使用法 ― 5
3 縫合糸の種類と使用法 ― 11
4 自動縫合器の種類と基本的使い方 ― 18
5 自動縫合器の針の種類 ― 22

各論

1章　食道・胃領域

頸部，開胸下

1 手縫い頸部食道胃管吻合 ― 28
2 胸腔内食道胃管吻合 ― 32
3 手縫い咽頭空腸吻合法　空腸食道吻合（咽喉食摘後） ― 36
4 回結腸を用いた食道切除後再建 ― 41
5 空腸を用いた食道切除後再建 ― 44
6 サーキュラーステープラーを用いた頸部食道胃管吻合法 ― 49
7 リニアステープラーを用いた頸部食道胃管吻合術（三角吻合） ― 51
8 リニアステープラーを用いた頸部食道胃管吻合法（Collard 変法） ― 56

胸腔鏡下，腹腔鏡下

9 胸腔鏡下胸腔内食道胃管吻合法 ― 60
10 腹腔鏡下幽門側胃切除後 B-I 再建法（デルタ吻合）🎬動画 ― 65
11 腹腔鏡下幽門側胃切除後の R-Y 再建法 ― 71
12 腹腔鏡下胃全摘術　リニアステープラーを用いた方法（Overlap 法）🎬動画 ― 74
13 腹腔鏡下胃全摘術　リニアステープラーを用いた再建（FEEA 法）🎬動画 ― 76

14	腹腔鏡下胃全摘術　サーキュラーステープラーを用いた食道空腸吻合再建法(手縫いまつり縫い法)	80
15	腹腔鏡下胃全摘術　サーキュラーステープラーを用いた方法(経口アンビル法)	85
16	腹腔鏡下噴門側胃切除術　上川法(観音開き法) 🎬動画	89

2章　小腸・結腸・直腸領域

開腹下

1	手縫い吻合(Albert-Lembert吻合)	96
2	手縫い吻合(連続および結節Gambee法)	99
3	器械吻合-機能的端々吻合	102
4	結腸切除後の器械による端々三角吻合 🎬動画	104

腹腔鏡下

5	結腸腹腔内吻合	109
6	double-stapling technique(DST端々吻合)	114
7	double-stapling technique(DST端側吻合)	119
8	single stapling technique (SST吻合)	122
9	器械吻合-腹腔鏡下反転DST吻合	125
10	ISR手縫い吻合	131

炎症性腸疾患

11	狭窄形成術	134
12	東北大式吻合(Antimesenteric cutback end-to-side isoperistaltic anastomosis)	139
13	Kono-S吻合	143
14	大腸全摘,回腸囊肛門(管)吻合	148

3章　肝・胆・膵領域

開腹下

1	総胆管-空腸連続縫合 🎬動画	154
2	総胆管-空腸結節縫合 🎬動画	158
3	肝内胆管空腸吻合法(胆管ステントを用いた結節縫合法) 🎬動画	161
4	肝内胆管空腸吻合法(結節縫合) 🎬動画	165
5	膵空腸吻合法—膵管空腸粘膜吻合 🎬動画	168
6	膵空腸吻合法—no stent法 🎬動画	173
7	膵空腸吻合法—膵管非吻合密着法 🎬動画	176

8　膵空腸吻合法―柿田式吻合　🎬動画 ———————— 181
　9　膵空腸吻合法―Blumgart 変法(Nagoya method) ———————— 184
　10　膵胃吻合法―Twin Square Wrapping(TSW)法 🎬動画 ———————— 188

腹腔鏡下
　11　腹腔鏡下胆管空腸吻合法 🎬動画 ———————— 192
　12　腹腔鏡下胆道消化管吻合法
　　　―Swine ウエットラボ胆道再建実習モデルによる運針手技習熟法 ———————— 196
　13　腹腔鏡下膵空腸吻合法
　　　―スーチャークリップを用いた Blumgart 変法 🎬動画 ———————— 201
　14　膵空腸吻合〔Wrapping double mattress 法(Kiguchi method)
　　　(ロボット)〕🎬動画 ———————— 205
　15　膵尾側吻合法(生体吸収性材料を利用) 🎬動画 ———————— 210
　16　鏡視下膵消化管吻合　腹腔鏡下 DuVal 変法膵空腸吻合 🎬動画 ———————— 213

肝移植
　17　胆管吻合法(右葉グラフト) ———————— 217
　18　胆管吻合法(左葉グラフト) 🎬動画 ———————— 219
　19　胆管吻合法(複数本の吻合) 🎬動画 ———————— 223

索引 ———————— 229

付録 Web 動画について
🎬動画 のある項目では，手術動画をご覧いただけます(PC と iPad，iOS/Android スマートフォンに対応。フィーチャーフォンには対応しておりません)。タイトルページ下部にある QR コードをスマートフォンなどで読み取っていただくか，本ページ下部に記載の URL をパソコンなどに直接入力してご覧ください。なお，動画閲覧の際は以下の注意点を必ずお読みください。

〈注意点〉
・音声はありません。
・携帯端末でパケット定額制サービスに加入していない場合，多額のパケット通信料が発生します。ご注意ください。
・動画は予告なしに変更・修正したり，また配信を停止する場合もございます。ご了承ください。
・動画は書籍の付録のため，ユーザーサポートの対象外とさせていただいております。ご了承ください。

〈動画掲載 URL〉http://www.igaku-shoin.co.jp/prd/03654/

総論

漏れない，狭窄しない吻合法の概念

1 吻合法の基本的概念（理論）

　消化器外科医にとって，消化管吻合後の縫合不全は宿命的につきまとう合併症であり，それをなくすことは生涯の課題である．本項では知っておくべき基本概念について述べる．

◆ 消化管吻合における創傷治癒

　消化管吻合の創傷治癒は通常組織の創傷治癒過程と同様に，炎症期，増殖期，成熟期を経て進行する．

▶ 手縫い吻合における創傷治癒

　粘膜下層は消化管壁の中で最も血流が豊富で癒合に適した層であるため，手縫い吻合においては，粘膜下層を合わせることが最も重要と考えられてきた．代表的な手縫い吻合法であるGambee法は断端接合型の，Albert-Lembert法は漿膜接合型の代表的な吻合法である．Gambee法は一層にて粘膜下層を合わせることを主眼としており，Albert-Lembert吻合に比べ組織挫滅による出血，壊死の遺残が少なく，炎症細胞浸潤の期間も短い．

▶ 器械吻合における創傷治癒

　器械吻合における創傷治癒過程においては粘膜欠損があり，それに続いて肉芽組織の増生や上皮の癒合が起こるため，本来結合するべき層が合わせられるのとは異なる二次治癒である．すなわち，器械吻合においてはステープルによって漿膜が圧挫され，破損した部位に早期の血行再開が起こることによって創傷治癒が開始される．その過程において，縫合糸に認められるような結合力の経時的な減衰は起こらない．

　北郷ら[1]によれば，吻合後3～5日に好中球浸潤が著明となり，線維芽細胞が出現してくる．浮腫は術直後より7～10日頃まで認められ，急性炎症所見がほぼ消失し，腸管の連続性の回復がみられるのは術後3週目頃である．

◆ 縫合不全のリスク因子

▶ 全身性リスク因子の改善

　縫合不全の原因は全身的な因子と局所性の因子があり，特に全身性因子に関しては吻合を行う前にできるだけ改善しておくことが肝要である．
- 補正の困難な患者要因：高齢者，男性，喫煙歴
- 補正の可能な患者要因：栄養障害，貧血，ビタミンC・K欠乏，低亜鉛血症
- 投与の中止・減量を考慮すべき薬剤：副腎皮質ホルモン，抗がん剤，術前照射
- 病状のコントロールが必要な併存疾患：糖尿病，尿毒症，急性アルコール中毒，黄疸

▶ 局所性リスク因子への配慮

　縫合不全の局所性因子としては，吻合部の血流障害，緊張，感染が最も重要である．

◆ 吻合における技術的な選択肢

　実際の吻合に際しては，以下の点について最適と考えられる方法，材料を選択する．

▶ 手縫い吻合

①縫合糸の選択：吸収糸，モノフィラメントなど
②縫合法：結節縫合か連続縫合か
③縫合法：一層縫合か二層縫合か
④運針：縫合の間隔と縫い代
⑤吻合法：端々吻合，側々吻合，端側吻合，側端吻合

▶ **器械吻合**
① 縫合器，吻合器の選択
② 吻合法：端々吻合，側々吻合，端側吻合，側端吻合
③ 補強法：縫合補強するか，埋没するか，何もしないか

◆ 吻合における技術的な配慮

近年の鏡視下手術の普及により，消化管吻合は結合力が強い器械吻合が主流となっており，成績も良好である。しかし，開腹手術ばかりでなく，鏡視下手術においても手縫い吻合を要する場合は依然として多い。特に技術的要素の多い手縫い縫合時に配慮すべき技術的ポイントとして以下の点が重要である。

▶ **運針に関して**
- 吻合部の血流を考慮して，縫合の間隔を狭くしすぎない，結紮を強くしめすぎない。
- 癒合に適した層である粘膜下層をよく密着させる。
- 運針は縫合輪の中心から放射線方向とする。
- 血腫を形成しない。

▶ **吻合部の状況に関して**
- 吻合部から内容物が漏れない。
- 緊張がかからない。
- 吻合遠位側の閉塞がない。

▶ **その他**
- 腸間膜間隙を閉鎖する。

吻合技術以外に，便などによる吻合部の感染，汚染を避けるとともに，状況によって，吻合された消化管の内腔の減圧，予防的ドレナージの留置を行うことが重要である。

● **おわりに**

手縫い吻合，器械吻合を問わず，漏れない，狭窄しない消化管吻合法の根底にあるのは，①腸管断端の良好な血流確保，②吻合部の緊張の軽減，③注意深く緻密な吻合，である。各論において最新の知見が詳述されている。是非，参考にしていただきたい。

〔文献〕
1）北郷邦昭，村上三郎・他：器械縫合・吻合法の実技とコツ：器械吻合創の治癒過程．消外．2000；23：1509-1513

（橋口陽二郎）

2 縫合針の種類と使用法

◆ 縫合針の構造

縫合針の構造と名称は図1のようになっている。糸を通すための針穴がついている縫合針も存在するが、組織の損傷を少なくする目的で、糸が針のスウェッジ部に埋め込まれたものを用いることがほとんどである。

◆ 縫合針の種類

縫合針は針体の形状、彎曲の度合い、針先の形状、針元の形式、針の長さなどによって区分される。

▶ 針体の形状

彎曲針、直針が代表的であるが、直針の先端部分が曲がった先曲針や、つり針などの形状も存在する(図2)。直針は直接手で持ちながらの縫合が可能であり、以前は手術で広く使用されていたが、針刺しのリスクがあるため、現在その使用は限られている。巾着縫合器を用いた消化管吻合の際には直針が必要となるが、この場合も直接手で持つことはなく、持針器を用いて使用するのが基本となる。

▶ 彎曲の度合い

消化器外科で用いる縫合針のほとんどが彎曲針である(図3)。針の彎曲に関しては3/8周性の針を弱彎針、1/2周性の針を強彎針と呼ぶ。弱彎針より彎曲の緩い1/4周性を弱弱彎針、強彎針より彎曲の強い5/8周性を強強彎針と呼ぶ。最近では1/8周性の針も存在し、弱弱弱彎針と呼ぶ。膵空腸吻合などで用いられる。

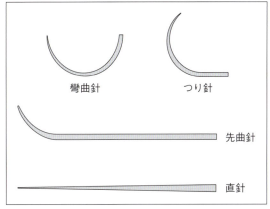

図2 針(ボディ)の形状

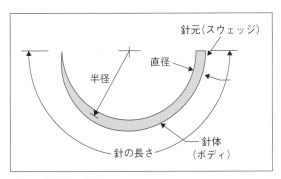

図1 縫合針の構造

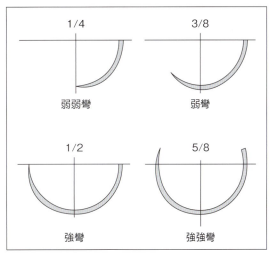

図3 彎曲針の種類

▶ 針先の形状

　針の断面は丸いもの，三角形のもの，台形のものなどが存在し，その先端も尖ったものだけでなく，丸みを帯びたものも存在する。先端が尖っており断面が丸いものを丸針，三角のものを角針，丸みを帯びたものを鈍針と呼ぶ(図4)。断面が台形の針は主に眼科で用いられる。

　消化管吻合では丸針を用いるのが一般的である。角針は皮膚や筋膜など硬い組織を縫合する際に用いられ，鈍針は血管を刺すことがないので肝臓や腎臓の実質縫合に用いる。

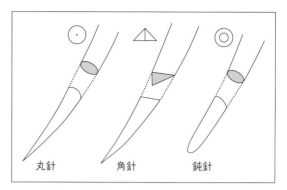

図4　針先の種類

▶ 針元の形式

　スウェッジ部には糸がついている。針と糸の移行部に段差がほとんどなく，組織への損傷が最小限に抑えられるので，無傷針と呼ばれている。無傷針には針と糸が外れないものと，一定の力を加えると外れるものが存在する。糸が外れるものをコントロールリリース，デタッチなどと呼んでいる。

　なお，針の根元に糸を通す穴がついている針も存在する。裁縫針のように閉じた穴を普通穴(ナミ穴)，切り欠き部分がついており，そこから糸を通すものを弾機孔(バネ穴)と呼ぶ(図5)。

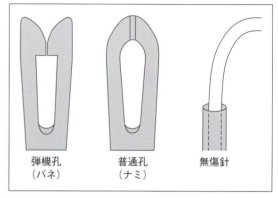

図5　針元の形式

▶ 針の長さ

　これから縫合する組織の厚さを把握し，針を刺入したときに針先が十分組織外に出るような長さの針を選択する必要がある。組織を刺入する長さの他に，持針器で把持する長さと針先で抜針するための長さが必要であり，予定する縫合の長さの約1.7倍の長さの針を用いるのがよいとされる。

◆ 縫合針の使用法

　針を用いた縫合では持針器などの器具を必ず用いる。持針器には大きくマチュウ(Mathieu)型とヘガール(Hegar)型の2種類が存在する(図6)。マチュウ型は手のひら全体を使って持針器を持つことができるので，厚い組織や硬い組織に針をか

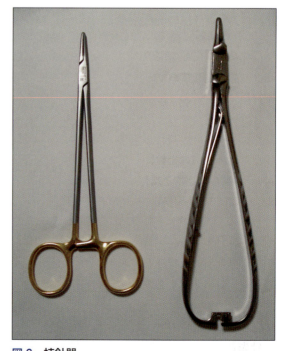

図6　持針器
左がヘガール型，右がマチュウ型。

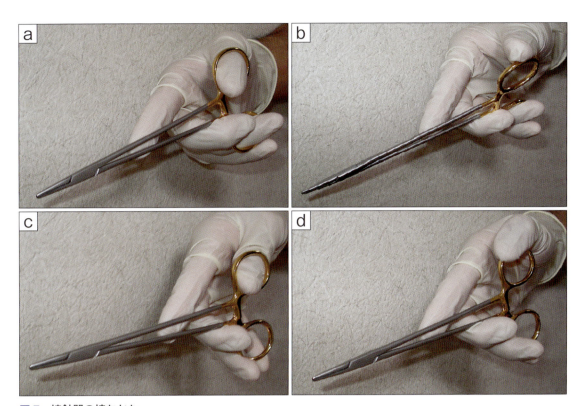

図7 持針器の持ちかた
2つの指輪に親指と薬指を入れて持つ(a)のが基本だが，指を入れずに持つ(b, c, d)こともある。
持針器の持ちかたによって，運針せずとも持針器の角度が変わることがわかる。

けるのに適しており，一般的には皮膚や筋膜の縫合に用いられる。ヘガール型は基本的には指で把持し，繊細な動きが要求される部位で小さな針をかけるのに適しており，消化管吻合ではヘガール型を用いることが多い。

▶ **持針器の持ちかた**

　持針器の2つの指輪には親指と薬指を入れ，人差し指を持針器の先端にあてがうのが基本である。ただ，縫合する組織と刺入する針の角度を調整するにあたり，場合によっては指輪に指を入れずに手のひらで握り込んで使うこともある。この場合も人差し指は持針器の先端にあてがい，運針をコントロールする必要がある（図7）。

▶ **縫合針の持ちかた**

　針先とスウェッジ部は構造が弱くなっており，把持すると針を破損しやすい。持針器で縫合針を

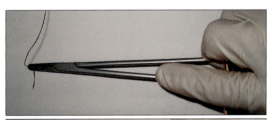
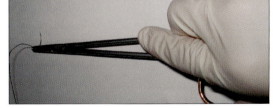

図8 縫合針の向き
上が順針，下が逆針。

把持するときは，先端から2/3のところを持針器の先端で把持するのが基本となる。ただし，運針の状況に合わせてよりスウェッジに近いところで把持しないと縫合できない場合もある。

　また，針を時計回りに進める運針が運針の原型

2　縫合針の種類と使用法　**7**

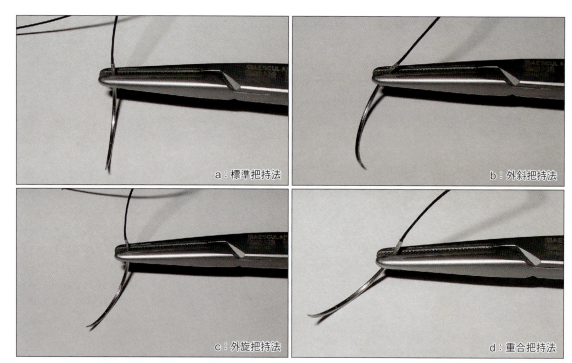

図9 縫合針の持ちかた
縫合針は持針器に対して直角に把持するのが基本であるが，平面での縫合などでは指輪の部分が運針の障害となるため，軸をずらす必要がある．

となるので，この方向に針を把持するのを順針と呼び，その反対を逆針という（図8）．

さらに，縫合針の把持角度は持針器に対して直角に把持するのが基本となる．しかしながら，平面上での縫合では持針器の指輪部分が運針の障害となりうるので，縫合針を傾けたり，回旋させる必要がある（図9）．

▶ 縫合の基本と運針法

縫合では前腕の回内・回外運動を利用して，針を運針させる（図10）．縫合針は組織に対して直角に刺入することが基本となるので，順針の方向で縫合を行う場合はまず前腕を回内させる必要がある．その状態から前腕を回外させていき，針を運針する．

この際，運針の中心は縫合針の円周の中心でなければならない．前腕の軸は縫合針の把持部分を通っており，運針の中心を通っていない．このため，回内・回外運動では前腕の軸を回転の中心にするのではなく，微調整が必要となることを意識

しなくてはならない（図11）．

なお，縫合する両側の組織を適切に取り込めるように，2回に分けて針を刺入するほうが望ましいことが多い．このとき，組織から出てきた針先を持針器で把持し，針の彎曲を意識して抜針したうえで，針を持ち直すのが基本となる．ただ，出てきた針先を鑷子で把持して運針し，そのままスウェッジ付近のボディを把持すると，そのままもう一方の組織に運針を進めることができる（図12）．手技を洗練することで，無駄のない操作が可能となる．

◆ 内視鏡手術での縫合

内視鏡手術でも縫合の基本は変わらないが，操作性に制限が生じるので，いくらかの工夫が必要となる．

まず，縫合針は持針器に対してなるべく直角に把持するべきだが，操作性に制限があるので工夫が必要である．縫合針を胸腔や腹腔に挿入する

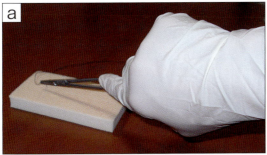
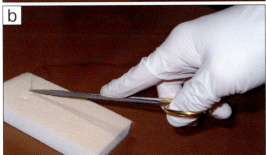
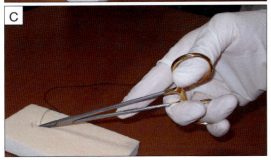

図10 運針の実際
前腕の回内(a)・回外運動(b→c)を利用して針の運針を行う。

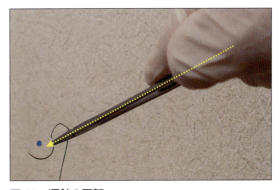

図11 運針の回転
運針は前腕の回内・回外運動を利用するが,その中心は縫合針円の中心である。前腕および持針器の軸方向は運針の中心からわずかであるが,ズレている。

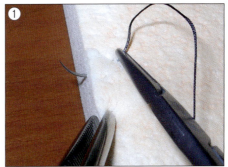
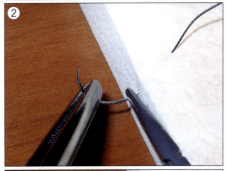
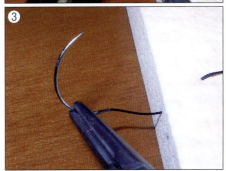

図12 無駄のない縫合
組織から出た針先を鑷子で運針できると,縫合針を針元付近で把持することができる。よって,縫合針を持ち直す必要がなく,そのまま次の縫合に移ることができる。

際,その後の把持を意識した形にしておくとスムーズに把持ができる(図13)。

　縫合針を把持してもすぐに持針器をロックせず,空間で運針を試してみる。これをシャドースーチャリングと呼び,縫合針が直角に把持されたかどうか確認できるとともに,縫合のイメージを持つことができる。

　内視鏡手術では操作性に制限があるので,最初の刺入時に縫合針が大きく動き,組織を損傷してしまうことがある。刺入時は慎重にゆっくりと行い,縫合針を押すのは一瞬として,組織内ではスムーズに運針する。

　なお,縫合針を持った状態で持針器を操作すると,組織に針が刺さり,損傷のリスクがある。縫

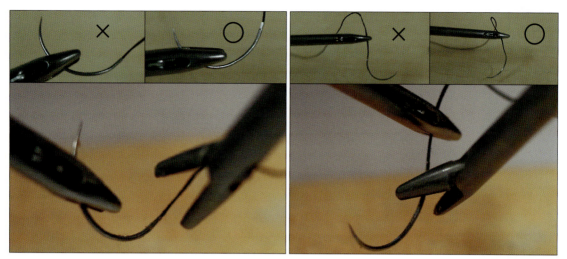

図13 縫合針の把持に関する工夫
縫合針を胸腔や腹腔に挿入する際，その後の把持を意識した形にしておくとスムーズに把持ができる．

合針を把持しているときは必ず内視鏡下におき，視野外になるときは縫合針ではなく，糸の部分を持つようにする．

〔文献〕
1）黒田暢一，藤元治朗：手術機器の使い方－基本と応用－ I．開腹手術用機器 4．縫合針，持針器．手術．2010；64(6)：729-733
2）関 洲二：手術手技の基本とその勘どころ（第4版）．金原出版，2002

（岩間英明，波多野悦朗，藤元治朗）

3 縫合糸の種類と使用法

縫合糸は組織や血管の結紮，縫合，消化管の吻合などに汎用される基本的手術材料である．近年，消化器外科領域において，縫合糸や自動縫合・吻合器などのデバイスの目覚ましい進歩により，術後縫合不全・狭窄などの合併症の減少につながっている．しかしそれらの合併症はゼロにはならず，デバイスの進歩に伴った安全・確実な手技・技術が要求されている．

さらに近年の鏡視下手術の普及により，幅広い術式への対応も求められている．安全・確実な縫合・吻合は手術部位感染（surgical site infection：SSI）の発生低下とも関連し，患者の生活の質（quality of life：QOL）の向上や医療費節減の面からも重要である．

本項では消化管縫合・吻合の総論として，縫合糸の歴史，吻合の基本概念に触れ，現在使用されている縫合糸の種類と使用に際しての基本事項を概説する．

◆ 縫合糸の歴史

▶ chromic catgut の開発と消毒済み縫合糸の発売

1868 年，Lister が羊の腸から造られた catgut をクロム酸で処理し耐久性を持たせた"chromic catgut"を開発，世界中に普及させた[1]．この糸は 1 週間程度で吸収される吸収糸として用いられた．

Robert Wood と James W. の Johnson 兄弟がジョンソン・エンド・ジョンソンを 1886 年に創立し，翌年油浸された「消毒済み縫合糸」（4 種類の gut 縫合糸と，4 種類の絹糸）を発売した．そのわずか 1 年後には，3 つの独立した糸巻きに糸を巻き，それを消毒液の入ったガラス容器に入れるという，当時としては画期的なパッケージを開発し，この新しい包装によって，外科医は必要なあらゆるサイズと長さの縫合糸を消毒液から直接取り出して使用できるようになった．

また，1890 年にはテグス（天蚕糸），1892 年にはシルバーワイヤーが登場した．一方で，Pasteur の助手をしていた Chardonnet によって 1891 年から製造が開始された人工絹糸[2]や，1906 年に Kuhn により開発されたヨード滅菌された catgut は，さらに縫合の質を向上させ，消化管吻合の適応拡大に寄与した．

▶ 絹糸の優位と合成縫合糸の開発

1913 年に Halsted は，絹糸が catgut に比して優れていることを記した[3]．また Whipple は 1933 年に catgut と絹糸で縫合された創部を比較し，catgut の創のほうが組織学的に白血球浸潤と壊死が多く，抗張力が低く，創感染が多いことを報告した[4]．絹糸のほうがより安価で合成縫合糸のほうが感染のリスクが低く，また牛海綿状脳症（Bovine Spongiform Encephalopathy：BSE）の問題もあり，2000 年 12 月以降，catgut は使用されなくなり，種々の合成糸の開発が進んだ．

▶ 腸管縫合に使用される縫合糸

Dean らによる 7 匹のウマを用いたモノフィラメントの吸収糸と撚糸による小腸吻合の比較検討では，糸の種類による腸閉塞発生に差は認められなかった．吻合口径も差はなかったが，組織学的炎症の程度は撚糸のほうがモノフィラメントに比して高度であったと報告された[5-7]．

吸収糸の安全性評価において，1985 年にポリグラクチン 910（3-0 VICRYL®）による結腸結節一層縫合の評価が報告され，縫合不全率は 0.6% とその安全性が示された[8]．しかしながら，腸管

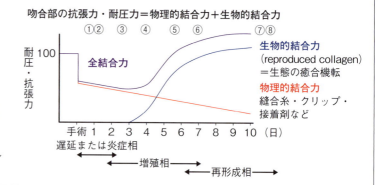

図1 Howesのグラフ

縫合における創傷治癒早期の抗張力は3-0 VICRYL®はポリグリコール酸糸やcatgutと比較するとやや劣るという結果であった[9]。

理論的に異物である糸による縫合は縫合部に炎症を惹起し，創傷治癒の障害となる。そのため，炎症反応を最小限にする素材，あるいは何も使用しないのが理想的であると考えられる。腸管縫合に使用される縫合糸は張力の持続性，感染，異物反応などの観点より，cutgut，絹糸，合成吸収糸に変遷してきた。

◆ 腸管吻合における組織修復過程の組織学的検討

1929年にHowesらは創の治癒過程に伴う結合力の変化を，生物学的結合力と物理学定期結合力の2つに区別し，その合力によって表した[10]（図1）。縫合創の抗張力は3～4日までは縫合糸による物理的張力，5日目以降はコラーゲンなどによる生物学的張力と変化していく。今日でもこの理論は創傷治癒過程の基礎となっており，また，腸管吻合の治癒過程にも当てはまるものである。そして，この吻合部における組織修復過程は組織学的な観点から大きく3つの相に分けることができる。

▶ 遅延または炎症相(lag or inflammation phase)

この相では主に免疫バリアの形成が行われる。傷害された組織における不溶性のフィブリン凝集と血小板により局所の止血が進む。さらに血管透過性が亢進し，傷害部位への炎症性細胞の浸潤，特に好中球が最初に侵入した細菌を除去する。

▶ 増殖相(proliferation phase)

第二の相では傷害された組織の修復が行われる。吻合部における肉芽組織は増殖相の始まりを示し，2～3日以内に単球や組織のマクロファージが優位となり，growth factorが誘導され，組織修復が進行する。growth factorによって誘導された線維芽細胞は4日目に集積し，一時的にコラーゲンを多く含有する肉芽組織を形成する（通常の軟部組織は80％のⅠ型コラーゲンと20％のⅢ型コラーゲンによって形成されるが，急性期の創傷おいてはⅡ型コラーゲンが30～40％を占める）。この際，第一鉄，分子酸素，αケトグルタン酸，そしてビタミンCが必要となる。それにつれて血管新生が起こり，さらに組織修復が促進される。吻合部の強度は主に粘膜下層のコラーゲン原線維に由来する。創部でのコラゲナーゼ活性に付随してコラーゲンが減少するにつれ，術後最初の数日間は吻合部の強度は小さくなる。したがって，線維芽細胞と平滑筋細胞の両方によって大量の新しいコラーゲンを合成することができるまで，早期の吻合部の強度は，既存のコラーゲンと直接縫合能力に依存するため，全体の強度はこの事象が起こるまでの1～2日間は減少すること

となる．

▶ 再形成相(remodeling phase)

引き続いて肉芽組織の再形成が起こり，それに伴ってマクロファージと線維芽細胞が減少する．薄いコラーゲン線維は厚いコラーゲンの束に変化し，Ⅲ型コラーゲンは20％にまで減少する．粘膜の欠損は上皮細胞の遊走と過形成によって再生される．これにより細菌叢からのバリアが形成される．粘膜の再生はわずか3日で行われる．

また，この層において血管やリンパ管，あるいは神経線維に沿ってコラーゲンの集積が起こる．最初は平滑筋で構成される筋固有層は，徐々にコラーゲンを混じるようになる(この過程におけるコラーゲンの有意増加が狭窄や腸閉塞の原因となる[11])．漿膜は筋層を覆うように薄い結合織の創を形成する．吻合の際にはこの層を直接接合させることが，縫合不全のリスクを最少にさせる[12]．

◆ 縫合糸に必要な条件

生体内で使用される縫合糸には以下の条件が求められる．

①**強い抗張力があること**：結紮・縫合の緊張を維持し，一定の期間組織を接着・保持する必要がある．特に吸収糸の場合は吸収されるまでの時間が関係する．非吸収糸の場合は長く抗張力が維持される．

②**異物反応が少ないこと**：縫合糸に対する組織の炎症細胞浸潤が生じにくい材質であることが理想である．

③**吸収性であること**：創傷治癒が完成した時点で分解吸収され，生体内に残存しないことが理想であるが，使用される部位によっては半永久的に抗張力を維持することが求められる場合もある．

④**感染源になりにくいこと**：縫合糸表面には様々な細菌が集まってバイオフィルムを形成し感染の原因になるため，抗菌作用のある縫合糸が理想である．

⑤**操作性がよいこと**：縫合糸のしなやかさ，滑りやすさ，結節の緩みにくさ，切れにくさなど，外科手術における操作性がよいことも重要な条件である．近年の鏡視下手術の普及に伴い，鏡視下で消化管を縫合する機会が増えてきている．この場合も縫合糸のよりよい操作性が求められる．

⑥**安価であること**：一般に合成糸は絹糸に比較して高価である．また，消化管吻合などの際に用いる針付糸はかなり高価になる．

これらの条件はそれぞれに相反する場合もあり，すべての条件を満たすことは困難である．縫合糸を使用する対象臓器，手術中の状況と医療コストを鑑みて適切なものを選択する必要がある．

◆ 縫合糸の分類

縫合糸は①素材が天然か合成か，②ブレード(編み糸)かモノフィラメントか，③非吸収性(表1)か吸収性(表2)かの3点により大別される．

▶ 天然素材

天然素材の縫合糸で現在使用されているのは絹糸かステンレス糸のみである．ウシやヒツジの腸管漿膜を加工した腸線(catgut)は，天然素材として古くから使用されてきたが，先にも述べたようにBSE問題を契機に2000年12月以降は販売中止となり，絹糸の利点として抗張力が長期間維持され，操作性がよいことから，安価な絹糸が普及した．しかし絹糸は天然動物性蛋白であることから生体内での異物反応は強く，異物肉芽腫の原因となりやすく，また編み糸であるため感染の原因ともなりやすい．消化管縫合においては絹糸が漿膜筋層縫合に従来使用されてきたが，SSI予防や局所の異物反応の軽減の観点から使用されることは減少し，種々の合成糸が開発されてきている．

▶ 合成非吸収糸と合成吸収糸

半永久的な組織支持力の保持が望ましい部位な

表1 非吸収糸の一覧

	形態	製品名	素材	コーティング
天然	ブレード	シルクブレード®	絹糸	
	モノフィラメント	ネスティール® サージカルワイヤー®	ステンレス ステンレス	
合成	ブレード	ネオブレード® サージロン® ニューロロン® タイクロン® エチボンド® ネスポーレン® ネスプロン®	ナイロン ナイロン ナイロン ポリエステル ポリエステル ポリエステル ポリエチレン	 ワックス シリコン ポリブチレン ポリブチレン
	モノフィラメント	モノソフ® エチロン® ネスピレン® プローリン® サージプロ® モノフレン® アスフレックス® プロノバ® ノバフィル®	ナイロン ナイロン ポリプロピレン ポリプロピレン ポリプロピレン ポリ2フッ化エチレン ポリ2フッ化エチレン ポリフッ化ビニリデン /ヘキサフルオロプロピレン共重合体 ポリブテステル	

〔各社添付文書より抜粋〕

どにおいては，合成非吸収糸が使用される．合成非吸収糸の代表はナイロンやプローリンであるが，長時間張力が維持されることと，組織貫通性がよいこと，組織反応がほとんどないことなどから，血管吻合，組織の癒合が弱い膵消化管吻合，人工物の組織への縫着，皮膚縫合，腸間膜の修復などに用いられる．

一方，長期間の組織支持力の保持を必要とせず，ある程度の期間が過ぎた後に生体内に残存しないことが望まれる部位には合成吸収糸が使用される．合成吸収糸の主な素材としてポリグリコール酸(polyglicolic acid：PGA)がある．PGAは生体内では加水分解されて吸収されるが，約4週間で組織接着の保持力は大幅に低下し，60～90日でほぼ吸収される．PGA縫合糸は吸収性であることに加え，絹糸に比較して組織の炎症反応も少ないが[13]，単体では剛直性が強く操作性が悪い．このためマルチフィラメント化によりしなやかさを得て，また表面をコーティングして組織貫通性を上げることにより，絹糸に近い操作性を得た製品が開発された(デキソンⅡ，オペポリックスⅡ)．ポリジオキサノン(polydioxanone suture：PDSⅡ®)やPGAに種々の素材を重合させた複合素材の製品は，PGAの単体に比べ剛直性が低いため，モノフィラメント糸として製品化されている．また吸収速度が遅く組織接着保持期間も長いという特徴をもつ．

▶ 長さ，太さ，針付系の付きかた

その他，縫合糸の長さ，太さ，針付糸の付きかたも様々である．鏡視下手術における体腔内縫合では，コントロールリリースではない針付糸を10～20 cmに切って用いる．また体腔外縫合ではノットの滑りおろしのスムーズな90 cmほどのモノフィラメント糸を使用する．消化管縫合・吻合のほとんどの場合は，組織での炎症反応や感染の助長などSSIの観点からも合成吸収糸が推奨される[14]が，縫合糸の種類，長さや太さなどは，使用する局面や操作性などを考えて使い分ける必要がある．また最近，抗菌作用を有するトリクロサンをコーティング剤として用いたブレード合成吸収糸(VICRYL Plus®)[15]やモノフィラメント合成

表2 吸収糸の一覧

形態		製品名	素材	コーティング	生体内張力（%）			吸収期間
					2週	3週	4週	
天然	モノフィラメント	カットグート®	ウシ・ヒツジ腸線					70日
合成	ブレード	デキソンⅡ®	ポリグリコール	カプロラクトン	65	35		60〜90日
		オペポリックスⅡ®	PGA	リジン誘導体・ポリ乳酸	70.9	46.4	3.4	90日
		コーテッドバイクリル®	PGA+PLA（ポリグラクチン910）	ポリグラクチン370/ステアリン酸カルシウム	75	50	25	56〜70日
		コーテッドバイクリル プラス®	PGA+PLA（ポリグラクチン910）	ポリグラクチン370/ステアリン酸カルシウム+トリクロサン	75	50	25	56〜70日
		ポリソーブ®	ポリグリコマー（ラクトマー9-1）	カプロラクトン，グリコール酸/ステアロイル乳酸カルシウム	80	30		56〜70日
		バイクリルラピッド®	PGA+PLA（ポリグラクチン910）	ポリグラクチン370/ステアリン酸カルシウム	5日で50%			42日
	モノフィラメント	PDSⅡ®	ポリジオキサノン		80		70	182〜238日
		PDS Plus®	ポリジオキサノン+トリクロサン		80		70	182〜238日
		マクソン®	ポリグリコネート		75	65	50	180日
		バイオシン®	ポリグリコマー（グリコマー631）		75	40		90〜110日
		モノクリル®	カプロラクトン/グリコライド共重合体（ポリグリカプロン25）		40			91〜119日
		V-Loc90®	ポリグリコマー		75			90〜110日
		V-Loc180®	ポリグリコネート		75	65		180日
		Spiral PDS Plus®	ポリジオキサノン+トリクロサン		75		65	210日

〔各社添付文書より抜粋〕

吸収糸（PDS Plus®）[16]が開発され，従来より推奨されてきた合成吸収糸に比較して創感染率が減少したという報告もあり注目されている[17,18]（図2）。

◆ 消化管吻合における縫合法の使い分け

▶ 一層縫合・二層縫合

消化管吻合に使用される糸は，上記のように操作性，張力の持続性，感染，異物反応などの観点より，cutgut，絹糸，合成吸収糸から，現在では抗菌作用を有するトリクロサンをコーティング剤

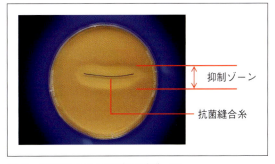

図2 抗菌縫合糸の細菌抑制ゾーン

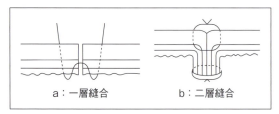

図3 縫合糸を用いた腸管の吻合法

として用いた合成吸収糸に変遷してきた。縫合糸を用いた腸管の吻合法はGambee縫合[19]に代表される一層縫合(図3a)とAlbert-Lembert縫合[20]に代表される二層縫合(図3b)に分けられる。各縫合法の詳細は他項に譲るが，一層縫合と二層縫合の成績をランダム化比較試験(Randomized Controlled Trial：RCT)により比較した1966年から2011年までの7つの研究のメタアナリシスでは，縫合不全率は両者に有意な差は認められず，周術期の合併症や死亡率，および術後在院日数も同等であった。唯一の差は吻合時間が一層縫合で短いことであった[21,22]。現在ではそれぞれの縫合方法の特徴として，一層縫合のほうが吻合部狭窄が少なく，二層縫合のほうが縫合早期の物理学的耐圧・抗張力が大きいと理解されている。

▶ 結節縫合・連続縫合

また，縫合法として結節縫合と連続縫合がある。ラットを用いた連続縫合と結節縫合の一層吻合での比較実験において，結腸吻合部のコラーゲン集積が低下することから，連続縫合より結節縫合のほうが治癒には有利であると考えられた[23]。また，ウマを用いた連続縫合と結節縫合の小腸吻合での検討では，連続縫合では結節縫合に比して癒着が少なく，吻合口径でも差はなかったが，組織学的炎症の程度は連続縫合が結節縫合に比して高度であった[5]。さらにヒトにおいては一層の連続縫合と二層(層々)結節縫合のRCTで，両群間に術後合併症発生率には差を認めないものの，一層連続縫合のほうが手術時間は短く，コストが安いという結果が示されている[24]。近年，モノフィラメント縫合糸に切り込みを入れ，バーブを形成

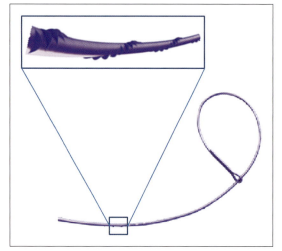

図4 Spiral PDS Plus®
〔ジョンソン・エンド・ジョンソン株式会社提供〕

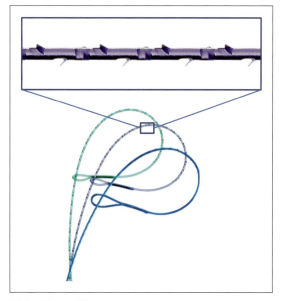

図5 V-Loc™
〔コヴィディエン ジャパン株式会社提供〕

させた糸結び操作を必要としない連続縫合糸(Spiral PDS Plus®，V-Loc™)(図4,5)が開発され，特に鏡視下手術における手術時間の短縮や縫合操作の負担軽減が期待されている。消化管縫合に使用する針付糸はかなり高価になるので，吻合部位や手術の状況に応じて縫合法を考えていく必要がある。

● おわりに

近年では，縫合糸の開発とともに手縫い吻合は確立され，また器械吻合の発展により，消化管吻合は安全・確実な手技となりつつある。しかし，器械吻合が増加し手縫い吻合を行う機会が明らかに減少してきていて，若い外科医にとっては手縫い吻合の経験が少なくなってきている。少ない経験で安全・確実な技術を習得するためには，吻合の方法や術式にかかわらず，正しく豊富な知識のもとに行っていくことが重要である。また，器械吻合がいくら発達しても，Ravitchが"If the current suturing instruments are any guide, as much surgical judgment and skill as ever will be required, if not in the propriety of their use in a given condition."と予言したとおり[25]，従来の外科的判断や基本的な縫合技術の必要性は今後も変わることはないであろう。

〔文献〕

1) Roediger WE: Requirements for medical research-perceptions from Joseph Lister's development of chromic catgut. J R Soc Med. 1990; 83(12): 795-796
2) 上出健二：人造絹糸の父-Chardonnet. 高分子，2001；50(6)：405-407
3) Halsted WS: Ligature and suture material. The employment of fine silk in preference to catgut and the advantages of transfixion of tissues and vessels in control of hemorrhage also an account of the introduction of gloves, gutta-percha tissue and silver foil. JAMA. 1913; 60(15): 1119-1126.
4) Whipple AO: The Use of Silk in the Repair of Clean Wounds. Ann Surg. 1933; 98(4): 662-671
5) Dean PW, Robertson JT, Jacobs RM: Comparison of suture materials and suture patterns for inverting intestinal anastomosis of the jejunum in the horse. Am J Vet Res. 1985; 46(10): 2072-2077
6) Alexander JW, Kaplan JZ, Altemeier WA: Role of suture materials in the development of wound infection. Ann Surg. 1967; 165(2): 192-199
7) Herrmann JB, Kelly RJ, Higgins GA: Polyglycolic acid sutures. Laboratory and clinical evaluation of a new absorbable suture material. Arch Surg. 1970; 100(4): 486-490
8) McDonald CC, Baird RL: Vicryl intestinal anastomosis. Analysis of 327 cases. Dis Colon Rectum. 1985; 28(11): 775-776
9) Deveney KE, Way LW: Effect of different absorbable sutures on healing of gastrointestinal anastomoses. Am J Surg. 1977; 133(1): 86-94
10) Howes EL, Soony JW, Harvey SC: The healing of wounds as determined by their tensile strength. JAMA. 1929; 92(1): 42-45
11) Mast BA: Healing in other tissues. Surg Clin North Am. 1997; 77(3): 529-547
12) Thornton FJ, Barbul A: Healing in the gastrointestinal tract. Surg Clin North Am. 1997; 77(3): 549-573
13) Adams IW, Bell MS, Driver RM, et al: A comparative trial of polyglycolic acid and silk as suture materials for accidental wounds. Lancet. 1977; 2: 1216-1217
14) Mangram AJ, Horan TC, Pearson ML, et al: Guideline for prevention of surgical site infection, 1999. Hospital Infection Control Practices Advisory Committee. Infect Control Hosp Epidemiol. 1999 Apr; 20(4): 250-278
15) Storch ML, Rothenburger SJ, Jacinto G: Experimental efficacy study of coated VICRYL plus antibacterial suture in guinea pigs challenged with Staphylococcus aureus. Surg Infect (Larchmt). 2004 Fall; 5(3): 281-288
16) Ming X, Rothenburger S, Nichols MM: In vivo and in vitro antibacterial efficacy of PDS plus (polidioxanone with triclosan) suture. Surg Infect (Larchmt). 2008 Aug; 9(4): 451-457
17) Konstantelias AA, Andriakopoulou CS, Mourgela S: Triclosan-coated sutures for the prevention of surgical-site infections: a meta-analysis. Acta Chir Belg. 2017 Jun; 117(3): 137-148
18) de Jonge SW, Atema JJ, Solomkin JS, et al: Meta-analysis and trial sequential analysis of triclosan-coated sutures for the prevention of surgical-site infection. Br J Surg. 2017 Jan; 104(2): e118-e133
19) Gambee LP: A single-layer open intestinal anastomosis applicable to the small as well as the large intestine. West J Surg Obstet Gynecol. 1951; 59(1): 1-5
20) Ballantyne GH: Intestinal suturing. Review of the experimental foundations for traditional doctrines. Dis Colon Rectum. 1983; 26(12): 836-843
21) Shikata S, Yamagishi H, Taji Y, et al: Single- versus two-layer intestinal anastomosis: a meta-analysis of randomized controlled trials. BMC Surg. 2006; 6: 2
22) Sajid MS, Siddiqui MR, Baig MK: Single layer versus double layer suture anastomosis of the gastrointestinal tract. Cochrane Database Syst Rev. 2012; 1: CD005477
23) Jiborn H, Ahonen J, Zederfeldt B: Healing of experimental colonic anastomoses. The effect of suture technic on collagen concentration in the colonic wall. Am J Surg. 1978; 135(3): 333-340
24) Burch JM, Franciose RJ, Moore EE, et al: Single-layer continuous versus two-layer interrupted intestinal anastomosis: a prospective randomized trial. Ann Surg. 2000; 231(6): 832-837
25) Ravitch MM: The surgeon's instruments. Med Times. 1966; 94(11): 1399-1402

（大井正貴，楠 正人）

4 自動縫合器の種類と基本的 使い方

　外科手術において自動縫合器は古くから使用されてきたが，近年その進歩はめざましく，特に内視鏡下手術の普及に伴い，今や必要不可欠のものとなっている。一般に術者の経験にあまり左右されず，安定した結果が得られるとされているが，機器の性能を生かし，安全で確実な縫合を得るためには，各機器の特徴を十分に理解したうえで適切に使用されなければならない。本項では現在使用されている自動縫合器の種類とその使いかたの要点について概説する。

◆ 自動縫合器開発の歴史

　今日のリニア型自動縫合器の基礎となったのは，ハンガリー人のVon Petzにより考案された胃切除術における縫合器である。1924年，PetzはドイツB型ステープルを用いた縫合器を胃の切除断端の閉鎖に使用し，これが最近まで本邦の臨床現場でもさかんに使用されてきたPetz型縫合器の原型である。そして1937年に友田，1964年に中山らがその改良型を開発し臨床現場に提供した。

　サーキュラー型の吻合器の原型は，1958年に京都府立医科大学の峰らが発表している。これは，一度閉鎖した消化管の断端をU型ステープルで環状縫合したのち，内腔隔壁を打ち抜くという画期的なものであった。一方，ソ連では1951年にThe All Union Scientific Research Institute of Experimental Surgical Apparatus and Instruments in Moscowが設立され，自動縫合器，自動吻合器の研究が開始された。そして，ピストル型の自動吻合器PKS-25が製作され，1965年に本邦に紹介された。これは，2段階式の峰式吻合器の理論を，1段階としてピストル型の引き金操作に改良したものであった。この機器の欠点は繰り返し使用することによる円筒形刃の摩耗に起因する打ち抜き不良や器械の抜去困難などの合併症が起こることであったが，1974年には円筒刃の交換を可能にしたSPTU吻合器が開発された。これらは，通称ソ連式自動吻合器と呼ばれ，本邦でも臨床で使用された。また同様のコンセプトで，本邦では1972年に中山式，1978年にTSS吻合器，米国では1977年にEEA吻合器が開発されている。以降，ディスポーザブルの製品が多々開発，改良されて今日に至っている。

◆ 現在使用されている自動縫合器の種類

　ステープルが線状に配列されているリニアステープラーと筒状となっているサーキュラーステープラーに大別され，通常前者を自動縫合器（図1～3），後者を自動吻合器（図4）と呼ぶ。そ

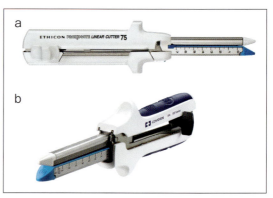

図1 開腹手術用のリニアステープラー（2列のステープル）
a：E社製　リニアカッター。切離用のナイフは本体に付属している。
b：C社製　GIA。切離用のナイフはカートリッジに付属している。

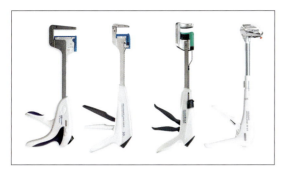

図2　開腹手術用のT字型ステープラー

れぞれ主として開腹で使用されるシャフトの短いものと，腹腔鏡手術用のシャフトの長いものがある。従来は主に手動で操作する製品であったが，最近は電動製品も普及してきており，手振れがなく安定したファイアリングが可能となっている。現在臨床現場で使用されている各種自動縫合器は，そのほとんどがエチコンエンドサージエリー社（ジョンソン・エンド・ジョンソン）（以下E社）とコヴィディエン社（メドトロニック）（以下C社）の製品である。

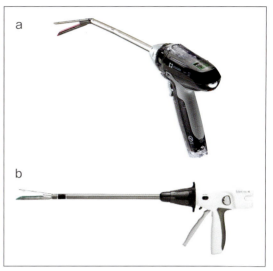

図3　シャフトの長い製品（3列のステープル）
a：C社製　Signiaステープリングシステム
b：E社製　パワードエシュロン
いずれも電動製品である。

▶ リニアステープラー（自動縫合器）

シャフトとステープルラインが平行のものと，直角でT字型となっているものがある（図1〜3）。平行のものは通常，縫合を行った間をナイフでカットする機能を有している。組織の厚さに合わせて，縫合後のステープルの高さが適切になるよう，市販の製品では複数のカートリッジが用意されており，高さごとに製品が色分けされている。例えば縫合後の高さが1.0 mm, 1.5 mm, 2.0 mmのカートリッジは，E社，C社とも順に白，青，緑と共通の色分けとなっている。E社製では，青と緑の間にゴールド（1.8 mm）が用意されている（図5）。最近，3列のステープルの高さを内側から外側にむけて段階的に厚く設定した新たな製品（トライステープル）がC社より発売されており，このシリーズではカートリッジの色がグレー，キャメル，パープルというように別に設定されている。

T字型製品は狭い深部操作に適している。先端

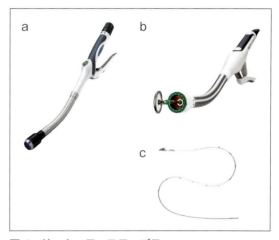

図4　サーキュラーステープラー

のヘッド形状が直線でなく彎曲したもの（E社：カーブドカッター）や回転が可能となっているもの（C社：ロティキュレーター）など，深部での操作をさらに容易にする工夫がなされているものもあるが，ヘッドが大きいので逆に使いにくいこともある。端にリテイニングピンが存在するので，これで組織を挟み込むことにより，確実に1回のファイアで目的の組織をステープリングできる（図2）。しかし多くがステープル2列の製品であり，最近は腹腔鏡用に開発された関節機能を有す

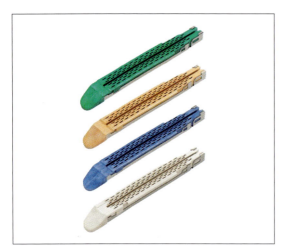

図5　カートリッジ

る長いシャフトの3列の製品を深部でも使用できることから，使用機会が減少しているように思われる．

▶サーキュラーステープラー（自動吻合器）

環状に配列した2列のステープルと，その内側を打ち抜く筒型のナイフによって消化管の吻合を行う器械である．E社のプロキシメイトILS（図4a）とC社のEEAシリーズ（図4b）が広く使用されている．前者では21 mm，25 mm，29 mm，33 mmの4サイズ，後者は21 mm，25 mm，28 mm，31 mm，33 mmの5サイズが用意されている．

両社製品の特徴として，C社製のアンビルは消化管への挿入が容易となるよう薄くし，吻合後の抜去時にアンビルヘッドが傾いて抜きやすくなるように設計されている．閉鎖後のステープル高は，C社製では一律（1.5 mmと2.0 mm）であるが，E社製では1.0〜2.5 mmの範囲で連続的に調節できる機能を有している．また，C社製では，アンビルを経口的に挿入するオービルがある（図4c）．

◆ 使用上の注意点

▶リニアステープラー

自動縫合器を使用するうえで大切なことは，状況に応じて適切なステープルサイズを選択することである．ステープルの高さが低いものを使用すれば止血能には優れる一方，組織の血流が悪くなることや，組織を損傷する可能性があることを常に念頭に置く必要がある．一般に，血管や腸間膜は白，食道や十二指腸，小腸は白から青，胃や結腸，直腸は青から緑のカートリッジを使用することが多い．新しいトライステープルシリーズでは，選択できる組織の厚みの幅が広く設定されている．

リニア型で特に腹腔鏡用のものは，jarに組織を挟んで，徐々に圧挫しながらファイアリングしていく構造となっている（図3）．そのため，圧挫に伴い組織が少しずつ外に押し出され，予定した先端部まで縫合切離ができず，切り残しを生ずることがある．したがって，使用時にはなるべく根部まで組織を挿入する．前述したように，T型の縫合器はリテイニングピンがあるためこのようなことがなく，挟みこんだ組織に確実にステープリングすることが可能であるが，反面，無理に組織を挟み込みすぎると，ステープリングが不確実となる．

ファイアする前には周囲組織の巻き込みや，弛みによって粘膜などを二重に噛み込まないよう確認が必要である．胃管など挿入されている場合は，これを同時に挟み込んでいないか十分に確認する．まずゆっくりと組織を挟み込み，組織の厚さがステープルの高さに馴染むように操作し，その後ゆっくりと時間をかけてファイアする．急激なファイアリングは脆弱な組織の損傷やステープルの形成不全の原因となる．そして縫合終了後はステープルの形成不全や臓器の損傷，出血がないかを十分に確認し，必要に応じて全層縫合や漿膜筋層縫合を加える．

▶サーキュラーステープラー

まず適切なサイズの吻合器を選択することが大切である．狭窄を予防するためになるべく大きな口径を選択するが，大口径のものを無理に挿入すると組織損傷を起こし縫合不全の原因となった

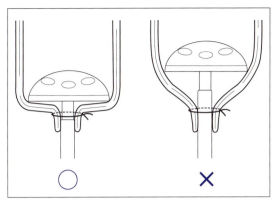
図6 巾着縫合の結紮位置

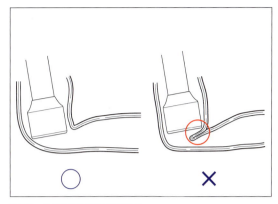
図7 本体挿入時の注意点

り，血流障害を起こしてかえって狭窄を引き起こす。管腔の広がりが不十分な場合は，腸鉗子などを用いて挿入前に十分に拡張しておく。また機器挿入後，引っ張りすぎずに吻合部の腸管にかかる緊張を緩めることで十分な吻合口が得られる。通常，食道空腸吻合や食道胃吻合では25 mmが使用される。また，幽門側胃切除の胃十二指腸吻合，胃空腸吻合では25 mm，可能であれば28 mm・29 mmの使用が適切である。直腸では29 mm，31 mmがよく使用される。

確実な吻合を行ううえで重要なことは，アンビル挿入後に確実な巾着縫合を行うことである。そのためには，巾着縫合を切離断端からやや余裕をもった位置に置く。長すぎるとアンビルとカートリッジの間に余分な組織が入り込んでしまうが，ギリギリのところに置くと，組織が裂けるなどして巾着縫合が不十分となりやすい。最初は若干長めにとって，長く残ってしまった場合は巾着縫合終了後にトリミングすることなども考慮する。筆者らは，巾着縫合の糸を締めて結紮したのちに，もう一度組織をしっかりとシャフトに巻き付けるように結紮を追加している。また，アンビルが腸管内に深めに挿入されると，巾着縫合の結紮位置がシャフトの手前になってしまうことがあるので注意を要する。確実に適正な位置で結紮するよう心がける（図6）。

ファイアに際しては，周囲の組織の巻き込みや，手前の腸管を挟み込んでいないか（図7），吻合終了後は，しっかり吻合されているか，出血がないかを確認する。最後に自動吻合器により切除された組織のリングが全層で全周にわたり切除されているかを確認する。一部で欠損が認められるような場合は，必要に応じて全層縫合や漿膜筋層縫合を追加する。

経口アンビル（図4c）は，胃全摘術や噴門側切除術などで，食道の切離位置が高い場合や腹腔鏡下再建時に便利である。しかし使用に際しては，いくつかの注意点に留意する必要がある。まず挿入は傾斜したアンビルの傘が患者背側になった状態で行う。次に食道断端から外に誘導するときの切開口を最小限とすること，牽引してアンビルを食道内に誘導するときに無理に引っ張って挿入経路を損傷しないようにすることである。咽頭通過時に喉頭を展開したり，挿管チューブのバルーンのエアを抜くなどすると挿入が容易になる。また，アンビルが狭い場所で挿入されていると，本体とアンビルシャフトを結合するのに難渋することがある。これは傾斜した状態で挿入されたアンビルが結合操作によって直角に立つ必要があるが，これが障害されるためである。

（福島亮治）

5 自動縫合器の針の種類

◆ 自動縫合器・自動吻合器

　現在，国内で使用されている自動縫合器・自動吻合器のほとんどがジョンソン・エンド・ジョンソン社(以下，J&J社)とコヴィディエンジャパン株式会社(以下，コヴィディエン社)のものである。各社から，縫合する臓器や用途に適合した製品が多数市販されているが，針(以下，ステープル)の種類は少ない。
　本項では，各社から市販されている縫合器・吻合器のステープルの種類に関して解説する。

◆ 材質

　J&J社はステープルにチタン合金，コヴィディエン社は純チタンを採用している(表1)。

◆ 形状

　ステープルの断面は，円柱型と楕円型などがある。両社とも厚くかたい組織に対してもねじれが少なくB型ステープルが形成できるなど，特徴をうたっている。

◆ 形成後の形

　B型や3Dステープルがある。3Dステープル(EES Linear Cutter；J&J社)は従来のB型ステープルに比べ立体的に組織をホールドすることができると提唱している(図1)。

◆ 組織に適合したステープルの高さ

　消化管組織の厚さに応じて適切なステープル形

表1　ステープルの種類

	J&J社	コヴィディエン社
素材	チタン合金	純チタン
断面	円形	楕円形，円形，角が丸い四角
形成後の形	B型，3D	B型

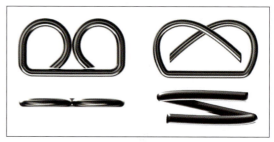

図1　ステープルの形状
〔ジョンソン・エンド・ジョンソン社より提供〕

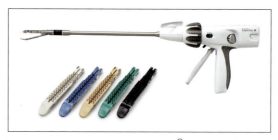

図2　Powerd ECHELON FLEX® GST System

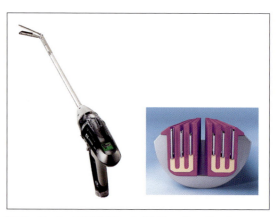

図3　Endo GIA™ Signia™ Stapling System

表2 Powerd ECHELON FLEX® GST Systemにおけるカートリッジ選択

カラーコード	クラウン(幅)	レッグの長さ	形成後のレッグの高さ		
White	3.0 mm	2.6 mm	1.0 mm	血管	
Blue	3.0 mm	3.6 mm	1.5 mm	小腸	
Gold	3.0 mm	3.8 mm	1.8 mm		食道 胃 大腸 肝臓 膵臓
Green	3.0 mm	4.1 mm	2.0 mm		
Black	3.0 mm	4.2 mm	2.3 mm	上記より厚い組織	

表3 Endo GIA™ Tri-Staple™におけるカートリッジ選択

カラーコード		内側	中央	外側	組織の厚みの適応	組織の厚みの適応
バスキュラー・ミディアム（キャメル）	形成前の足の高さ	2.0 mm	2.5 mm	3.0 mm	0.88～1.8 mm	薄い～中程度の書式
	形成後の足の高さ	0.75 mm	1.0 mm	1.25 mm		
ミディアム・シック（パープル）	形成前の足の高さ	3.0 mm	3.5 mm	4.0 mm	1.5～2.25 mm	中程度～厚い組織
	形成後の足の高さ	1.25 mm	1.5 mm	1.75 mm		
エクストラシック（ブラック）	形成前の足の高さ	4.0 mm	4.5 mm	5.0 mm	2.25～3.0 mm	厚い～非常に厚い組織
	形成後の足の高さ	1.75 mm	2.0 mm	2.25 mm		

成が行われないと，組織に様々な障害をもたらす。組織への緊張が強ければ，ファイア時に循環不全，解離性出血や漿膜損傷の所見が認められる。消化管壁の損傷や循環不全，血腫の形成などが起こり，結果的に消化管出血や縫合不全のリスクが高まる。逆に緊張が弱ければ，出血や消化液の漏出を認め，やはり縫合不全などのリスクが高まる。

主な機種である Powerd ECHELON FLEX® GST System（図2）と Endo GIA™ Signia™ Stapling System（図3）におけるステープルの高さの種類を表2，3に示す。

● **おわりに**

同じ組織においても症例ごとに臓器の厚さが異なるため，カートリッジの選択はステープルの種類をよく理解したうえで慎重に選択することが肝要である。

〔文献〕

1）大嶋陽幸，島田英昭：縫合材料，自動縫合器・吻合器の種類と特徴．臨床外科．2015；70(10)：1196-1203
2）エチコン：ジョンソン・エンド・ジョンソン株式会社ホームページ
http://www.ethicon.jp
3）コヴィディエン製品カタログ
http://www.covidien.co.jp/medical/catalog

（谷島 聡，島田英昭）

各論

1

食道・胃
領域

1　手縫い頸部食道胃管吻合

　食道手術において肺合併症や反回神経麻痺と並んで，縫合不全は大きな術後合併症である．いったん合併症を起こすとこれがSSI（surgical site infection）の原因となり予後にも関係してくる．合併症が起きたときには，患者は大きなダメージを受け，術者は大きな敗北感を味わう．これを克服することは患者の入院期間の短縮，QOL維持のみならず予後の向上をもたらすことになる．理想的な吻合とは，縫合不全がなく吻合部狭窄を生じないものであろうが，なかなか理想通りにはいかない．縫合法は施設，術者による違いはあるが，縫合不全ゼロを目指すことがわれわれ食道外科医の大きな目標であろう．

　いまだ完璧とは言えないが，筆者がこれまで教わってきた吻合の考えと，現在行っている手縫いによる頸部食道胃管吻合について解説する．

◆ 準備

　食道胃管吻合も他の部位の消化管の吻合と基本的には同じである．強調したいことは次のことである．
1) 十分な血流があること
2) 吻合に緊張がかからないこと
3) 粘膜上皮端同士がきっちり合うこと
4) 正確な層々吻合
   a) 注意深い手術手技，特に腸管に侵入する針の正しい角度を保つ
   b) 損傷の少ない縫合糸，条件を満たすなかでできるだけ細いものを使用する
5) 効果的な腸管の減圧を行うこと

1) **十分な血流：吻合予定部の血流を確保する**
   a) 術前準備としての動脈硬化や糖尿病など，血流に影響する併存疾患の把握と可能な限りのコントロールを行う．放射線照射の有無と照射野に注意を払う．噴門周囲や頸部への照射の有無を確認し，噴門に照射が及んでいれば，吻合部が照射範囲の胃壁とならないようにする．頸部食道も可能ならば照射範囲外で吻合したいが，かなわないならば，通常以上の注意が必要であり，吻合部周囲への大網充填などを考慮する．
   b) 最近はICGなどにより血流が可視化できるようになってきたので積極的に使用することが望ましい．挙上胃管の作製においての筆者らのコンセプトは胃壁内の血管網の温存である．小彎側の郭清を終えたのちに，左胃動脈の末梢が胃壁を貫く点を結んだ線で切離すると，壁内血管網を温存することができる．胃を挙上するときには小彎側縫合線が吻合の後壁になるように挙上する．弱い縫合線を保護するためである．体格などにより長い挙上胃管を作製したいときには，40mm以下の幅の細径胃管を，胃の大彎側を十分に伸ばしながら60mmの自動縫合器を6～7発使用して作製する．このときには壁内血流は通常より減ると考え，右胃大網動脈の最終枝より中枢で縫合することを目指す．

2) **吻合部の緊張**
　吻合部の緊張は血流障害や牽引による離開を起こしうる．緊張がかからないだけの挙上胃管の用意と吻合を注意深く行う．筆者らは胸骨後経路再建を標準にしている．最短経路は後縦隔であり，吻合に緊張がかかるときには再建経路の変更も考慮すべきである．

3）粘膜上皮端の正しい接合

粘膜と粘膜下層の正確な接合が縫合不全を避けるための重要な要素である．吻合時に弱い粘膜に緊張がかからないように粘膜切離の前に漿膜（外膜）と筋層のみを円形に切開することで，粘膜を長めに残す操作を行う．

4）正しい層々吻合

吻合部の治癒は理想的には完全に同じ層同士の間で完成する．これを達成するためには，意識して食道と挙上胃管の粘膜上皮と粘膜上皮，粘膜下層と粘膜下層，筋層と筋層を接合する．

正しい plane に双方の縫合端をそろえるように置き，吻合部周囲の環境を整えて，よりよい条件にしておく．どちらかに不必要な牽引がかかっていたらこれは達成できない．正しい針の進入角度，粘膜を取るバイトとピッチ，1針入魂を最後まで継続する．

その場面にあった縫合糸の選択も必要である．必要以上に太い針は組織の損傷を大きくし，必要以上の数の縫合糸が使われれば組織の反応はより大きく起こる．正しい手術手技が行われるならば，縫合は連続でも結節でもよいだろうし，吸収糸・非吸収糸のどちらを選んでもよいだろう．大切なことは縫合テクニックの理論だけではなく，それが実際に実行できるかである．現在この層々吻合を行うことにおいて，後壁2層縫合，前壁1層縫合が，筆者の技術において実用的でかつ信頼がおける形である．

5）減圧

吻合部の良好な環境を一定期間維持したい．咳嗽による吻合部への圧上昇を避け，胃酸や腸液から粘膜縫合部を守るために細い経鼻胃管による挙上胃管内の減圧を行っている．

◆ 手技

食道と挙上胃管先端をお互いにテンションのかからない位置におき，あまり余剰部分がないように気をつける．余剰部分は血流の問題と術後の飲み込みに影響する可能性がある．挙上胃管の小彎

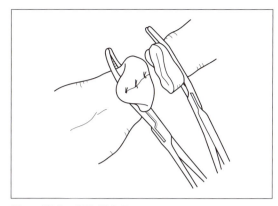

図1　縫合の場を整える
食道断端と挙上胃管の先端をケリー鉗子で把持する．吻合予定線を4〜5 mmほど中枢側に設定する．挙上胃管の小彎側縫合線が吻合の後壁に位置するようにしている．緊張がかからず，余り過ぎず，という距離とするが，挙上胃管の把持する位置は血流を考えできるだけ中枢側にする．ケリー鉗子をかけた部分は後に余剰部分として除去する．

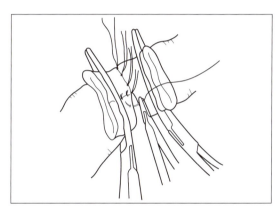

図2　後壁漿膜（外膜）筋層 Lembert 縫合
ケリー鉗子から5〜6 mmの距離で端糸を含めて5-0モノフィラメント吸収糸で7〜9針の結節縫合を行う．挙上胃管の小彎側縫合線部分だけは，補強の意味を込めて縫合部をまたぐように三角に針をかける．後壁が完成したら，端糸を残して糸を切離する．

側縫合線は吻合の後壁に来るようにローテートしている．使用する糸は5-0モノフィラメント吸収糸を用いている．吻合手順は，後壁外層結節縫合→後壁内層結節縫合→前壁1層縫合の順に行っている．

▶ 後壁外層結節縫合（図1, 2）

まず後壁の外層結節縫合を行う．挙上胃管と食道の断端を直ペアンもしくはケリー鉗子で把持し，吻合予定線をその4〜5 mmほど中枢側に設

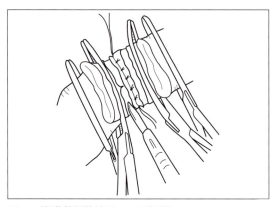

図3 漿膜(外膜)筋層の1周切離
小児用腸鉗子で食道，挙上胃管を把持する。腸鉗子は壁内血流を破壊しないようにできるだけ真ん中を使う。ケリー鉗子で把持した直下で胃側と食道側の漿膜(外膜)筋層をメスで切開し粘膜下層を露出する。こうすることで内層縫合の縫い代を確保する。ほんのわずかに筋層を残すとこの後の操作がしやすい。

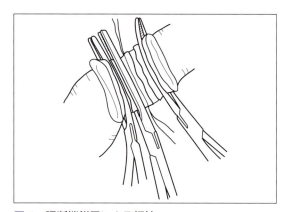

図4 腸断端鉗子による把持
4～5mmの縫い代を確保して秋山氏式腸断端鉗子で把持する。

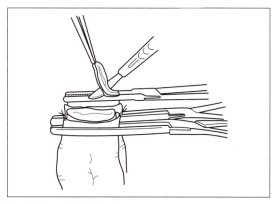

図5 吻合断端の形成
余剰部分を切り落とす。メスを腸断端鉗子に30～45度の角度で当てながら，切離する。断端鉗子の上には余計な組織が残らず，きれいな断端が得られる。

定する。把持した部分はのちに余剰組織として除去する。両端の端糸をかけたうえで，漿膜(外膜)筋層縫合を約2mmのバイト，約2～2.5mmのピッチで行う。端糸を含め7～9針程度の吻合になる。

▶ **食道と挙上胃管の切離**(図3～5)

後壁内層の吻合の前に食道と胃の吻合面を整える。小児用腸鉗子を食道と挙上胃にかける。これは術野の汚染防止とともに，吻合中の出血を減らし良視野で吻合を行うためである。食道粘膜が収縮することを考慮して，直ペアンもしくはケリー鉗子で把持した直下で，まず食道の外膜筋層のみを1周メスで切開し粘膜下層を露出する。このとき，内層の補強のためわずかに筋層を残しておく。

同様な操作を胃の漿膜筋層にも行い，露出した粘膜下層に腸断端鉗子のストレートタイプをかけ，これを断端方向に2mmスライドさせ，粘膜下層を長く残すように把持する。食道の粘膜は収縮率が高いため胃粘膜よりも長めに残すように切離する。

腸断端鉗子は秋山氏式腸断端鉗子を用いているが，血管鉗子などを用いてもよい。断端鉗子にメスを充てて滑らせるように遠位端部分を切離する。

る。これにより，きれいな一直線で十分な長さの粘膜が残り，完全にテンションフリーの粘膜吻合が可能になる。

▶ **後壁内層結節縫合**(図6)

結節縫合で内層縫合を行う。粘膜は1mm，粘膜下層から筋層をわずかに拾うようにする。こうすることで粘膜下層のデッドスペースはなくなる。ピッチは1.5mmから2mm弱である。両端の層同士が正確に接合できるように，特に粘膜のバイトには注意を払う。粘膜同士が背中合わせにならないようにする注意が必要である。吻合強度を高めるため筋層を多くとると狭窄のリスクを高める。一方粘膜縫合のみでは吻合強度に不安が残

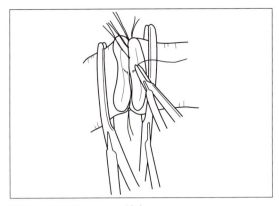

図6 後壁内層Albert縫合
5-0モノフィラメント吸収糸で粘膜は1mm，粘膜下層から筋層をわずかに拾うようにする。粘膜を拾いすぎると粘膜面が背中合わせになるので，1mmを守る。縫合間隔は2mm，バイトは1.5mmとしている。後壁が完成したら糸を切離する。

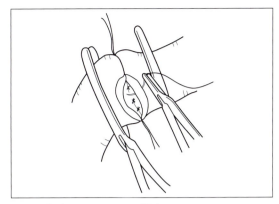

図7 前壁1層Gambee縫合
全層のバイトは3mm，粘膜のバイトは1mmとして，正しい層の接合を意識する。前壁の縫合に緊張がかかるときには，小児用腸鉗子をかけなおしたり，外したりしている。

る。そのため「筋層をわずかに拾う」ようにしている。高齢者，放射線照射後，動脈硬化などの合併症を有する症例はやや筋層を多くとるようにしている。

▶ 前壁1層縫合（図7）

以前は前壁も2層縫合を行っていたが，現在はGambee 1層吻合を行っている。1層縫合においても，正しい層の接合を意識し，全層のバイトは3mm，粘膜のバイトは1mm，ピッチは3～3.5mmで6～8針の縫合になる。前壁縫合を終了する前に減圧用に比較的細い，柔らかいチューブを挙上胃に留置する。

● おわりに

頸部での食道胃吻合にも多くの施設で機械吻合が利用されている。だが高位吻合など手縫い吻合が必要になる場面もあり，習得しておく必要があるだろう。患者の併存病変や照射既往の確認，挙上胃管の作成，吻合の場を整えること，吻合に対する基本的な考えかたとテクニック，吻合後の管理，すべてに対して妥協することなく慎重に対応することが肝要である。書いた後あらためてみると，何も新しいこともなく，当たり前のことばかりである。少しでも参考になれば幸いである。

（上野正紀）

2 胸腔内食道胃管吻合

◆ 吻合のための器具

- 直径25mmのサーキュラーステープラー
- リニアステープラー(entry hole閉鎖のため使用)

◆ 手技

胸腔内食道と胃管の吻合器(サーキュラーステープラー)による端側吻合。

▶ 準備

左側臥位，第四肋間腋窩前方開胸[1)]にて手術を行う(本項の写真はいずれも患者背側に立つ術者視野で撮影している)。

胃管挙上ルートとして後縦隔を用いた場合，吻合位置が低位になるほど逆流性食道炎の頻度および重症度が増すことが術後に問題となる。手術施行時には開胸術野深部での吻合操作となるため残存食道長はある程度長いほうが手技は容易であるが，術後の逆流性食道炎を予防するため可能な限り胸腔上端で吻合を行う(図1)。そのため残存食道長が必要となるリニアステープラーを用いた吻合は避けてサーキュラーステープラーでの端側吻合を採用している。アンビルの固定にはPur-string™ 45mm (COVIDIEN)を用いているが，さらに安全のためENDOLOOP® (ETHICON)をかけ補強する。直径25mmより細径の吻合器は狭窄の原因になるので，食道が細くアンビルの挿入が困難なときは手縫い縫合を行っている。

良好な成績を得るためには再建に適した胃管作製が必須である。当科では大彎側細径胃管を採用

している(図2)。胃壁のなかでも特に壁伸展性の悪い小彎側胃角部を切り落とし，挙上性を優先する切離デザインが特徴である。また後に吻合部を被覆するため左半分の大網を採取し胃管とともに胸腔に挙上している。

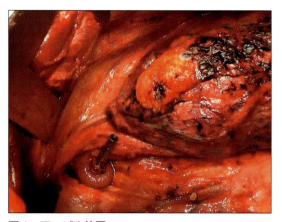

図1　アンビル位置
吻合は可能な限り胸腔内高位に作製する。

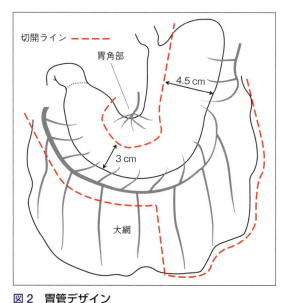

図2　胃管デザイン
胃角部を切離する細径胃管と左側大網の採取。

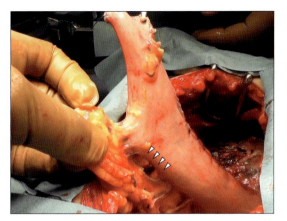

図3　胃管吻合予定部
胃脾間膜アーケード内で吻合。▽：吻合予定部

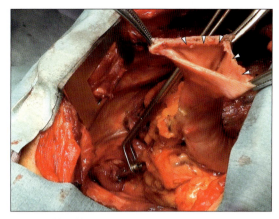

図4　胃管開放
挿入口から粘膜色調の確認。▽：粘膜色調良好

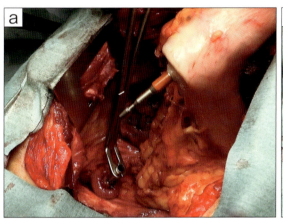

図5　吻合
a：胃管真大彎でシャフトを貫通，b：胃脾間膜は胃管の背側（左側）。

▶吻合操作

　胸腔内に挙上した胃管の吻合位置を決める。長さに余裕のある胃管を作製し，可能な限りを肛門側に吻合予定部を選び，血流の悪い先端は切り落としている。吻合は大彎で胃脾間膜のアーケードの中に作製する（図3）。

　サーキュラーステープラー本体の挿入のために胃管先端を開放し，胃管内の粘膜色調で血流が問題ないことを再確認している（図4）。消化管の血流障害はまず粘膜面に現れるので，吻合前に胃管粘膜を広く観察できるのは，この手技の1つの利点と考えている。

　サーキュラーステープラーのシャフトは，先に準備した胃脾間膜のアーケード内の大彎に出し，アンビルに連結させる。その際に胃脾間膜は吻合の裏側（左側）に回している（図5）。アンビルの締め込みの際は，ステープラーの本体は助手が把持し操作する。術者は吻合部への間膜の巻き込みがないこと，食道および胃壁が過度に伸展されていないことなどに細心の注意を払う。

　挿入口はリニアステープラーを用い閉鎖しLembret縫合をかけている。吻合からの距離は2 cm以上を原則としている（図6a）。ステープルラインは必ず直線になる必要があり，λ状に掛けると図6bのように虚血部ができleakの原因になるので注意を要する。

　次いで吻合周囲を胃脾間膜および大網を用いて被覆する（図7）。気管・椎体など固い構造に囲ま

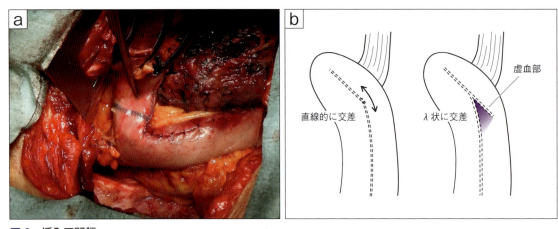

図6 挿入口閉鎖
a：吻合から2cm以上離して胃管を切離．b：λ状にステープルが交差すると虚血部ができる．

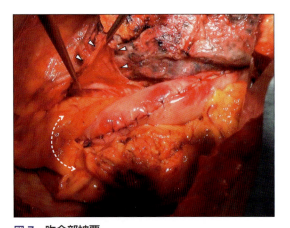

図7 吻合部被覆
←--→：大網による吻合部被覆，▽：上縦隔胸膜

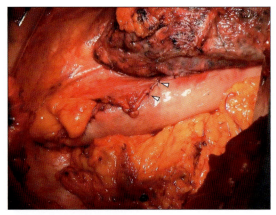

図8 胃管と胸膜の縫合
▽：吻合部減張のため2針縫合

れる吻合周囲にできる死腔の充塡と，縫合不全の際にバリアとして機能すること（特に気管瘻・肺瘻形成予防）を目的に行っている．また吻合部を完全にtension freeにするため，切除の際に残した上縦隔胸膜と胃管を2針減張縫合する（図8）．大網に余裕があるときは胃管のステープルラインを全体的に被覆する（図9）．

◆ 特徴

　狭い胸郭入口部を再建胃管が通過する必要がなく，胸郭最上部で吻合を行ったとしても挙上距離は短く，頸部吻合に比べ吻合の条件はよい．吻合直前の胃管血流確認，微妙な吻合位置調節，大網

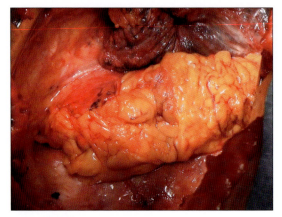

図9 完成図

による死腔充塡や吻合部の減張など子細な配慮が可能と考えている．

◆ この再建法を用いている理由

　限りなく縫合不全をゼロに近づけることができる。2007～2017年まで連続200例で本再建では縫合不全を認めていない。また，サーキュラーステープラーでの吻合であるが，術後の吻合部狭窄の頻度も2%以下である。入口部直下の食道が屈曲せず嚥下機能の障害になりにくいことも利点の1つと考えている。

◆ コツ

　完全に緊張がゼロになる吻合とできあがりの収まりのよさを意識することが重要である。胃管は自重で尾側に牽引されるので，それを踏まえた吻合位置の決定，慎重な吻合操作と，吻合後胃管の胸膜への固定により達成される。

◆ ピットフォール

　上縦隔が狭い症例では胃管が本来の縦隔内に収まらず，右胸腔にシフトすることがある。このような症例では残存食道長がやや長く必要となり，アンビル挿入時に注意が必要である。また，挿入口閉鎖時に胃管先端の虚血部を作らないことは重要である。

〔文献〕
1）篠田雅幸，波戸岡俊三：胸部食道癌における新しい開胸法．手術　1996；50(8)：1275-1277

（小池聖彦）

3 手縫い咽頭空腸吻合法 空腸食道吻合（咽喉食摘後）

頸部食道切除を行った際の再建は遊離空腸が用いられる。頸部食道切除を伴う疾患としては，頸部食道癌や下咽頭癌があげられる。癌の下咽頭側への進展状況や，気管への浸潤状況により喉頭摘出が同時に行われる。口側の再建方法としては，喉頭摘出が併施された場合は咽頭空腸吻合，喉頭温存できる場合は頸部食道空腸吻合となる。肛門側はいずれの場合も空腸食道吻合となる。

筆者らの施設では，咽頭空腸吻合も空腸食道吻合も端端吻合を行っている。咽頭空腸吻合は手縫いを，空腸食道吻合は器械吻合を基本としている。ただし，咽頭空腸吻合では，口径差が大きい場合は端側吻合が行われる場合もある。

手順としては，空腸食道器械吻合（肛門側の吻合）→咽頭空腸吻合（もしくは食道空腸吻合：口側の吻合）→血管吻合で行っている。この手順であれば，吻合血管に無理な緊張がかかることを避けることができる。遊離空腸の阻血時間を短くすることを優先し，血管吻合を先に行う施設もある。

◆ 吻合のための器具

- 糸：3-0 VICRYL 丸針 両端針，4-0 PDS detach，2-0 プロリン直針
- 持針器：ヘガール，鑷子，巾着縫合鉗子
- サーキュラーステープラー 25 mm（空腸食道吻合）
- リニアステープラー 100 mm（空腸切離）
- エネルギーデバイス（超音波凝固切開装置など：腸間膜処理）
- 血管用クリップ

◆ 手技

▶ 遊離空腸食道器械吻合

①食道断端へのアンビルヘッド挿入（図1）

胸部食道側の断端に器械吻合のアンビルヘッドを挿入するために，巾着縫合鉗子をかけ，2-0 モノフィラメントナイロン（プロリン）直針を通す。ただし，食道断端が縦隔側に落ち込んで巾着縫合鉗子がかけられない場合は，手縫いによるまつり縫いを行う。まつり縫いの際には全層がかかっていることを確認しておくことが重要である。

胸部食道断端を3本のアリス鉗子で均等に把持し，25 mm のアンビルヘッドを挿入する。ここで食道が裂けると吻合が困難となるので，ゼリーの使用や，あらかじめ食道を腸鉗子などで拡張してから慎重に挿入する。明らかに食道径が小さい場合は，21 mm のアンビルヘッドに変更するか，手縫い吻合に切り替える。

②遊離空腸採取

筆者らの施設では，喉頭摘出や縦隔気管孔などを伴う手術の際には，死腔の充填および，大血管および気管の保護を目的として，十分な腸間膜を採取するように心がけている。そのため必要に応

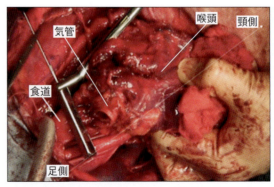

図1 食道断端へのアンビルヘッド挿入

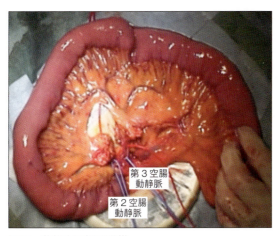

図2 遊離空腸採取準備

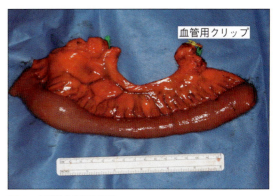

図3 遊離空腸採取後

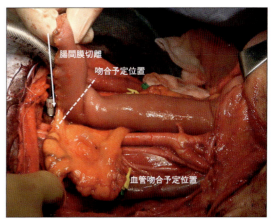

図4 犠牲腸管の作製
吻合予定位置まで、腸管沿いに腸間膜を切離すると、犠牲腸管が形成される。

じて，2本以上の血管茎とする遊離空腸を採取することがある（多くの場合は第2, 3空腸動静脈）。血管処理は根部まで確認し，できるだけ長く血管を取るようにする（図2）。血管処理に際しては，血管吻合側は血管用のクリップを使用し，血管を愛護的に扱う。

遊離空腸の採取時に，特に血管のみでつながっている場合や，遊離空腸採取後にはモノポーラー型の電気メスは絶対に使用しない。

口側の犠牲腸管部に目印として絹糸をかけておく。頸部の操作（血管の preparation）が完了したら，血管処理を行い遊離空腸を採取する（図3）。

③遊離空腸の位置決め

消化管吻合前に，血管吻合の位置を確認しておく。動脈は頸横動脈もしくは上甲状腺動脈を選択することが多い。1対のみの血管吻合の際は，どちらを使用するかによって，消化管の位置が大きく変わるのでシミュレーションが重要である。静脈系は解剖の variation が多いが，外頸静脈や内頸静脈を用いることが多い。

④犠牲腸管の作製

血管吻合の位置から，消化管の位置を決めた後，消化管吻合予定部位が決まるので，不必要な腸管を切離するために，エネルギーデバイスにて腸間膜を腸管沿いに，切離する（図4）。

⑤自動吻合器挿入

遊離空腸の肛門側断端に巾着縫合鉗子をかけ，2-0モノフィラメントナイロン（プロリン）直針を通す。その後，口側断端を切開し，アリス鉗子で均等に3点を把持する。ゼリーを腸管内に注入し，腸鉗子にて拡張しておく。拡張不良時には，ブスコパンを用いることもある。自動縫合器を慎重に遊離空腸肛門側断端まで進めていく。

コツとしては，押し進めるというよりも，腸管をたぐるという感覚でやるとよい。無理に押し進めると，粘膜が裂けるので注意が必要である。肛門側断端に到達したら，シャフトを腸管断端から出し，巾着縫合糸にて結紮する（図5）。

⑥吻合

アンビルシャフトをアンビル把持鉗子にて把持

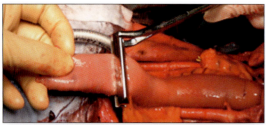

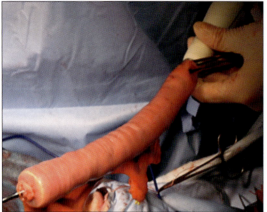

図5　自動吻合器挿入

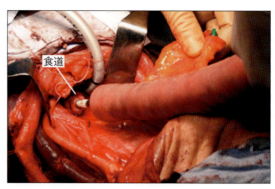

図6　空腸食道吻合

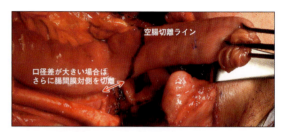

図7　空腸切離ラインのマーキング

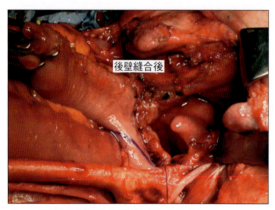

図8　下咽頭空腸吻合（後壁吻合完了後）

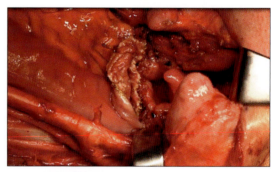

図9　空腸切離後

し，腸間膜の向きをシミュレーションどおりの方向になっていることを確認し，自動吻合器本体とセンターロッドを合体させ，ファイアする（図6）。

▶咽頭空腸吻合

下咽頭のほうが管腔径が大きいので，空腸の切離予定ラインでマーキングしておく（図7）。

筆者らの科では，咽頭空腸吻合は2層〔全層＋漿膜筋層（筋層）〕吻合で行う。

まずは空腸後壁の漿膜筋層と咽頭後壁の筋層を4-0 PDSで結節縫合する（図8）。

後壁の縫合結紮が終わったら，空腸をシミュレーションしたラインで切離する（図9）。

次に，空腸後壁の全層と咽頭後壁の筋層と粘膜を3-0 vicrylを用いて連続縫合する。

第1針は空腸の内から外へ粘膜と漿膜を確認し，しっかりかける。結紮は3回以上行い，糸の真ん中では結ばず，3：2程度のところで結ぶ。短いほうをモスキート鉗子で把持しておく。長い

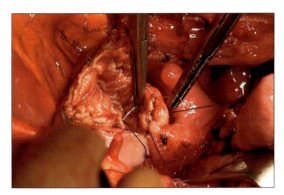

図10 下咽頭空腸吻合(連続縫合)

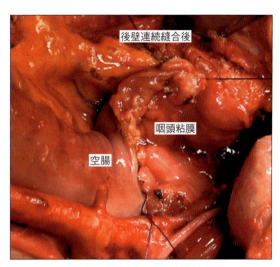

図11 下咽頭空腸(後壁完了後)連続縫合

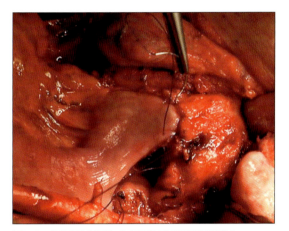

図12 下咽頭空腸吻合(前壁完了後)連続縫合

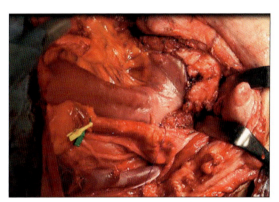

図13 下咽頭空腸連続吻合完了後

ほうを持針器で持ち，後壁の連続縫合を開始する．空腸側の粘膜面から針を通し，しっかりと漿膜をかける．咽頭側は粘膜面をしっかりとり，針を抜く(図10)．

後壁が終われば，端でロックをかけ，前壁側に回って連続縫合を継続する(図11)．

● 前壁側の連続吻合

後壁側と同様に空腸の粘膜から針を入れ，漿膜をしっかりとる．咽頭側も同様に粘膜をしっかりとり，筋肉をかける．前壁の中央を少し超えたあたりで，運針が行いにくくなれば，針を咽頭側で外に出して，モスキートで把持し，対側の針に持ち替え最初は，空腸側の内からかけ針を外に出す．その後，外から咽頭の筋肉を軽くかけ，粘膜をしっかりとり，空腸粘膜をかけ，漿膜側に出す操作を繰り返す．ポイントは，残っている腸管と下咽頭長さを見ながら調整することと，全層しっかりかかっていることを確認することである．吻合終了後にNGtubeを経鼻的に挿入し，先端を胃内まで誘導する(図12)．

前壁側の縫合連続させ，さきほど途中で縫合を止めたところを少し超えるところまで縫合後，結紮し，連続吻合終了．結紮は4回以上行う(図13)．

最後に，空腸前壁の漿膜筋層と咽頭前壁の支持

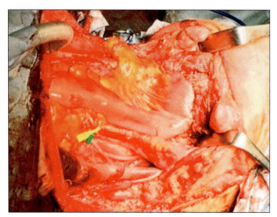

図14 空腸の漿膜筋層と咽頭の筋肉の縫合

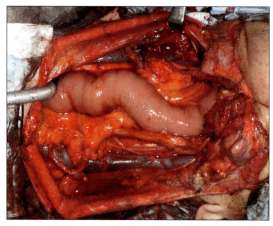

図15 完成図

組織を 4-0 PDS で縫合結紮する(図14)。

その後，血管吻合を行い消化管再建が完了となる(図15)。

▶ **血管吻合**
- 動脈静脈ともに，端端吻合を基本としている。
- 動脈 9-0 ナイロンで結節縫合，静脈は最近は自動吻合器を使用することが多い。
- 静脈に関しては，適切な血管がない場合は，内頸静脈との端側吻合を手縫いで行う場合がある。
- また，例に示すように，使用できる血管のペアが同側にない場合は，左右にまたがって血管吻合を行うこともある。
- 血管吻合が終了したら，遊離空腸の色調，拍動，蠕動を確認する。
- 手術終了時に，ドレーンは頸部外側に留置するが，ドレーンが，留置中および抜去時に血管吻合部に当たらないような留置位置に設定する必要がある。

(田中晃司，山﨑 誠，牧野知紀，土岐祐一郎)

4 回結腸を用いた食道切除後再建

◆ 適応

- 胸部食道癌に対する胸部食道全摘術において，胃切除後または胃癌合併症例などで，再建臓器として胃が使えない症例に対して，回結腸，結腸，または空腸が使われる．
- 術後のQOLを考慮し，あえて全胃を温存し，回結腸による再建を第1選択としている施設もある[1]．

◆ 特徴

- 回盲弁が食道への逆流防止機構の役割を果たす．
- 空腸に比べ辺縁の血管網が発達しているため，血行再建を付加する必要がない場合が多い．
- 胃や空腸で再建する場合に比べて，剥離範囲が広く吻合操作が多くなるため，手術時間が長くなる．

◆ 術前の留意点

- 術前に大腸造影検査または大腸内視鏡検査で，大腸病変の有無を確認する．
- 大腸手術に準じた術前処置を行っておく．
- 腹部手術，特に大腸手術の既往がある場合には結腸を用いた再建が困難な場合があるため，空腸再建など別の再建方法を想定しておく必要がある．

◆ 手技

▶ 開腹

- 正中切開で開腹し，必要に応じて剣状突起を切離する．
- 開腹後は，腹膜播種や肝転移の有無を検索する．

▶ 回結腸の授動

回盲部から上行結腸，肝彎曲，横行結腸右側にかけて後腹膜からの授動を行う（図1）．この際に尿管や十二指腸の損傷に注意する．また，授動，牽引によるHenle胃結腸静脈幹などの静脈の損傷にも注意する．

▶ 血流の確認

- 授動した回結腸を創外へ挙上し，腸間膜内の血管の走行を透見する．具体的には，右結腸動脈の有無，切離範囲内での辺縁動脈の状態などである．

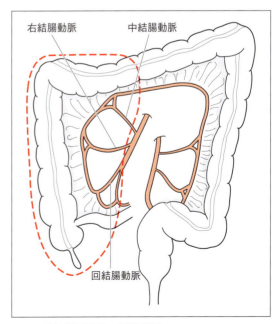

図1 回結腸再建時の授動範囲
赤い点線の範囲が授動範囲となる．

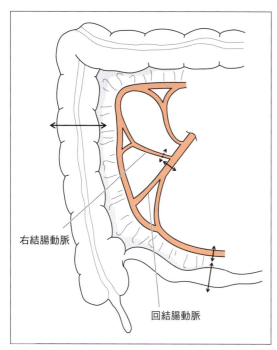

図2　回結腸再建時の腸管および血管の切離線
右結腸動脈の存在する症例の場合は必要に応じて切離する。

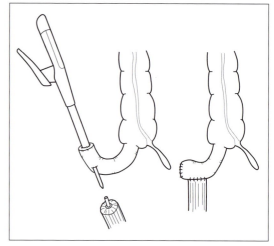

図3　頸部食道回結腸吻合（サーキュラーステープラーによる器械吻合）

- 通常は回結腸動静脈と回腸切離予定線付近の辺縁動静脈を切離するので，まずこれらをクランプし，中結腸動脈から辺縁静脈を介した血流のみで挙上腸管の血流に問題ないかどうかを確認する．すなわち，回結腸動脈のクランプより末梢側での拍動が確認され，かつ挙上予定範囲のうっ血がなければ挙上可能と判断する（図2）．
- 右結腸動脈が存在する症例では，腸管の挙上性や血流の状態によりその切離の必要性について判断する．

▶挙上回結腸の作製

- 綿テープなどを用いて，腹部から頸部吻合部までの距離を測定し，この長さに応じて回腸および結腸の切離線を決定する．実際には挙上性は腸管そのものよりも辺縁血管の長さに規定される．
- 回結腸動静脈の処理は，辺縁血管の交通を損なわないようにするため，できるだけ根部付近で行う．
- 再建経路は胸壁前経路または胸骨後経路で行っ

ている．本術式は標準的に行わない方法であり，様々なトラブルを想定し，より安全性に配慮する場合には胸壁前経路を選択する．

▶吻合

- 頸部食道と回腸との吻合は手縫い吻合，器械吻合のいずれでも問題ないが，本術式は通常の胃管再建に比べて時間がかかること，吻合部位が多いことを考慮し，通常筆者らは器械吻合を行っている．
- まず，頸部食道断端全周に巾着縫合をかけ，サーキュラーステープラー（通常25 mmだが，挙上した回腸が細い場合は21 mmを選択する場合もある）のアンビルヘッドを挿入する．
- 次に回腸末端部の吻合部位を，腸管の挙上性から吻合部に過度の緊張がかからない範囲で設定する．その後本体を回腸の切離断端より挿入し，吻合を行う．
- その後本体を抜去し，吻合部より約2 cm程度の距離を保って回腸断端をリニアステープラーで切離する．吻合部および回腸断端のステープルラインを漿膜筋層縫合で埋没する（図3）．
- 手縫い吻合を行う場合，通常筆者らは層々縫合による端側吻合を行っている（図4）．
- 結腸肛門側の吻合は，残胃がある症例に対して

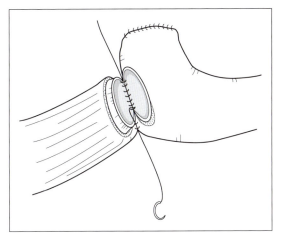

図4 頸部食道回結腸吻合（手縫い吻合）

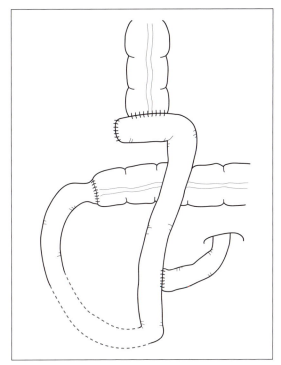

図6 結腸空腸吻合（Roux-en-Y 再建）

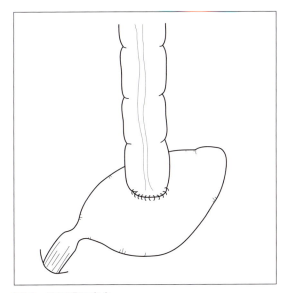

図5 結腸残胃吻合

は残胃前壁との端側吻合（図5），残胃のない症例に対してはRoux-en-Y再建を行う（図6）。いずれの場合も回腸断端と結腸断端は端々吻合する。

◆ 術後管理の留意点

①胃管再建に比べて再建結腸内に食物が貯留し，経口が不良となる症例が散見される。多くは器質的な通過障害はなく，挙上結腸の屈曲や機能的な問題であることが多い。症状が強い場合には経口摂取を制限し，保存的治療で経過観察するが，難治性，反復性の場合は外科的治療も考慮する。

②一過性ではあるが，術後早期に下痢をきたす症例が多いため，整腸剤や止痢剤などで適宜排便コントロールを行う。

③胃管と同様に，再建結腸においても長期的に癌やポリープなどの新規病変が発生する可能性があるため，術後は定期的に内視鏡によるフォローアップが必要である。

〔文献〕
1）上野正紀，宇田川晴司：食道切除後の胃温存回結腸再建術．手術．2017；71(5)：759-766.

（小熊潤也，小澤壯治）

5 空腸を用いた食道切除後再建

◆ 吻合のための器具

- 糸：5-0 PDS2　75 cm　丸針　両端針，5-0 PDS2　デタッチ
- 持針器：ピリング（軽いものを好んで使っている）
- 鑷子：超硬チップ付無外傷性ピンセット，ドベイキー

◆ 手技

層々吻合
① 粘膜吻合
- 食道粘膜側　バイト：1〜1.5 mm
  　　　　　　ピッチ：1.5〜2 mm
- 腸粘膜側　　バイト：2〜3 mm
  　　　　　　ピッチ：1.5〜2 mm

② 漿膜筋層吻合
  　　　　　　バイト：4〜5 mm
  　　　　　　ピッチ：2〜3 mm

▶ 準備

空腸の準備は**図1**のように血管透見を行って，最適な空腸脚を選択する。有茎空腸脚の作製においては，多くの場合，第2，第3空腸動静脈を切離して第四空腸動静脈を茎として脚を作製し挙上する。術者は，患者の左側に位置して操作する場合が多い。胃切除後，胃癌合併症例などに，本術式が必要となる場合が多い。必ず成功させなければ，次の再建法の選択肢も少なく次なる再建に苦慮することが多いため周到な準備と戦略が必要である[1]。

▶ 有茎空腸の場合

有茎空腸による再建は有茎回・結腸再建に比して，挙上性においてやや劣るが食道との口径差は小さく，消化管吻合数，細菌数などにおいて有利であり縫合不全，壊死の頻度も一般に低いとされる。また，良好な蠕動により消化の観点においても優れているため，胃以外の再建術における第一選択としている施設が多い。

安全に有茎空腸脚を挙上するには，腸管自体の長さではなく腸間膜に包まれた血管系に牽引によ

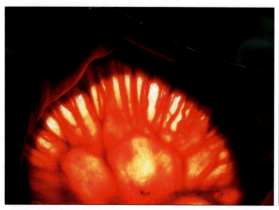
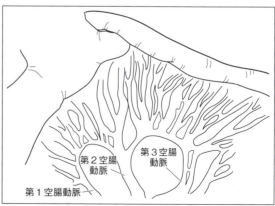

図1　空腸（血管透見像）
第2，第3空腸動静脈を切離して第4空腸動静脈を茎として脚を作製し挙上する場合が多い。

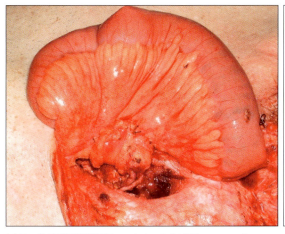 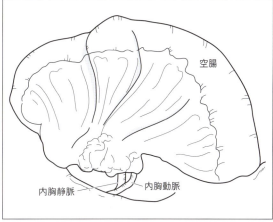

図2　左内胸動静脈を recipient とする supercharge, superdrainage
通常は右が太くこれを利用することが多い。

るストレスが加わらないことが重要である。回結腸、結腸に比べて空腸は極めて繊細な腸管であり、容易に動脈系の攣縮、それによる血流障害に陥ってしまうことがある。愛護的操作と挙上性に余裕を持った作製デザインが求められる。

通常有茎空腸脚は Treitz 靱帯から7〜10 cm 肛側で空腸を離断し、第2、第3空腸動静脈を切離して第四空腸動静脈を茎として脚を作製し挙上する。血管の状況によっては、第3空腸動静脈を茎とすることもある。主たる栄養血管としては、動脈と静脈がそれぞれ伴走しできるだけ太いこと、口側の切離する血管枝との間の血管弓の発達が良好であることが見極めのポイントとなる。血管処理にあたっては挙上性を損なうため集束結紮はすべきでなく、それぞれ1本1本を丁寧に剝離露出させたのち結紮離断することが重要である。しかし、腸間膜の脂肪組織を血管弓の近くまで剝離すると、挙上操作時の血管損傷につながることがあるため注意が必要である。挙上時には、血流に注意を払いながら再建に必要な長さの腸管を残して犠牲腸管の切除を行う。

通常結腸後を挙上することが多いが、結腸前となることも問題ではないと考えている。操作中に挙上性を確認する必要があるが、血管茎に緊張やねじれが起こらないことが肝要で、水でぬらしたビニールシートに包んで腸管・血管茎を挙上する

ことも1つの方法である。ちなみに、胃切除後数年を経過した症例では空腸において血管茎、腸管とも発達し、より安全な挙上腸管の作製が可能であることが多い。

supercharge, superdrainage に用いる血管の選択は、頸部では頸横動脈、上甲状腺動脈、舌動脈、顔面動脈、総頸動脈などを動脈として、内頸静脈、外頸静脈などを静脈として用いる。前胸部での吻合においては、内胸動静脈を露出して用いる（図2）が、通常は右が太くこれを利用することが多い。

口側の吻合は端々、端側のいずれも、屈曲、血流などの状況に選択している。肛門側の吻合は、Roux-en Y 法に準じて再建を行う[2]。また、空腸を用いた食道再建における胸腔内吻合においては、筆者らは機械吻合を専ら好んで行っているが本項では割愛する。

▶ 遊離空腸の場合

腸管採取においては、Treiz 靱帯から肛門側にかけ空腸動静脈は網目状の走行をするため、通常第1空腸動脈は温存して通常第2または第3空腸動脈を donor 血管とし、再建長より少し余裕をもって空腸を採取する。空腸を採取する際には透過光で血管の走行を観察して、十分発達した血管弓をもつ部分を選択すれば、後の操作が有利とな

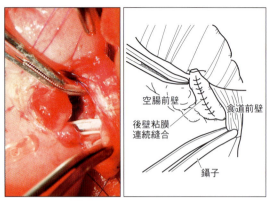 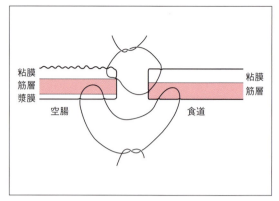

図3 食道・空腸吻合(後壁)
後壁の漿膜・筋層縫合により組織はほぼ整然と寄り添っており,特別な注意点はなく運針できるのが特徴である.

図4 食道・空腸層々吻合(シェーマ)
縫合不全,狭窄の予防の観点から,食道側では前後壁とも筋層をわずかにかけるようにしている.

る.血管弓同士の吻合が不良であることが疑われる場合は,一時的血管クランプを行って血流動態の評価を行うこともある.動脈からヘパリン加生食水にて灌流する施設もあるが,短時間で再灌流が行われる場合必要ではないと考えている.血管吻合は消化管再建後に行う場合とその前に行う場合があるが,筆者らは通常後者を選択することが多い.口側の消化管吻合腸管は軽度の緊張をもって直線的に吻合する.手縫いで端側吻合,端々吻合のいずれも採用している.感染などを予防する目的で,余剰となった腸間膜を用いて死腔を充填することもある.

よく使用される recipient 動脈は頸横動脈と上甲状腺動脈で,静脈は内頸静脈,外頸静脈が多く用いられる.遊離された腸管は短縮しているが,血流が再開されるとたるみを生じるため,犠牲腸管を切除して緊張がかからない範囲で可及的に直線化して吻合する.肛門側の消化管吻合においては,手縫いによる端々吻合を原則としている.

▶ 後壁の縫合

まず,漿膜筋層縫合を行う.その際,食道は縦方向に裂けやすく,やや深く運針する必要がある.いずれの糸も結ばずに,後壁全体に縫合糸がかかった後に結紮する.その後,後壁の粘膜連続縫合を5-0 PDS2 を用いて行う.術者から見て遠位端から開始する場合が多いが,いずれから開始

してもよいと考えている.後壁の漿膜・筋層縫合により組織はほぼ整然と寄り添っており,特別な注意点はなく運針できるのが特徴である(図3).

▶ 前壁の縫合

粘膜縫合の最終糸は左右両端でなく,ほぼ中央部で結紮終了するように努めている.その際,最終の2針程度は外糸として over and over 縫合となる.縫合不全,狭窄の予防の観点から食道側では筋層をわずかにかけるようにしている(図4).前壁の漿膜筋層縫合はおよそ2～3 mm 間隔で行っている.後壁同様に食道筋層の外層が縦走筋であるため,比較的しっかり筋層を捉えるようにしている(図5～7).

◆ 特徴

小腸は結腸に比べデリケートである.例えば,血管のスパズムが起こりやすく,できる限り再建に用いる小腸へのストレスを最小限とするように愛護的な操作で再建を行う必要がある[3].遊離空腸再建においても supercharge, superdrainage の必要な有茎空腸再建においても虚血時間は最小限とする努力が必要である.

内胸動静脈を用いることができないときは,左頸横動脈を supercharge に用いることがある.その際,superdrainage が必要な場合は左内頸静

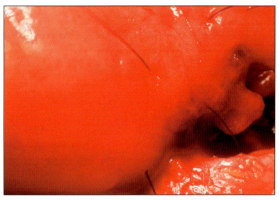
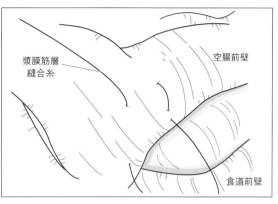

図5 食道・空腸吻合(前壁)
前壁の漿膜筋層縫合はおよそ2〜3 mm間隔で行っている。後壁同様に食道筋層の外層が縦走筋であるため,比較的しっかり筋層を捉えるようにしている。

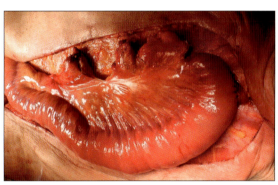
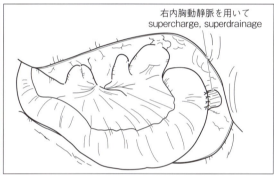

図6 有茎空腸再建(完成図)
右内胸動静脈を用いてsupercharge, superdrainageを行っている。肛門則の吻合は,Roux-en Y法に準じて再建を行っている。

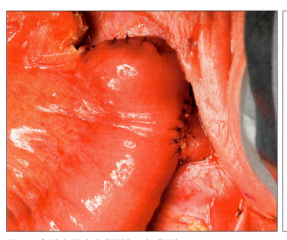
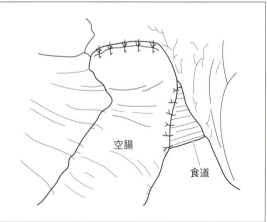

図7 食道空腸吻合(頸部:完成図)
手縫い吻合は,術者の意図を一針一針に込めることができ,特に吻合に用いる消化管の距離に余裕がないなど吻合の条件が厳しいときに機械吻合より有利であると考えている。

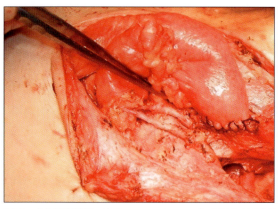 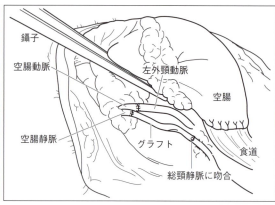

図8 左頸横動脈によるsuperchargeと大伏在静脈グラフトによるsuperdrainage
空腸動脈と左頸横動脈，空腸静脈と左内頸静脈を大伏在静脈グラフトを介して吻合している。

脈との間に大伏在静脈を採取してグラフトとして用いることがある（図8）。

◆ この吻合法を用いている理由

手縫い吻合は，術者の意図を一針一針に込めることができ，特に吻合に用いる消化管の距離に余裕がないなど吻合の条件が厳しいときに機械吻合より有利であると考えている。

◆ コツ

一針一針丁寧な操作が要求されるが，吻合終了の際に縫合線から管腔外に粘膜が突出しないように粘膜の適切な切離を行って吻合操作をすることと，粘膜はわずかに拾う程度に留めるのが理想と考えている。

再建腸管の吻合操作時は組織の硬さ，幅，運針の角度を指で感じながら進める必要があり，そのためには持針器は比較的軽いものを用いて弱い力で把持するように努めている。

◆ ピットホール

最も重要な要素は血流であり，全操作を通じて愛護的に行い短時間で確実な手技を遂行する必要がある。腸管，血管茎に対する圧迫がないようにデザインする必要もある。血流に対する不安を残したまま手術を終了することは，多くの場合腸管壊死につながるため避けるべきである。また，最悪の場合，皮膚を用いた再建などに習熟してfail safe systemを構築しておくことも大切である。

消化管同士の牽引による緊張は，血流障害とともに縫合不全につながる大きな要因であるので，様々な工夫をして調整しておく必要がある。術後数日は超音波検査，造影CT，直視下での観察，ドップラー超音波などを駆使して臓器血流を確認することが重要である。

〔文献〕

1） Watanabe M, Mine S, et al: Reconstruction after esophagectomy for esophageal cancer patients with a history of gastrectomy. Gen Thorac Cardiovasc Surg. 2016; 64(8): 457-463.
2） 山崎 誠，牧野知紀・他：イラストで学ぶ消化器外科再建法のすべて－食道：空腸再建 1) Roux-en Y再建．外科．2016；78(12)：1289-1293
3） Yamada E, Shirakawa Y, et al: Jejunal interposition reconstruction with a stomach preserving esophagectomy improves postoperative weight loss and reflux symptoms for esophageal cancer patients. J Surg Res. 2012; 178(2): 700-707.

（山辻知樹，猶本良夫）

6 サーキュラーステープラーを用いた頸部食道胃管吻合法

◆ 吻合のための器具

- 自動吻合器：Proximate® intraluminal stapler ILS 25 mm(Ethicon)
- 自動縫合器：Proximate® linear cutter TLS gold(Ethicon)
- PSI(purstring instrument)鉗子
- バブコック鉗子
- 糸：60 mm 丸直針黒ナイロン 2-0(松田医科)，3-0 vicryl plus®(J&J)

◆ 手技とポイント

①頸部食道を PSI 鉗子にて把持し，直針を貫通させる。
- ポイント：頸部食道長は吻合完成時に胸骨上約 2 cm ほどに位置するような長さにする。

②アンビルヘッドを食道断端に挿入し，断端の緩みがないようにしっかりと結紮する。
- ポイント：頸部食道を腸鉗子で拡げておくとアンビルヘッドの挿入が容易となる。

③挙上した胃管ステープル線の延長線上の胃管最先端部を約 2.5 cm ほど開放し，自動吻合器本体を挿入し本体ロッドを打ち抜く(図1)。
- ポイント：胃管開放創断端をバブコック鉗子で把持・つり上げ，極力口側大彎側にロッド先端孔を作る。

④アンビルヘッドとロッドを結合し，ロッドを本体に引き込み吻合を完成させる。
- ポイント：アンビルとロッドの結合時は胃管開放創縁を引き上げずフリーとして結合し，本体の引き込みに従って徐々に創縁を引き上げるように調整し，吻合時にも創縁をフリーとすることが重要である(図2a, b)。

⑤胃管開放創を，胃管のステープル線の延長線となる方向で自動縫合器で閉鎖する。最後に縫合線を 3-0 vicryl で連続埋没縫合する(図3)。
- ポイント：自動縫合器は頸部側から挿入し，食道胃管吻合部から少なくとも 2 cm 以上離れた部位で閉鎖する。

⑥吻合終了後には，胃管を腹部側より引き下げ，胃管の弛みをとる。

◆ 胃管作製のコツ(図4)

- 胃管は術後の食物摂取量の増加を考慮して，亜全胃管を作製している。
- 小彎側は，いわゆる crow's foot 部分より噴門部に向かい自動縫合器で切離。大彎側は，左胃大網動脈最終枝部分から短胃動脈枝を胃側ぎりぎりで切離している。
- 左胃動脈と短胃動脈とのアーケードを残す必要はないと考える。

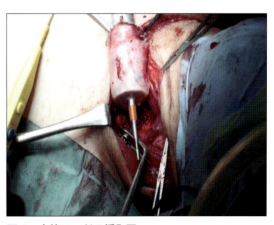

図1　本体ロッドの挿入図

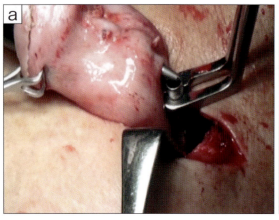
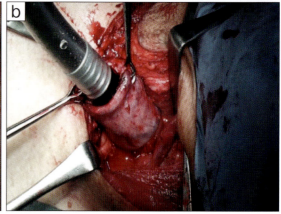

図2　連結時
a：ロッドとアンビルの結合時は胃管側をフリーとして結合する。胃管側からロッドを少し引き抜くようにして結合する。
b：結合してからロッドを引き込みながら徐々に胃管側を引き上げ密着させる。吻合（ファイア）時は胃管側をフリーとする。

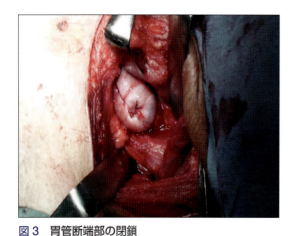

図3　胃管断端部の閉鎖
胃管断端閉鎖部はステープルを連続縫合にて埋没させ補強する。

図4　胃管作製のコツ
〔昭和大学消化器・一般外科学教室（編）：MEDICAL VIEW 胸腔鏡・腹腔鏡併用食道癌根治手術―手術から周術期管理まで．メジカルビュー社，84，2016 より〕

◆ 特徴

- 吻合部は胃管のかなり口側大彎に位置することになり，血流保持に有効となる。
- 吻合時に胃管側をフリーとすることで狭窄の予防となる。
- 経験上，縫合不全はこの断端部で起こることが多く，自動縫合器で閉鎖後の連続縫合が重要である。
- 吻合後の胃管の引き下げは，吻合部を直線化し，術後の食道内視鏡検査を容易にする。

◆ この吻合法を用いる理由

当科で本吻合法が標準化した 2011〜2017 年の 646 例において縫合不全率は 1.5％ であった。

（村上雅彦，大塚耕司，五藤 哲，有吉朋丈，山下剛史）

7 リニアステープラーを用いた頸部食道胃管吻合術（三角吻合）

◆ 吻合のための器具

- 自動縫合器：Signia™ ステープリングシステム
  エンドGIA™ トライステープル™ パープル45
- 糸：PDS-II 4-0 45 cm Control Release，Prolene 3-0 90 cm 両端針
- 持針器と鑷子：頸部操作では通常手術で用いているものでよい

◆ 手技

- 三角吻合の一辺に3〜4針の支持糸を全層でかける。
- 自動縫合器は支持糸を三角形の一辺が長くなるように広げて，確実に全層にかかるように支持糸を含めて5 mm 以上の組織をかむ。

▶ 準備

胸部操作が終了後，患者は開脚仰臥位にして頸部は肩枕を入れて過伸展させる。

腹腔鏡下操作は，胃癌手術と同様に5ポートで行う。所定の郭清操作を行った後，左右胃大網動脈と右胃動脈を栄養血管とした胃管を作製するために，大網切離は大網脂肪の量にもよるが，胃大網血管茎からおおよそ2〜4 cm 離れたところを切離する。挙上性をよくするために，胃および十二指腸結腸間膜は十二指腸外縁まで十分に切離している。胃管作製は腹腔内で右胃動脈の最終枝にあたる胃角近辺で自動縫合器を用いた最初の胃切離を行っておく。これにより臍部ポートからの胃の取り出しが容易になる。そののち臍部のポートを4 cm ほどに延長し，摘出臓器とともに胃を体腔外に取り出して，壁内血流を重視して4 cm ほどの大彎側胃管を作製する。切離部の漿膜筋層縫合を必ず行い，ICG による血流チェックを行い，先端まで良好な血流が保たれていることを術中に確認する（図1）。ビニール袋をかぶせて胃管先端に残した糸に固定して腹腔内に戻し，食道裂孔腱中心を必要なだけ開大し，縦隔内に胃管を誘導する。

頸部操作では襟状切開を加え，必要な郭清を行い，食道は左反回神経の左側外側に引き出し，消化管再建を行う。胃管を小彎縫合ラインがやや前壁側にくるように頸部創まで愛護的に挙上する。このとき，麻酔科医と協調して呼吸を止めてもらうことが重要である。少しでも抵抗があれば，温存した場合の右気管支動脈や奇静脈弓切離断端部のクリップなどに引っかかって不慮の出血をきたすことがありうるため，操作はやり直すことが賢明である。

頸部まで挙上した胃管においては吻合口径と血

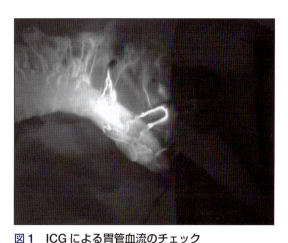

図1　ICG による胃管血流のチェック
左右胃大網動脈のアーケードがつながっていないながらも先端まで血流良好である例。

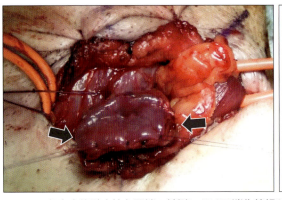
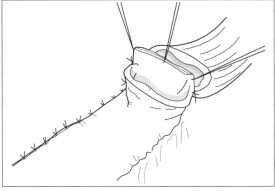

図2 三角吻合後壁支持糸両端の外側における消化管捲れ込み防止吻合
矢印は外側の捲れ込み防止縫合で支持糸ではない。

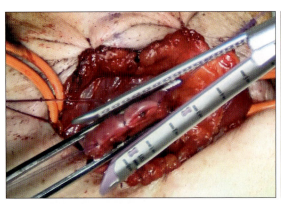
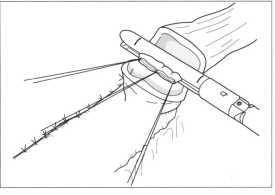

図3 三角吻合後壁の自動縫合器による内翻吻合
助手の鑷子で捲れ部分の咬み込みをさらに防止する。

流を考慮して胃管先端を電気メスで切り落とし，口側食道側でも先の胸腔操作で離断閉鎖された食道断端の自動縫合器ステープルを切り落とし，消化管吻合操作に備える。

▶三角吻合の後壁[1-3]

余裕があれば三角形すべての三辺で消化管吻合を外翻にすることもできるが[4]，通常ではその余裕がないことが多いので後壁は内翻吻合の形式になる。ここではまず三角形後壁予定部に支持糸を吸収糸で内・外・外・内の手順で3～4針を食道全層と胃全層に確実にかける。この支持糸の両端の外側にもう1針ずつ縫合を追加する。これは支持糸として吊り上げるのではなく，結紮したあとその糸は切離する。これによりある程度両端の消化管が捲れる部分の咬み込みを防止することができる（図2）。後壁内翻吻合を自動縫合器で行う。このとき，助手が鑷子を用いて両端の消化管が捲れる部分の咬み込みをさらに防止し，自動縫合器のフォークを閉鎖する（図3）。自動化された自動縫合器を用いれば，圧挫とクリッピングがフィードバック機構により正確に行われ最初の縫合が完了する。

▶三角吻合の前壁の一方（右側）

後壁吻合の両端に今度は外・内・内・外の手順で支持糸をかけて，前壁の支持糸は計7針すべてを先にかけ終わり，三角吻合前壁二辺の外翻吻合に備える。クリップの三重の重なりを避けるために，胃管の小彎切離側の前壁を調節性がよい2回

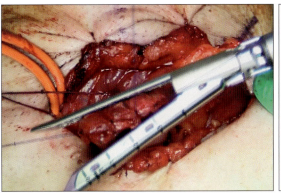

図4 三角吻合前壁の外翻吻合①
残りの支持糸は縫合器の背側に引く。

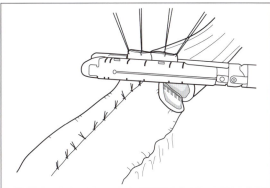

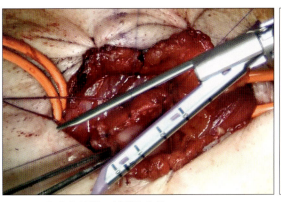

図5 三角吻合前壁の外翻吻合②
正三角形の吻合口ができるように支持糸をできるだけ広げる。

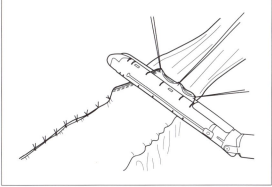

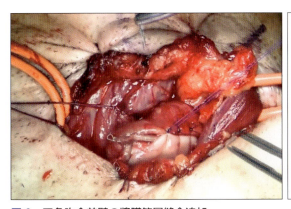

図6 三角吻合前壁の漿膜筋層縫合追加

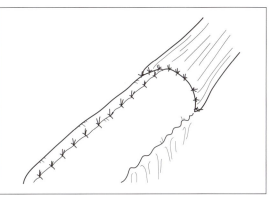

目で行う。7針のうち縫合する側の4針を持ち上げ,残り3針を縫合器の背側に引き下げ,2回目の吻合を行う(図4)。

▶三角吻合の前壁の残り(左側)

最後の一辺では3針の支持糸で自動縫合器による吻合を完成させる(図5)。この支持糸を可能な限り広げて正三角形が形成されるようにする。これが不十分で二等辺三角形になると,吻合部はや

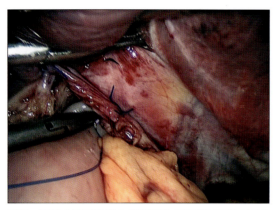

図7　胃管の直線化後の食道裂孔の閉鎖と胃管の固定

や狭くなる可能性がある。またこの自動縫合器で吻合された前壁の2辺は外翻であるため，縦隔に戻したときに肺や気管膜様部などの気道系が強く密接すると瘻孔を形成することが危惧されるので，漿膜筋層縫合を加えて前壁2辺の外翻部を閉鎖する（図6）。吻合操作がすべて終了したところで洗浄して，吻合部を縦隔内に愛護的に戻す。ドレーンの挿入は極めて低い縫合不全率のために，基本的にはそのための挿入は行っていない。最後に腹腔鏡操作に戻り，胃管の直線化を愛護的に行い，食道裂孔ヘルニア防止のためにProlene 3-0などの非吸収糸で開大した食道裂孔部の閉鎖と胃管の固定を3針以上行っている（図7）。

◆ 特徴

　胃管の血流が最もよい端々吻合である。端側吻合は逆流防止機構が期待されるが，胃管先端の血流にやはり心配が残る[5]。リニアステープラーは縫合に直交する方向に対する抗張力が極めて高い。以上をもって極めて縫合不全が少なく，自験例では200例以上で1%以下であった[1]。また内視鏡下外科手術用の自動縫合器は狭い頸部での操作性および視認性がよい。

　少なくとも三角の2辺が外翻であり，形成される瘢痕は内腔に向くことがなく，またナイフ付の自動縫合器では吻合部の瘢痕化する余剰組織が少ないことも合わせて吻合部狭窄も少ない。

◆ この縫合法を用いている理由

　長時間の食道手術の最後の消化管再建が安全かつ簡便に行え，縫合不全が極めて少ないだけではなく，狭窄も自験例で15%以下で程度も軽いことが多い。

◆ コツ

- 支持糸を持つ助手2名は吻合形成予定のラインと自動縫合器のラインを考慮し，また吻合が十分大きくなるような方向に適切な力で引き上げなければならない。
- 自動縫合器で組織をかみこんだときに，支持糸が少なくとも片側のクリッピングの上に位置していることを確認する。
- 助手が持っている支持糸は縫合操作が開始するまでは，最小限の緊張を維持して組織が滑り落ちることを防止しなければならないが，逆に強く引きすぎるとクリップ形成に影響するような過度の緊張になるため注意を要する。
- 最後に吻合部を縦隔に戻したときに，胃管大彎の脂肪組織は気管膜様部側において保護する。

◆ この自動縫合器を用いている理由

　自動縫合器の選択は最も重要である。自動縫合器では組織の圧挫，クリッピングとカッティングにおいて平行閉鎖でフォークが閉鎖され，最初から完全に組織圧挫が行われた後に任意にクリッピングとカッティングが行われるような形式のものが理想的であるが，現在内視鏡外科用の形式で利用可能なものは市販されていない。したがって，現在利用可能な自動縫合器では組織の圧挫とクリッピングが同時に起こるので，その調節が自動化されたものがよい。また，カッターナイフ付きのものでも替え刃交換時にナイフは交換されないものは，繰り返し利用においてクリップの重なりを切離したりすることで，切れ味が極端に悪くなる。そのためカートリッジと同時に交換可能なも

のがよい。

◆ ピットホール

- 自動縫合器の選択を誤ると吻合はうまくできていないので,縫合不全の危険性がかなり増す。
- 時間がかかりすぎると,胃管の先端は静脈還流がよくないためにうっ血する。
- 三角吻合の最後の1辺が短くなると,吻合口は狭くなることがある。

〔文献〕

1) Noshiro H, Urata M, et al: Triangulating stapling technique for esophagogastrostomy after minimally invasive esophagectomy. Surgery. 2013; 154(3): 604-610
2) 能城浩和, 與田幸恵・他:胸部食道癌に対する内視鏡外科手術における自動縫合器を用いた後縦隔経路・頸部食道胃管三角吻合術. 消化器外科. 2015; 38(7): 1017-1024
3) 與田幸恵, 岩﨑寛智, 能城浩和:自動縫合器を用いた頸部食道胃管三角吻合術. 外科. 2016; 78(12): 1270-1273
4) Takemura M, Yoshida K, et al: Modified triangulating stapling technique for esophagogastrostomy after esophagectomy for esophageal cancer. Surg Endosc Surg Endosc. 2013; 27(4): 1249-1253
5) Nakata K, Nagai E, et al: Outcomes of Cervical End-to-Side Triangulating Esophagogastric Anastomosis with Minimally Invasive Esophagectomy. World J Surg. 2015; 39(5): 1099-1104

〈與田幸恵,能城浩和〉

8 リニアステープラーを用いた頸部食道胃管吻合法（Collard 変法）

◆ Collard 変法吻合の特徴

Collard 法による消化管吻合は 1998 年に発表された[1]．その後に細川らにより変法が報告された[2]．当科では 2015 年より狭窄の少ない簡便な吻合手技として頸部における食道-胃管吻合の第一選択で Collard 変法吻合を行っている[3]．

Collard 変法の特徴は以下の通りである．

- 十分な吻合口径が得られて，吻合部狭窄が少ない．
- 手技の定型化が比較的容易で，術者間の手技のばらつきを最小限にできる
- 消化管吻合に要する時間が比較的短い．
- 食道-胃の口径差にも対応しやすい．
- 再建臓器・再建経路を問わず施行可能（当科では結腸再建でも適用している）．
- 吻合部出血の懸念は最小限（内反したステープルラインの吻合部がしっかり確認できるため）．
- リニアステープラーのみ使用（当科ではすでに胸部操作および胃管作製で使用した 3 列および 2 列のリニアステープラーを使用している）．

※消化管内腔の露出時間はやや長い．
※特に胃管血流が良好であるほど，出血量が多くなる．

◆ Collard 変法吻合の手技

実際の吻合手技の手順とポイントを，Step 1～3 の 3 つに分けて以下に示す．どのような吻合法についても言えることであるが，常に次の Step を想定して 1 つひとつの手技の意義を理解することが大切である．

▶ Step 1：吻合部位の決定

残食道・胃管の離断部位を決定して大網を処理する．その後に食道・胃管双方の切離ラインの少し手前に腸鉗子をかけて余剰部分を切り落とす（図1）．

● 手技のポイント
- 図2 のシェーマをイメージして切離ラインを想定することが大切．
- 胃管の切離ラインまでは大網を胃管から外しておくが，壁外血流がどこまでできているのか把握しておくことが大切である．
- 食道および胃管双方の切離ラインの手前に腸鉗子をかけて，それぞれを切り落とす．食道断端は真の口側断端として病理組織検査に提出する．
- このとき断端ギリギリに腸鉗子がかかっていると，次の Step 2 で支持糸がかけにくいので注意する．

▶ Step 2：後壁吻合の 1st ステープリング

支持糸をかけたうえで，食道後壁-胃管後壁大彎寄りで吻合を行う．当科では，この 1st ステープリングで 3 列・45 mm 長のリニアステープラー全長を使用して十分な口径維持に努めている．

● 手技のポイント
- 後壁の 1st ステープリングでは，食道側は後壁，胃管側は後壁大彎寄りで吻合することとなる（図4 のシェーマ参照．次の Step 3 で胃管形成のステープルラインがおよそ 7～8 時方向にくるようにしている）．
- 汚染を最小限とするために腸鉗子をかけたまま支持糸をかける．その後に腸鉗子を外す際には

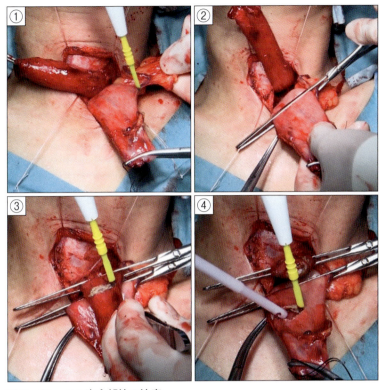

図1 Step 1：吻合部位の決定
残食道・胃管の離断部位を決定して，あらかじめ大網を処理する。その後に食道・胃管双方の切離ラインの少し手前に腸鉗子をかけて余剰部分を切り落とす。

- 吸引が必須である（特に胃管側を離断する際に）。
- 実際のステープリングに際しては支持糸の牽引に加えて，大網などの周囲組織の巻き込みを防ぐために用手的に内側・外側の周囲組織を圧排して吻合野を確保する（図2，3）。
- この際に，ステープラー先端で過度な緊張がかかるようならば，Collard 吻合は避けるべきである。過度な緊張を避けるために，残食道が短い場合にはステープラーを大きく尾側へ傾けて，ステープラー先端を頭側へ向けて吻合することもある。
- 1st ステープリング完了後は，ステープル形成不良や吻合部出血が内腔側より容易に確認できる（図4）。

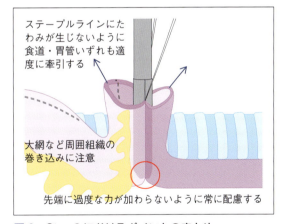

図2 Step 2におけるポイントのまとめ
必ずこの状態を想定して Step 1 で吻合部位・切離ラインを決定することが大切である。

▶ **Step 3：前壁閉鎖の 2nd and 3rd ステープリング**

前壁閉鎖のために支持糸をかけて，2回のステープリングにより吻合を完了する（図5）。2回

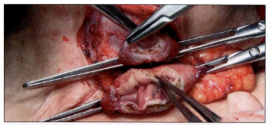
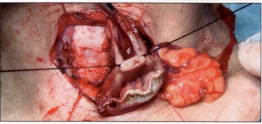
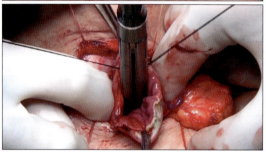

図3　Step 2：後壁吻合 1st ステープリング
腸鉗子をかけたまま支持糸を2針かける。大網などの周囲組織の巻き込みを防ぐために用手的に内側・外側の周囲組織を圧排しながら1stステープリングを行う。当科では45 mm長の三列リニアステープラーの全長を使用している。常にステープラー先端に過度な負荷がかかっていないか配慮することが重要である。

のステープリングが重なり必ずダブル・ステープリングとなるため，ここでは2列のリニアステープラーを使用している。

● **手技のポイント**
- 図4のごとく前壁閉鎖のための支持糸を，定型的には両端（●）2針／中央（■）1針／その間（▲）3針ずつの計9針かけている。
- 口径差が大きくて支持糸が不十分な場合には適宜支持糸を追加する。
- 両端の支持糸については，先のStep 2の支持糸がかかった端の部分を内反させるようにして，支持糸をかけ直す（図4）。
- 通常は胃管側の口径が大きくなるため，胃管側の支持糸のバイトを大きくすることで口径差をある程度是正することができる。結果的に2nd and 3rd ステープリングは全体として緩やかな「V字」型となることが多い。
- 胃管形成の小彎ステープルラインはおよそ7～8時方向となるように配置して，トリプル・ステープリングとなることを避ける。
- なお，Collard原法では，この前壁閉鎖にステープラーを使用せず，手縫いで閉鎖してい

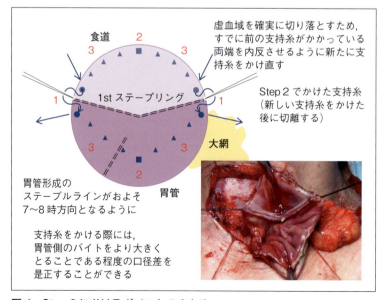

図4　Step 3におけるポイントのまとめ
前壁側の計画的2回閉鎖のために支持糸をかける。通常は，1. 両端（●）・2. 中央（■）の3針に加えて，3. それらの間（▲）に3針ずつで計9針の全層縫合で支持糸とする。

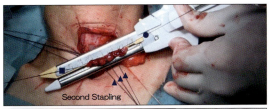
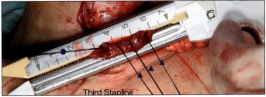

図5 Step 3：前壁閉鎖の 2nd and 3rd ステープリング

先にかけた支持糸（●両端，■中央，▲その間）を牽引しながら，術者側である左側から順に 2nd and 3rd ステープリングで前壁閉鎖を行う．

る．当科でも 1st ステープリングで十分なステープル長が確保できなかった場合には前壁閉鎖を手縫いとすることもある．

● その他のポイント

- **洗浄処置**：消化管内腔の露出がやや目立つ手技であり，当科でも縫合不全を伴わない頸部創感染がやや増加した印象があったため，現在では吻合直後に 200〜300 mL 程度の生理食塩水で洗浄を行っている．
- **大網の気管背側への充填**：当科では Step 1 で胃管から遊離した大網を気管背側に充填しており，頸部と（右）胸腔を分離することで縫合不全が生じた際に膿胸へ進展しないように利用している．
- **吻合部の直線化**：胃管を腹腔側より慎重に牽引して吻合部を含めた再建臓器の直線化を確認する．

◆ Collard 変法のピットホール

この吻合方法で最も問題となるのは，Step 2：1st ステープリングのステープラー先端部分にあたる後壁の縫合不全である．術後早期にこの部分の縫合不全があった場合には，胸骨後経路再建であっても高率で右膿胸を発症して重症化する懸念がある．一般にこの部位は吻合部のなかで最も血流がよい部位であるため，縫合不全発症には物理的な外力が大きく関与している可能性があり，吻合操作時に細心の注意が必要である．

● まとめ

当科で標準的な頸部食道-胃管吻合法として行っている Collard 変法の手技の詳細について解説した．現在では数多くの吻合方法が知られているが，いずれの手技にも長所と短所があるのが実際である．実際の吻合に際してはそれぞれの手技の長所・短所双方を認識することが最も大切である．

〔文献〕

1) Collard JM, Romagnoli R, et al: Terminalized semimechanical side-to-side suture technique for cervical esophagogastrostomy. Ann Thorac Surg 1998; 65(3): 814-817
2) 細川正夫, 上村志臣・他：器械吻合による頸部食道胃吻合. 臨床外科. 2012; 67(12): 1374-1379
3) 大幸宏幸, 藤田武郎：リニアステープラー：Collard 変法の方法と治療成績. 手術. 2016; 70(3): 225-231

（藤原尚志，大幸宏幸）

9 胸腔鏡下胸腔内食道胃管吻合法

　胸部食道癌に対する胸腔鏡下食道切除術は，本邦において急速に普及が進んでいるものの，胸腔鏡下胸腔内食道胃管吻合術は手技の煩雑さから，頸部郭清を必要としない症例でも，食道胃管吻合を頸部で行う施設がほとんどであった。

　一般的に高位胸腔内食道胃管吻合術は，頸部での吻合に比べて縫合不全率は低いことが知られている。現在筆者らは，頸部郭清を必要としないと考えられる胸部下部(腹部)食道癌患者や，食道胃接合部癌患者に対して胸腔鏡下に高位胸腔内食道胃管吻合術を施行している[1]。

　本術式はサーキュラーステープラーと経口アンビルを用いるため比較的手技が簡便であり，これまで頸部吻合がほとんどであった胸腔鏡下食道切除術においては新しい再建法と考えている。本項では当科で施行している胸腔鏡下高位胸腔内食道胃管吻合術の手術手技を概説する。

◆ 適応

　筆者らは頸部郭清を必要としないと考えられる胸部下部(腹部)食道癌や食道胃接合部癌患者を本再建術式の適応としている。また最近ではまず仰臥位で腹腔鏡下胃管作製＋経食道裂孔的下縦隔郭清と，両側頸部郭清＋左頸部からの縦隔鏡下上縦隔郭清を行い，その後腹臥位胸腔鏡下に中縦隔リンパ節郭清＋高位胸腔内食道胃管吻合術を行うアプローチも行っている。この方法は，縦隔鏡下手術の導入時において，体位変換が一度で済むというメリットがある。

◆ 手術手技

▶ 腹腔鏡操作

　まず腹腔鏡下に胃管作製を行う。ポート挿入位置は図1のとおりである。従来の開腹手術操作と同様に，大彎側，小彎側の処理を行い，左胃動脈周囲の郭清，血管処理を施行した後，経裂孔的に下縦隔郭清を施行する。食道胃接合部をリニアステープラーで仮切断すると，上腹部あるいは臍部の径約5cmの小開腹創から胃を体外に引き出すことが可能となるので，体外で横径5cm大の亜全胃管を作製する。食道を仮切断せずに腹腔内でのリニアステープラーを用いた胃管作製も可能

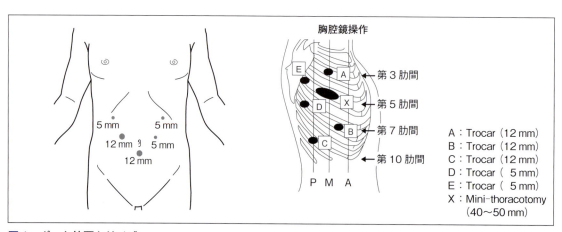

図1　ポート位置とサイズ

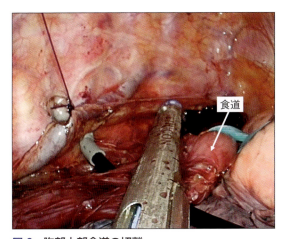

図2　胸部上部食道の切離
リニアステープラーを用いて食道長軸に対し斜めに切離する。

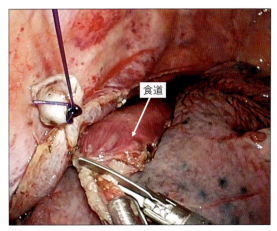

図3　OrVil™ の食道内留置①
食道断端の鋭角の先端に小孔を開ける。

であるが，体外直視下に十分デザインしたうえで胃管を作製することが縫合不全を防ぐために重要と考えている。またインドシアニングリーンを用いた胃管血流評価を行い，吻合至適部位を胃管挙上前に同定しておくとよい。胃管挙上性をよくするために適宜十二指腸の授動（Kocher's maneuver）を加えている。

横隔膜脚は一部切開することで食道裂孔を4横指挿入可能な大きさに広げておき，最後に胃管にビニール袋をかぶせたうえで，胃管先端を経裂孔的に右胸腔内へ挿入しておく。

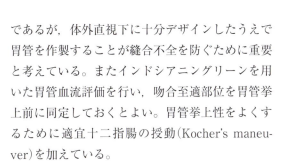

▶ 経口アンビル留置

次に胸腔内操作に移るが，患者体位は左半腹臥位とし，手術台をローテーションすることにより左側臥位手術，腹臥位手術の双方が可能となる。このハイブリッド体位により患者の体格や病変部位に合った体位を選択して手術操作を行うことが可能となっている[2]。ポート挿入位置，皮切位置は図1のとおりである。

胸腔鏡下に胸部食道切除と縦隔郭清が終了したところで胸腔内吻合操作に移る。吻合に際しては切離された胸部上部食道に，経口アンビルデバイスであるOrVil™ EEA 25 mmを用いてアンビルヘッドを留置している。OrVil™ は25 mm径のアンビルヘッドが約170度倒れた状態で約1 m

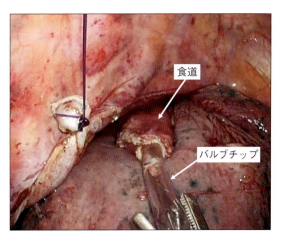

図4　OrVil™ の食道内留置②
食道断端に開けた小孔からバルブチップを引き抜く。

のチューブに糸で固定されている。

食道は胸部上部食道の位置でリニアステープラーを用いてやや斜めに切離している（図2）。次に経口的に経口アンビルをバルブチップの先端のほうから挿入する。食道断端の鋭角の端に小孔を開け，バルブチップを貫通させる（図3）。チューブを胸腔内から体外へ引き抜いていくとアンビルヘッドは口腔内から食道入口部へと進んでいく（図4）。食道入口部を通過するときに抵抗があるときは，一時的に患者の下顎を挙上させるか気管内挿管チューブのカフを抜くとよい。また，経口内視鏡でアンビルヘッドを追っていくようにこれを観察すると安全な挿入が可能である。アンビル

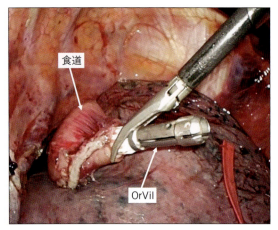

図5　OrVil™ の食道内留置③
OrVil™ 留置完了。

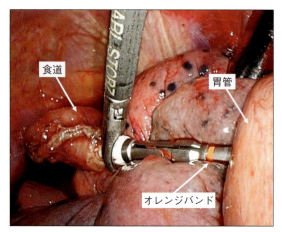

図7　胸腔内吻合操作①
OrVil™ と EEA 25 mm アンビルロッドの接続：アンビルヘッドとロッドの軸を合わせて接続させる。

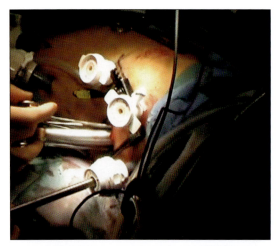

図6　小開胸創よりアンビルロッドを胃管内に挿入する

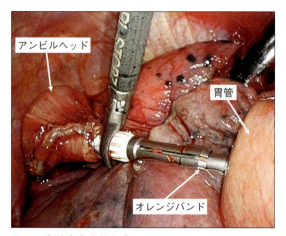

図8　胸腔内吻合操作②
OrVil™ とアンビルロッドの連結が完了するとオレンジバンドが見えなくなり，アンビルヘッドが起き上がる。

ヘッドが食道断端まで留置されたところで固定の糸を切離し，チューブを除去すると経口アンビル留置が完了する（図5）．ある程度手技に慣れれば経口アンビル留置操作は数分で完了する．

▶ 食道胃管吻合操作

把持鉗子を用いてビニール袋をかぶせた胃管を経裂孔的に胸腔内へ引き出す．さらに径4〜5 cmの第5肋間小開胸創から胃管を把持し，胃管先端を切開したうえで EEA 25 mm アンビルロッドを挿入する（図6）．通常の胃管であれば小開胸創から胃管先端が引き出されるので，体外直視下でも

アンビルロッド挿入が可能である．また，胃管の吻合部位はインドシアニングリーンでの血流評価を参考に大彎側の血流のよい部位を選んでいるが，把持鉗子を用いて吻合前に食道断端と胃管を合わせて吻合シミュレーションを行い，胃管吻合部位を決定している．

アンビル把持鉗子やメリーランド鉗子を用いて経口アンビルを把持し，アンビルとロッドを連結させる（図7）．胸壁による鉗子動作制限があるため，時に連結操作が難しいことがあるが，アンビル把持鉗子は軽く把持することを心がけ，アンビルヘッドとロッドの軸を合わせることが重要であ

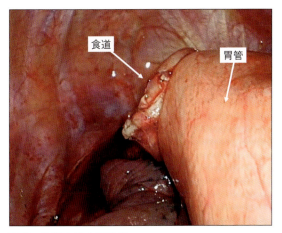

図9 胸腔内吻合操作③
食道胃管端側吻合を通常のサーキュラーステープリング操作で行う。

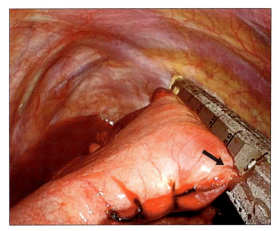

図10 胸腔内吻合操作④
リニアステープラーによる胃管断端の閉鎖：肛側のステープルラインとずれないようにする（→）。

る。アンビルが正しく連結されアンビルヘッドが起き上がることを確認する（図8）。

次に周囲組織の巻き込みがないことを確認して，ロッドを本体に引き込み食道胃管端側吻合を行う（図9）。このときに胃管，食道ともに過度の緊張がかからないように注意する。吻合後，アンビルロッドを挿入した胃管断端は吻合部より約4cm離してリニアステープラーで切離している（図10）。胃管のステープルラインは，気管膜様部や右肺に直接接することで瘻孔形成する可能性が報告されているため埋没縫合するようにしている。最後に大網や胃脾間膜の一部を吻合部周囲に巻きつけるように固定したうえで，逆流防止と吻合部の緊張を取るために胃管先端を縦隔胸膜に数針縫着するようにしている（図11）。

◆ 本術式の特徴とコツ

本術式はサーキュラーステープラーと経口アンビルを用いるため，アンビル留置が容易で開胸手術と同様の操作で吻合が行えること，手縫い操作がなく比較的手技が容易であること，オーバーラップ法のようなリニアステープラーを用いる方法と違い，胸部上部食道のかなり高い位置でも吻合が可能であることなどの長所がある。筆者らは

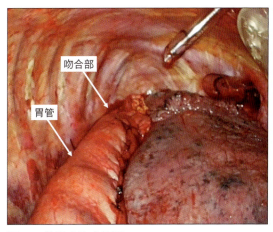

図11 胸腔内吻合終了
食道胃管吻合部は大網を用いて被覆する。残りの大網は縦隔内に充填し，胃管が直線上になるように収める。

食道をやや斜めに切離し，鋭角となった断端にアンビルを留置する hemi-double stapling technique を採用している。これは dog ear が一箇所ですみ，血流の乏しい鋭角の部分は吻合にて打ち抜かれ，血流の良好な鈍角の部位が dog ear となるため，より縫合不全のリスクは軽減されると考えられる。また一連の吻合操作にはベッドローテーションを利用したハイブリッド体位がきわめて有用である。すなわち OrVil™ を用いて経口的にアンビルを挿入するときには患者の顔が横を向いている左側臥位が適しているが，食道胃管吻

合操作においては体位を腹臥位にして行うと右肺の圧排が不要で，良好な視野での吻合が可能である．

　術後吻合部に過度の緊張がかからないように，また胃管がたるみすぎると術後右胸腔に胃管が張り出してしまうので，吻合前にシミュレーションを十分に行い，胃管吻合部位を決定している．

〔文献〕
1) Takeuchi H, Oyama T, et al: Novel thoracoscopic intrathoracic esophagogastric anastomosis technique for patients with esophageal cancer. J Laparoendosc Adv Surg Tech A 22(1): 88-92, 2012
2) Kaburagi T, Takeuchi H, et al: Clinical Utility of Novel Hybrid Position Combining the Left Lateral Decubitus and Prone Positions During Thoracoscopic Esophagectomy. World J Surg 38(2): 410-418, 2014

〈竹内裕也〉

10 腹腔鏡下幽門側胃切除後 B-I 再建法（デルタ吻合）

　腹腔鏡下幽門側胃切除術における再建法として，筆者らは完全体腔内吻合法であるデルタ吻合を考案し，その方法の簡便性および安全性について報告してきた[1-7]。デルタ吻合は，その有用性が認識されるに従い，日本国内はもとより海外でも広がりをみせており，腹腔鏡下幽門側胃切除術における標準的な再建法の1つとなっている[8-11]。

　本項では，そのコンセプトおよび手技の詳細について解説する。

◆ 適応

　腹腔鏡下幽門側胃切除術における再建法の第一選択としている。適応は通常のBillroth-I法と変わりないが，十二指腸の授動（Kocher's maneuver）が必要なほど吻合部に緊張がかかる症例では，十二指腸液の胃・食道への逆流の頻度が高く，またダンピング症候群も起きやすいため，Roux-en Y法またはBillroth-II法を選択している。中等度以上の食道裂孔ヘルニア合併症例も十二指腸液逆流のリスクを考え適応外としている。

◆ 手術手技

▶ 吻合法のコンセプト

● デルタ吻合とは

　胃・十二指腸の後壁にFunctional end-to-end anastomosisのテクニックを応用した吻合法である。リニアステープラーのみを用いて行う吻合法であり，1stステープリングでV字型の吻合口が作製され，最終的な吻合口の形態が三角形となることから「デルタ吻合」と命名した。

● 血流不全の回避

　腹腔鏡手術ではステープラーの挿入角度に制限があるため，胃十二指腸吻合の際そのままでは胃・十二指腸の切離ラインと1stステープリングのステープルラインが平行に近くなってしまう。そのため，あらかじめ可動性の悪い十二指腸は前後壁方向に切離しておき，吻合の際胃は切離ラインを時計方向に，十二指腸は切離ラインを反時計方向にローテートし，後壁同士でステープリングすることで吻合部の血流不全を回避している点がこの吻合法の特徴である。

● One by one technique

　V字吻合を作製するには，胃と十二指腸，2つの腸管を並べてステープラーを挿入する必要があるが，この操作を腹腔鏡下に同時に行うことは容易ではない。また，術者と助手の協調がうまくいかないと腸管に過度な緊張が加わり，思わぬトラブルを招く恐れもある。このことを克服するため，術者と助手が協調し，腸管へのステープラーの挿入を1つずつ行うことはもちろん（one by one technique），後述の操作手順を1つずつ丁寧にこなしていくことが，この吻合操作においてきわめて重要となる。

▶ 体位，トロッカー位置（図1）

　開脚仰臥位，頭高位。上腹部に計5個のトロッカーを留置する。術者は患者右側，助手は左側，スコピストは脚間に位置する。ステープラーはすべて助手左手のトロッカーから挿入する。ステー

動画 1-10
腹腔鏡下幽門側胃切除後B-I再建法（デルタ吻合）

プラーを体内で自由に扱うには対象臓器から十分な距離が必要なため，助手左手のトロッカーは体格に応じて上下させるが，臍とほぼ同じ高さになることが多い。

▶ 吻合の準備
● 十二指腸の切離（図2）
No. 6郭清後に，十二指腸を前後壁方向に切離する。術者が左手で幽門輪近傍の胃の前壁を，右手で後壁を把持挙上し，助手がステープラーを十二指腸球部後壁から前壁に通しファイア，切離する。

● 胃の切離
No. 1, 3郭清後に胃の切離予定線をピオクタニンでマーキングし，通常の大彎から小彎に向けた切離を行う。

● 吻合距離の確認（図3）
吻合に先立って，胃と十二指腸の切離断端を重ね合わせるように牽引し，胃と十二指腸の距離が吻合に十分か確認しておく（デルタチェック）。胃と膵臓や大網の癒着，十二指腸球部周囲の癒着は，吻合操作の妨げになる可能性があるので，この段階で剝離し緊張がかからないようにしておく。十二指腸は最終的に2cm程度フリーの状態としておく。

▶ 吻合操作
● 胃・十二指腸に小孔を作製
胃の大彎側切離断端を1.5cm程度切除して小孔を作製し，胃内容を吸引する。次に，十二指腸後壁側断端を切除し（ステープルラインの1/3程度）小孔を作製し，十二指腸内容を吸引する。そ

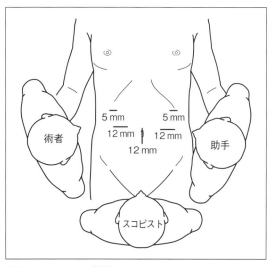

図1 トロッカー位置
上腹部に計5個のトロッカーを留置。ステープラーはすべて患者左下のトロッカーから挿入する。

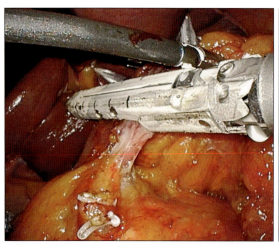

図2 十二指腸の切離
十二指腸の後壁から前壁に向けてステープラーを挿入し切離。

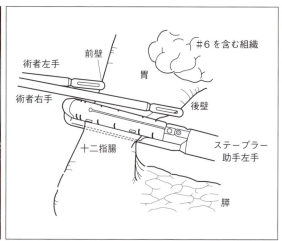

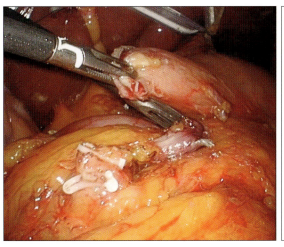
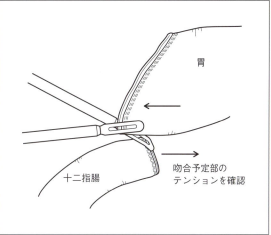

図3 吻合距離の確認（デルタチェック）
胃と十二指腸間に過大な緊張がないかを確認する。

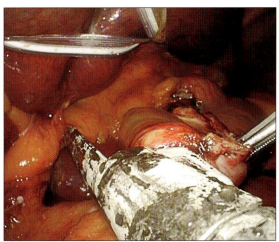
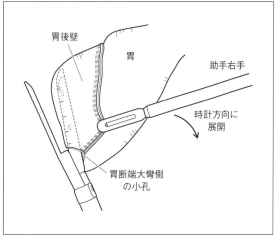

図4 胃断端のローテート
術者が胃切離断端を時計回りにローテートし，助手右手鉗子で断端を把持する。ステープラーを持つ左手と右手の位置関係を変えないように胃を吻合予定部まで移動させる。

れぞれ小孔を作製する際は，助手の鉗子で胃または十二指腸を大きく把持し，腸管内容の流出を防止するように努める。また，胃または十二指腸の長さを保つため，できるだけステープルラインのみを切除するようにする。

● **胃へのステープラー挿入と胃断端のローテート（図4）**

術者の両手の鉗子で胃壁を誘導し，助手左手トロッカーより挿入したステープラーのカートリッジフォーク（45 mm 長）を胃にあけた小孔に挿入する。その後，術者が胃切離断端を時計回りにローテートし，助手右手鉗子で断端を把持し，ステープラーを持つ左手と右手の位置関係を変えないように胃を吻合予定部まで移動させて，次の吻合操作に備える。

● **十二指腸へのステープラー挿入（図5）**

術者が両手の鉗子を用いて十二指腸の小孔をステープラーのアンビルフォークにかぶせていく。

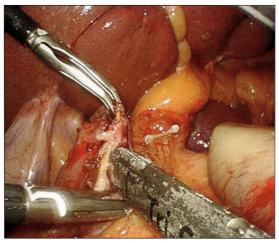
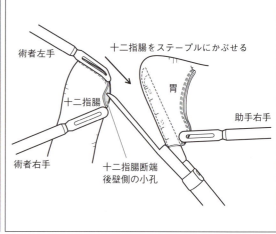

図5 十二指腸へのステープラー挿入
術者が両手で十二指腸をステープラーにかぶせる。

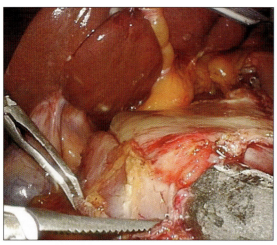
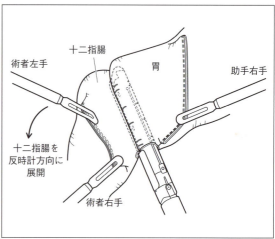

図6 V字吻合の形成
胃と十二指腸の後壁がともに広くなるように調整し,ファイアする。

ステープラーを十二指腸に挿入するのではなく,十二指腸をステープラーにかぶせるようにするのがポイントである。

● V字吻合の形成（図6,7）

　十二指腸の小彎側の壁を広く確保するように,術者が左手鉗子で十二指腸の断端を手前に引き,胃・十二指腸の互いの後壁を合わせてステープラーを閉鎖し,ファイアする。V字型の吻合口が形成される。ステープラーはすぐに引き抜かずに,術者は腸管内容を吸引するとともに,ステープルの形成と止血を確認する。ステープルラインからのoozingに対しては,ガーゼ圧迫などで止血する。

● ステープラー挿入孔の閉鎖（図8,9）

　ステープラー挿入孔を,V字を広げるようにして閉鎖する。ヘルニアステープラーを用いてあるいは2-3針の縫合で仮閉鎖した後に,術者がその両端を把持して腹側へ牽引した状態で,助手がリニアステープラーを挿入する。術者が把持している組織を,リニアステープラーの軸に合わせるよ

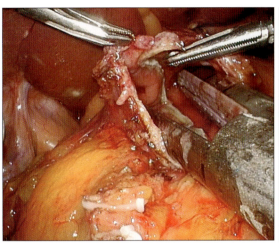 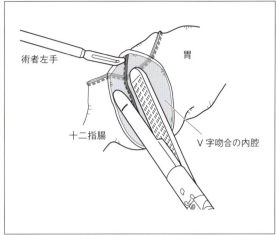

図7 V字吻合内腔の確認
ステープラーはファイア後すぐに引き抜かず,ステープラーを開いた状態で吻合部内腔を確認する。

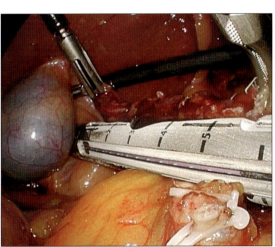 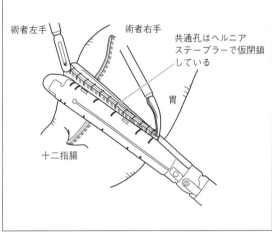

図8 挿入孔の閉鎖
術者の両手で挿入孔仮閉鎖部の両端を腹側に牽引し,ステープラーで挿入孔を閉鎖する。

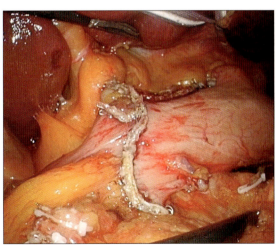 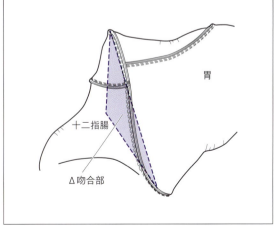

図9 デルタ吻合の完成

うに調整し，仮閉鎖部の直下でファイアし挿入孔を閉鎖する（45 mm 長 2 回あるいは 60 mm 長 1 回）．挿入孔閉鎖時に切除された胃と十二指腸の壁が全層にわたって切り取られているかを体外で確認し，吻合完成とする．

◆ 成績

当院では 2011 年 4 月よりこの術式を開始し，2017 年 7 月までに 320 例に施行した．1 例のみ吻合操作の際に十二指腸壁をアンビルフォークで損傷し，体腔内 Billroth-II 法に切り替えた症例を経験したが，それ以外の症例では全例問題なく施行可能であった．

Clavien-Dindo 分類 Grade II 以上の吻合に関する術後合併症は 6 例（1.9％）に認められ，そのうちドレナージを要した縫合不全が 3 例，吻合部からの出血が 1 例であった．吻合部狭窄は 1 例も経験していない．

● おわりに

腹腔鏡下幽門側胃切除術における体腔内 Billroth-I 器械吻合（デルタ吻合）の手技を解説した．デルタ吻合は簡便かつ安全な吻合法と考える．

〔文献〕

1) Kanaya S, Gomi T, et al: Delta-shaped anastomosis in totally laparoscopic Billroth I gastrectomy: new technique of intraabdominal gastroduodenostomy. J Am Coll Surg. 2002; 195(2): 284-287
2) 金谷誠一郎，五味 隆・他：デルタ吻合-腹腔鏡下幽門側胃切除における体内 Billroth-I 器械吻合法．臨床外科．2005；60(10)：1239-1244
3) Kanaya S, Kawamura Y, et al: The delta-shaped anastomosis in laparoscopic distal gastrectomy: analysis of the initial 100 consecutive procedures of intracorporeal gastroduodenostomy. Gastric Cancer. 2011; 14(4): 365-371
4) Hosogi H, Kanaya S: Intracorporeal anastomosis in laparoscopic gastric cancer surgery. J Gastic Cancer. 2012; 12(3): 133-139
5) 金谷誠一郎：胃悪性腫瘍に対する手術術式―腹腔鏡下幽門側胃切除術（早期胃癌）．胃外科・術後障害研究会（編）：胃外科のすべて．メジカルビュー社，188-195，2014
6) 赤川進，金谷誠一郎：腹腔鏡下幽門側胃切除術；郭清のコンセプトと手術手技．消化器外科．2015；38(4)：479-486
7) 川田洋憲，金谷誠一郎・他：腹腔鏡下幽門側胃切除術における安全な体腔内吻合の工夫：B-I 再建（デルタ吻合）．手術．2016；70(13)：17-22
8) Kim MG, Kawada H, et al: A totally laparoscopic distal gastrectomy with gastroduodenostomy (TLDG) for improvement of the early surgical outcomes in high BMI patients. Surg Endosc. 2011; 25(4): 1076-1082
9) Zhang J: Delta-shaped anastomosis in totally laparoscopic D2 radical distal gastrectomy. Chin J Cancer Res, 2013; 25(4): 463-464
10) Kim DG, Choi YY, et al: Comparing the short-term outcomes of totally intracorporeal gastroduodenostomy with extracorporeal gastroduodenostomy after laparoscopic distal gastrectomy for gastric cancer: a single surgeon's experience and a rapid systematic review with meta-analysis. Surg Endosc, 2013; 27(9): 3153-3161
11) Lee HH, Song KY, et al: Delta shaped anastomosis, a good substitute for conventional Billroth I technique with comparable long-term functional outcome in totally laparoscopic distal gastrectomy. Surg Endosc, 2015; 29(9): 2545-2552

（赤川 進，金谷誠一郎）

11 腹腔鏡下幽門側胃切除後のR-Y再建法

　幽門側胃切除後の再建法は，本邦において以前よりBillroth法とRoux-en Y（R-Y）法が主に行なわれてきた．どちらがよりよい再建法であるかの結論はいまだ出ていない[1]．近年では腹腔鏡手術が広く行われるようになり，また高齢者や肥満症例の手術が増加しているなどの患者背景も変化しており，症例に応じた再建法の選択が重要であると思われる．本項ではR-Y法の手術手技について詳述する．

◆ 手技

▶ ポート配置

　臍部にカメラポート，右季肋部に5 mmポート1本，左季肋部・左右中腹部にそれぞれ12 mmポートを挿入している．また，再建時には患者右側に術者が，左側に助手が立つ．

▶ 十二指腸の切離

　十二指腸は右下腹部12 mmポートより挿入した自動縫合器を用いて大彎から小彎方向に向かって切離する．十二指腸断端は切離ラインへ直接圧がかからないように内反するイメージで，3-0モノフィラメント糸を用いて5針埋没縫合をする（図1）．術後のCTではこの埋没部が腸重積のように視認される．

▶ 胃の切離

　当科では，術前に口側陰性生検部位にマーキングクリップを付けており，全例術中内視鏡にて切離ラインの確認をしている．基本的に左下腹部の12 mmポートから挿入した自動縫合器で胃大彎側から切離するが，病変に応じて小彎側から切離することもある．いずれの場合も切離予定線を入念にデザインすることが重要であり，縫合器は胃壁に垂直に挿入し，切離する（図2）．

▶ 挙上空腸の作製と空腸空腸吻合

　当科では，体腔内で腸管の長さを正確に計測するために，鉗子の先端から10 cmの部位に目印をつける工夫をしている．胃の切離終了後，Treitz靱帯から20 cm肛門側の空腸を助手が両手の鉗子で把持し，術者が右下12 mmポートより自動縫合器を挿入し空腸を切離する．

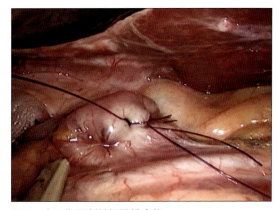

図1　十二指腸断端埋没縫合後

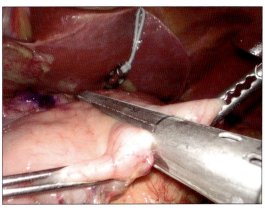

図2　胃切離時

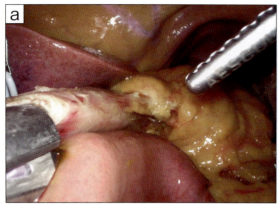 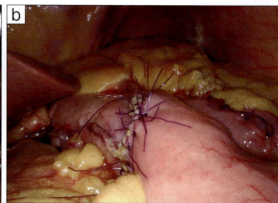

図3　胃空腸吻合
a：ステープラー挿入時，b：挿入孔閉鎖時。

切離断端口側を助手が把持しておき，術者は空腸を誘導し切離断端肛門側より40 cmの部位を空腸空腸（Y脚）吻合部と定める。同部位に助手が把持しておいた口側腸管を漿膜筋層縫合で2針仮固定し，実際の吻合に備える。この操作では，口側・肛門側の誤認を最も避けるべきであり，マーキングを行うなどの工夫が必要である。

臍の創部を3.5〜4.0 cmに延長し小開腹を行い，標本の摘出と同時にY脚吻合予定部を体外へ誘導する。直視下に電気メスで全層に小孔を開け，自動縫合器を挿入し側側吻合する。内腔の止血を確認後，挿入孔は4-0吸収糸にて全層の一層連続縫合を行い閉鎖する。

▶ 小腸間膜間隙の閉鎖

空腸空腸吻合により生じた小腸間膜の間隙は，内ヘルニア予防目的に4-0非吸収糸の連続縫合で閉鎖する。

▶ 胃空腸吻合

胃空腸吻合に先立ち，体外操作で挙上空腸の断端より約6 cm肛門側の腸間膜対側に電気メスで全層に小孔を開ける。小孔の左右を4-0吸収糸で2針全層縫合し，粘膜のずれを防止するとともに吻合の際の牽引糸とする。この段階で吻合時に使用するステープラーを仮挿入しておくと，体腔内でのステープラーの挿入が容易となる。腸管を腹腔内に戻し，再度気腹する。残胃大彎側断端のステープルラインを切離し小孔を開け，全層で1針縫合する。これも吻合時の牽引糸として使用する。

右下腹部の12 mmポートよりリニアステープラーを挿入する。まず空腸にカートリッジ側を挿入後，残胃側へアンビルフォークを挿入する。胃空腸の挿入孔がずれないように，牽引糸を把持して微調整しながら挙上空腸と残胃後壁の吻合を行う（図3a）。吻合後，挿入孔より内腔の止血を確認する。挿入孔は4-0吸収糸にて全層の連続縫合を行い閉鎖し，適宜補強目的に漿膜筋層に結節縫合を加えている（図3b）。

▶ 間隙の閉鎖

Petersen's hernia予防のために挙上空腸間膜と横行結腸間膜を腹腔鏡下に非吸収糸を用いて連続縫合を行う（図4）。最後に屈曲などによる通過障害予防のため，挙上空腸を結腸間膜に2針固定してR-Y再建は終了となる。

◆ ピットホール

R-Y再建後の十二指腸断端の縫合不全と内ヘルニアの発生には注意が必要である。十二指腸断端の縫合不全は強力な消化酵素により重篤な合併症に発展するため，当院では必ず4針ほど埋没縫

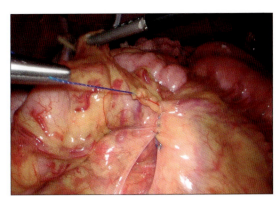

図4 Petersen 孔閉鎖時

合を追加することで、ステープルラインを確実に埋め込み、十二指腸の蠕動により発生する圧により断端の縫合不全を予防している。

R-Y 再建後は Petersen 孔や小腸間膜の間隙などを形成し、内ヘルニアの原因となる。これらは腹腔鏡/開腹、結腸前/結腸後経路などいずれにおいても起こりうる。当院では非吸収糸にてこれらの間隙を確実に閉鎖するようにしている。

また腸管のねじれによる通過障害、それに伴う嘔吐や経口摂取不良といった問題にもしばしば遭遇する。挙上空腸を2針結腸間膜に固定することで、食事のスムーズな流れを補助している。

〔文献〕
1) 第100回日本外科学会コンセンサスミーティング:幽門側胃切除後の再建術式. 外科. 2000;62:864-867
2) Nunobe S, Okaro A, et al: Billroth 1 versus Roux-en-Y reconstructions; a quality-of-life survey at 5 years. Int J Clin Oncol. 2007; 12(6): 433-439

(平山佳愛)

12 腹腔鏡下胃全摘術　リニアステープラーを用いた方法（Overlap 法）

◆ 特徴

- リニアステープラーは 35 mm または 30 mm 長のカートリッジを用いる。
- 挿入孔を体腔内で Barbed suture を用いて連続一層縫合で閉鎖する。

◆ 吻合までの準備

腹腔鏡下胃全摘後 Roux-en Y 再建における食道空腸吻合は，再建のクライマックスといえる。安全で確実な食道空腸 Overlap 吻合を行うためには，その準備が非常に重要である。

▶ 準備 1

食道断端の背側または左側にリニアステープラーを挿入するスペースを十分に確保すること，すなわち食道周囲の剝離を十分に行っておくこと。縦隔内で Overlap 吻合を余儀なくされる場合，難易度は高くなるため，横隔膜脚を一部切開するか，腱中心を縦に切り込み，スペースを確保する。

▶ 準備 2

挙上空腸の挙上性を十分に確保する。筆者らは犠牲腸管を作製して挙上性を十分に確保している。結腸前経路で挙上するが，肥満症例の場合は結腸後経路にして挙上距離を獲得する。辺縁動脈や空腸動脈枝を腹腔内で切離処理することは不用意な出血を起こすこともあり，できる限り回避している。

◆ ステープリングのコツ

ステープリングは患者右側から，患者右下のポートから術者自身の右手で操作する。挙上空腸側にアンビルフォークを挿入して，食道断端の小孔に経鼻胃管をガイドにして，カートリッジサイトを挿入する。縦隔内吻合の場合は，食道小孔縁に全層にかけた支持糸を牽引すると挿入しやすくなる（図 1）。35 mm や 30 mm 長のカートリッジは挿入の取り回しが容易である。

◆ 体腔内での連続一層縫合閉鎖

ステープル挿入孔は患者左側から右側に向かって縫合閉鎖する。術者からは奥から手前に連続縫合する。

▶ 縫合のコツ 1

縫いはじめはループのあそびがあるため，縫合

動画 1-12
腹腔鏡下胃全摘術　リニアステープラーを用いた方法（Overlap 法）

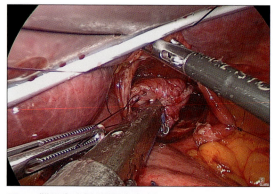

図 1　難易度症例（縦隔内吻合）
左右の横隔膜脚に支持糸をかけて経皮的に牽引し裂孔を開大し，食道断端の支持糸を牽引しつつカートリッジを挿入する。

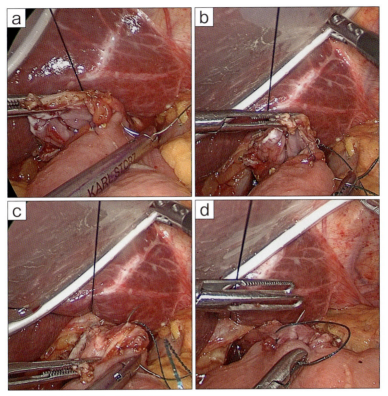

図2 挿入孔の連続一層縫合閉鎖
a：縫いはじめ。Barbed suture のループを意識して、十分に距離をとって縫い始める。
b：空腸側の運針。漿膜筋層にしっかり運針し、粘膜の外翻を防ぐ。
c：食道側の運針。粘膜をわずかにかけ、漿膜筋層にしっかり運針する。
d：縫い終わり。

縁から数 mm 離れたところから縫合を開始する（図 2a）。

▶運針のコツ 1

漿膜筋層をしっかりと運針し、粘膜はわずかに運針し、粘膜の外翻を防止する（図 2b, c）。

▶運針のコツ 2

縫い終わりは縫合縁を超えて数針かける（Overrun する）、または、数針戻る（Back suture する）、あるいはその両方を行い、Barbed suture のゆるみを防止する（図 2d）。

◆Overlap へのこだわり

食道断端の長さを問わず、Overlap 吻合はオールマイティな食道空腸吻合といえる。しかしながら、Overlap 吻合には体腔内縫合技術が必須である。日頃から内視鏡下縫合結紮手技に慣れ親しんでおくことが、合併症ゼロの Overlap 吻合を完遂するための最大の近道となる。

（稲木紀幸）

13 腹腔鏡下胃全摘術　リニアステープラーを用いた再建(FEEA法)

当科では腹腔鏡下胃全摘術後のRoux-en-Y再建において，リニアステープラーを用いた体腔内吻合を行っている．リニアステープラーの利点としては，良好な視認性，通常ポートからの挿入が可能であること，腸管径に依存しない吻合径が得られることなどがあげられ，吻合部狭窄や創部感染の軽減にも寄与すると考えられる．

一方で体腔内吻合は操作性の制限があり，一定の技量とコツを要すが，手技を定型化し，助手と協調することにより安全・確実に再現性の高い吻合を行うことが可能となる．吻合が縦隔内となるような比較的高位の場合にはOverlap法を行うが，腹腔内で施行可能な場合は機能的端々吻合（FEEA法）を第1選択としている．今回は当科で行なっているFEEA法について，ポイントやコツを踏まえながら手技の概要を述べる．

◆ 準備器具

- 体腔内用リニアステープラー（45 mm，60 mmカートリッジ1個ずつ）
- 縫合糸：3-0 モノクリル®，3-0 プロリン®
- 胃管
- ピオクタニン（マーキング用）

◆ 体位とセッティング

体位は開脚仰臥位で，右上肢は体幹に沿わせる．12度程度の頭高位とする．術者は患者右側，助手は患者左側，スコピストは脚間に立つ．ポート配置は，図1に示すとおり，臍部にカメラポートを挿入し，左右上腹部に4ケ所のポートを挿入する．リニアステープラーは右下ポートから挿入するため，同部位は必ず12 mmポートにする必要がある．

◆ 手技の実際

▶ 食道周囲の剝離，離断

食道周囲を剝離する際，食道横隔間膜を切離すると腹部食道が縦隔内に吊り上がり，後の吻合操作が難しくなる．また食道裂孔ヘルニアの原因にもなり得るため，食道横隔間膜は極力温存するように努め，切離は吻合に支障のない程度に必要最小

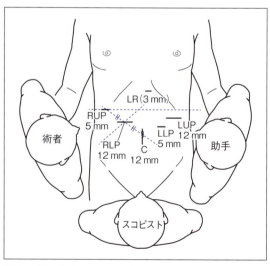

図1　ポートセッティング
臍部にカメラポート（C）を挿入し，左右上腹部に4ヶ所のポートを挿入する．ステープラーはRLPより挿入し，術者が操作する．
Camera：C, Right upper port：RUP, Right lower port：RLP, Left upper port：LUP, Left lower port：LLP, Liver retractor：LR

動画 1-13
腹腔鏡下胃全摘術
リニアステープラーを用いた再建（FEEA法）

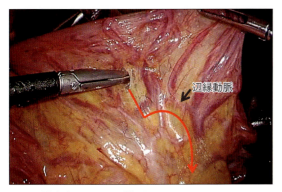

図2 挙上空腸の腸間膜処理
辺縁動脈まで腸管に垂直に切開し，辺縁動脈を切離後，辺縁動脈に沿って腸間膜を切離する。

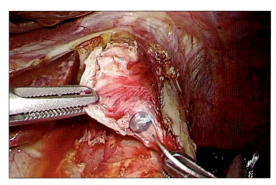

図3 食道断端小孔への支持系のかけ方
胃管をガイドに全層に支持糸をかける。

限に留めたほうがよい。ただし，高位吻合が必要な場合には術野を確保するために，左横隔膜脚切開，横隔膜縦切開を追加する場合もある。

食道切離は術者が右下ポートから60 mmのリニアステープラーを挿入し，腹部食道を水平方向，かつ腸管長軸に対し直角に切離する。

▶ 挙上空腸の作製

Treitz靱帯から20〜25 cm肛門側の空腸にマーキングをする。腸間膜を辺縁動脈まで腸管に垂直に切開し，辺縁動脈を切離後，辺縁動脈に沿って腸間膜を切離する（図2）。空腸を腸間膜-腸間膜対側方向にリニアステープラーで切離する。結腸前または結腸後経路で挙上空腸を吻合部まで持ち上げ，過度な緊張なく届くことを確認する。

腹腔内の吻合であれば通常，空腸枝は切離せずに食道裂孔部まで挙上可能だが，必要に応じて空腸枝を1〜2本切離し，挙上空腸を延長する。

▶ 体腔内食道空腸吻合

食道切離断端左端に1 cm程の小孔を開ける。リニアステープラーの粘膜下誤挿入の予防と挿入時の把持目的で，小孔の前壁および後壁に1針ずつ全層で支持糸をかける。この際，確実に全層に支持糸をかけるため胃管をガイドに用いている（図3）。

次いで挙上空腸断端の腸間膜対側に1 cmほどの小孔を開ける。術者が右下ポートから45 mmのリニアステープラーを挿入する。同部位から挿入することにより，術者が主導的にステープラーを操作でき，またステープラーの先端で挙上空腸を損傷するリスクを軽減できる。

1stステープリングの際，ステープラーの特徴を理解し，挿入方向を決定するとよい。Signia™またはエンドGIA™では，クランプの際アンビルフォーク側が引き込まれるが，ECHELON FLEX®やエンドカッター®では，カートリッジフォーク側が引き込まれる。

前述のとおり食道は縦隔内に吊り上りやすいため，1stステープリングの際，引き込む側のフォークを食道に挿入したほうが食道と空腸に段差を生じにくい。まず挙上空腸に片側のフォークを挿入し，挙上空腸からフォークが脱落しないように助手の左手で挙上空腸断端を把持し，食道断端まで助手と協調しながら移動する。食道断端にかけておいた支持糸を把持し，もう片方のフォークを胃管ガイド下に食道に挿入する。食道左側と挙上空腸腸間膜対側を合わせ，食道と挙上空腸の段差がないこと，胃管の嚙み込みがないことを確認しファイアする（図4）。

内腔を確認し，全層で縫合されていること，出血がないことを確認する。V字を広げる形で共通孔を3-0モノクリル3〜4針を用いて全層で仮閉鎖する。この際，食道断端と挙上空腸断端のス

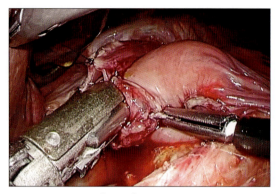

図4　1stステープリング
食道左側と挙上空腸間膜対側を合わせ，食道と挙上空腸の段差がないこと，胃管の嚙み込みがないことを確認しファイアする．

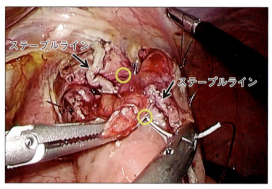

図5　共通孔の仮閉鎖
食道断端と挙上空腸断端のステープルラインは重ならないように少しずらし仮閉鎖する．○の部位に支持糸をかけるとよい．

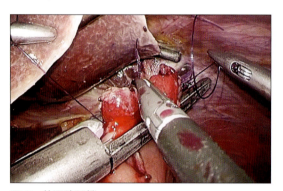

図6　共通孔閉鎖
支持糸を吊り上げ，全周性にステープルがかかっていることを確認後ファイアする．

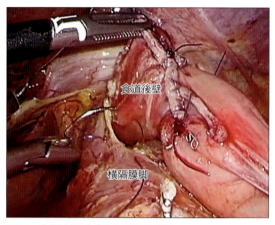

図7　食道空腸吻合部周囲の固定
非吸収糸で左右横隔膜脚と腹部食道後壁を縫合する．さらに10時，2時方向など，全周性に非吸収糸で縫合固定する．

テープルラインは重ならないように少しずらす（図5）．

　2ndステープルの前に術者，助手で仮閉鎖の支持糸を挙上し，術野を展開したのち右下ポートから挿入した通常の鉗子でステープルの方向を確認するシミュレーションを行うことが重要である．

　シミュレーション後右下ポートから60 mmのリニアステープラーを挿入し，共通孔にかけた縫合糸を支持糸として吊り上げ，リニアステープラーとの軸，角度を合わせる．支持糸をまたぐようにフォークを挿入し，フォーク間に共通孔を滑り込ませ，全周性にステープルがかかっていることを確認後ファイアする（図6）．切り取った断端を体外に取り出し，全周，全層でステープラーがかかっていることを確認する．脆弱部があれば縫合し補強する．

▶空腸空腸吻合

　食道空腸吻合部から約45 cm肛門側の空腸でY脚を作製する．

▶食道空腸吻合部の固定

　術後亜急性期に食道空腸吻合部が縦隔内にずり上がり，挙上空腸が屈曲，捻れることにより，食道裂孔部周囲で通過障害をきたすことがあるため，食道空腸吻合部周囲の固定を必ず行うように

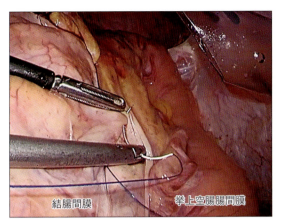

図8 Petersen's defect の閉鎖
非吸収糸で縫合閉鎖する。

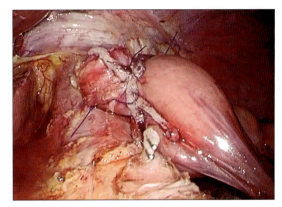

図9 食道空腸吻合（FEEA 法）完成図

している。

　まず非吸収糸（3-0プロリン）で左右横隔膜脚と腹部食道後壁を縫合する。さらに食道裂孔と腹部食道および挙上空腸の間に隙間ができないよう10時，2時方向など全周性に非吸収糸で縫合固定する（図7）。

▶ 腸間膜欠損部の閉鎖

　Petersen's defect，空腸空腸間隙を非吸収糸（3-0プロリン）にて縫合閉鎖し，内ヘルニアを予防する（図8，9）。

● おわりに

　腹腔鏡下胃全摘術後食道空腸 FEEA 法における術中偶発症や術後合併症を，ゼロにするための様々な工夫やコツを示した。術者と助手が共通認識を持ち，協調して行うことが必要不可欠である。

（後藤　愛，中内雅也，須田康一，稲葉一樹，宇山一朗）

14 腹腔鏡下胃全摘術　サーキュラーステープラーを用いた食道空腸吻合再建法（手縫いまつり縫い法）

胃全摘後の再建時に，アンビルを腹腔内から食道に挿入する方法は，通常の開腹手術ですでによく実践されている方法であり，それらを腹腔鏡下に行う方法は，開腹手術に慣れた術者においてはあまり違和感のない方法である。しかし，それゆえに腹腔鏡下ならではの困難感があり，それを克服することで安全に施行できる術式と考えられる。

◆ 吻合のための器具

- 糸：2-0 プロリン
- 持針器
- エンドループ

◆ 手技

▶ トロッカーポジション

通常の腹腔鏡下幽門側胃切除術（LDG）と同じ操作ポートで，逆台形型の6ポートの配置である。カメラポートは臍部に配置する。ただし，肥満症例およびビヤ樽体型の場合は，鉗子が有効に届くように，右側のトロッカーをやや正中よりに配置する。術者の右手（12 mm ポート）は，左手の5 mm ポートとカメラポートを結んだほぼライン上になるように配置する。術野の確保，特に肝臓の圧排には，筆者らは Nathanson liver rettractor を使用し，術中少しずつ配置を変更し，安定した食道周囲の視野を確保している。

▶ 食道切離

食道筋層を極力露出させないように，被覆している膜を温存するように留意する。脱着型のクリップをかけて切離する。切離ラインに合わせて，2本の脱着型鉗子を装着し，電気メスもしくは LCS で食道を切離する。切離の際に，胃管チューブを鼻から約30 cm まで浅く抜いておき，吻合部にかからないようにする。

▶ アンビルの腹腔内挿入

胃全摘が完了したのち，臍部のカメラポート創を延長し切除胃を回収する。回収においては3 cm の皮膚切開で十分である。進行癌はビニールバッグを使用し回収しているが，早期胃癌においては，wound retractor を使用しており丁寧に引き出せば，バッグの使用は省略できる。再建において，アンビルを留置するため小切開創からアンビルを挿入する。このとき小切開を通すことでブラインド操作になるが，迷入しないように鉗子を用いて左横隔膜下のスペースに留置する。このときにアンビルシャフトの根元に絹糸を結び，再建時のアンビルを把持する際のスリップ防止として使用する。手袋の指先を切り，カメラポートを挿入固定し，その手袋を wound retractor に巻き込み気腹を維持する。巻き込む際にガーゼを創に埋め込んで，ポート挿入創を小さくする工夫もしている。

▶ 食道断端のかがり縫い（図1）

次に食道断端に 2-0 プロリン糸 95 cm を用いてかがり縫いを行う。プロリン糸の針の対側の糸を把持して体内へ挿入し，糸が絡まらないように，左上腹部のトロカールを経由し体外へ誘導する。食道左側（足方向からみて3時）から外・内・外に全層で糸をかけ，以後，内外に前壁をいわゆるフォアハンドで反時計回りに前壁を4針かけ，

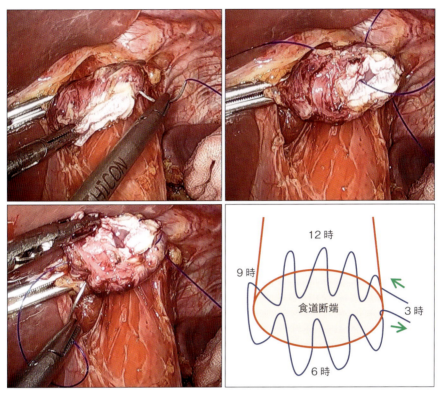

図1 食道断端のかがり縫い
2-0プロリンを食道断端3時方向からかけ，前壁4針，9時から3時へ後壁4針，かがり縫いを行う。

食道右側壁（9時）を外・内に通す。後壁も4針かけて9時から3時へ戻る。全周性に針糸がかけられれば，3時方向9時方向を内腔から開大し，アンビルを挿入しやすくなる。食道壁に針を通し，右鉗子で針先を把持してそのままの角度で引き抜くが，針が抜けきらないところで，再び持針器で把持すると角度が大きく変わらず安定した場所で把持することが可能である。この手技はドライボックスを使用してのトレーニングで十分習得可能であり，また腹腔鏡下鼠径ヘルニア修復術の際の腹膜縫合などでも何度も使用されるテクニックである。全周性に針糸がかけられれば，3時方向9時方向を内腔から開大することで，アンビルを挿入しやすくなる。

▶アンビルの食道への挿入固定（図2）

アンビルの把持にどの鉗子を用いるか，議論の余地があるが，筆者らはまず，術者の鉗子と助手の鉗子で9時方向と3時方向に開き，2点支持で開大する。絹糸で結紮（スリップ防止用）したアンビルシャフトの根本をドベーキー鉗子で把持する。アンビルシャフトを立てると先端の受け皿は水平になる。術者の左手，助手の右手で3時9時方向に食道壁を全層に鉗子で把持して，水平になった受け皿（アンビル）を挿入する。アンビルヘッドの半分が入れば，そのままシャフトを水平に倒し，アンビルヘッドを食道内部で立てる。プロリン糸を引きそのまま結紮する。エンドループによる二重結紮を実施する。

ループを通した鉗子で結紮した糸を把持して安定させる。プロリン糸の結紮点の向こうでエンドループを落とし，締め付ける。この目的は緩みの補強のほかに，断端部の余分なところを縫縮する意味がある。

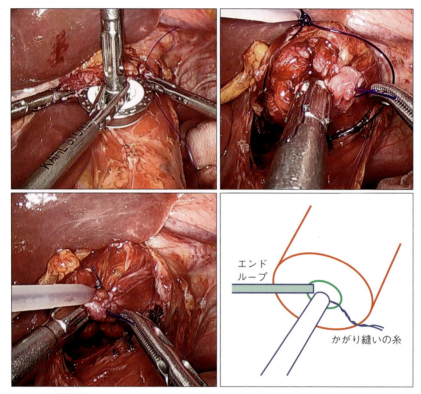

図2 食道断端へのアンビルヘッドの挿入
食道断端を3時と9時方向に開排しアンビルヘッドを挿入する。エンドループで固定を行う。

▶ 空腸Y脚の再建（図3）

サーキュラーステープラー本体の空腸脚への挿入：Treitz靭帯から20 cmくらいで，空腸の辺縁血管を切離し，犠牲腸管を肛門側に10 cm作製する。あらかじめ手袋に自動縫合器（25 mm）本体を通しておく。自動縫合器を空腸肛門側断端に挿入する。

空腸がずれないように，本体のくびれと空腸の犠牲腸管の部分を糸で軽く固定する。空腸がねじれないように本体と空腸を体内へ戻し，手袋をwound retractorに巻き込ませて再度気腹する。小切開を通して本体を挿入する際にブラインド操作となるため，十分に注意する。

▶ 自動吻合器本体の挿入（図4）

手袋を通した自動吻合器を空腸肛門側断端に挿入する。内視鏡観察下に体内でアンビルシャフトを貫いて，臓器損傷を起こさないように心がけている。本体を挿入した空腸がずれないように本体のくびれと空腸の犠牲腸管部分を糸で固定する。空腸がねじれないように本体と空腸を体内にもどし，手袋をwound retractorに巻き込ませて，再度気腹する。

▶ 本体とアンビルの結合（図4）

本体シャフトを食道周囲までもっていく。アンビルシャフトの軸と本体の軸を並べて平行になるようにシミュレーションする。このとき，本体の角度を確認し，体に覚えさせる。アンビルシャフトの孔に本体シャフトを突く（押す）ようにして挿入する。アンビルホルダーは使用せず，通常の鉗子でアンビルシャフトを支えるように把持する。アンビルの自由度が高ければ，角度のずれは補正されるため，内視鏡用のアンビルホルダーは使用

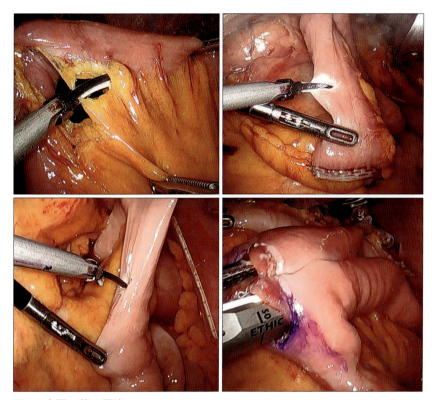

図3 空腸 Y 脚の再建
Treitz 靭帯から約 20 cm の部位に自動縫合機で Y 脚再建を行う。

していない。すなわち，差し込んだときに奥に行かないように支えるだけの把持力のあるものを使用すれば，十分と考えられる。結合後，少し締め込み，挙上した腸管の巻き込みやねじれがないことを確認する。肥満者では腸間膜側の片面にピオクタニンでマークしておくとねじれの確認が行いやすい。開腹手術では無意識に本体を寄せて締めこんでいる。一方，腹腔鏡では，本体側が小切開創の抵抗で動かず，固定されがちで，意識して押さないと食道壁が伸展されることを意識する。

食道が引き伸ばされた状態での吻合は，狭窄などに関連すると考えられる。このときの注意点は，①本体センターロッドによる臓器損傷，②本体と小切開創部との干渉，③食道の過伸展による損傷，④腸間膜のねじれや巻き込み，である。吻合が完了すれば，本体と空腸の固定していた糸を外し，空腸から本体を引き出す。空腸のステッキ部分は自動縫合器で切離する。

▶ 吻合終了後

吻合終了後，再度空腸脚を下方へ牽引し，巻き込みがないか確認する。経鼻チューブを吻合部に進め，生食を満たし，50 mL 空気を注入してリークのないことを確認する。リークがあれば，針糸をかけ補強する。

▶ Petersen space の閉鎖

Petersen space の閉鎖は，間膜根元から3針程度行っているが，完全閉鎖は行っていない。結腸前で空腸を挙上した場合，空腸の自由度が高く，左右どちらかに落ち込むことも懸念される。筆者らは，空腸脚の中間あたりを横行結腸ひもと縫合するなどして，落ち込みを防止している。

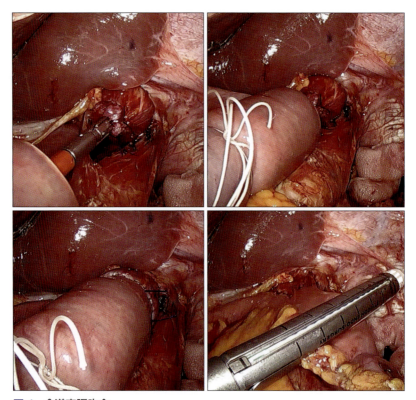

図4 食道空腸吻合
腸管のねじれのないよう留意しながら，アンビルヘッドを装着し吻合する．空腸のステッキ部分は自動縫合機で切除する．

◆ ピットホール・まとめ

　サーキュラーステープラーを用いた食道空腸吻合時のピットホールのまとめである．①本体センターロッドによる臓器損傷，②本体と小切開創部との干渉，③食道の過伸展による損傷，④腸間膜のねじれや巻き込み，などがある．同時にすべてに注意することが肝要である．

〔文献〕

1）瀧口修司，宮崎安弘・他：腹腔鏡下胃全摘における再建法（食道空腸吻合）：トラブル回避のコツ．臨床外科．2016；71(6)，717-724
2）瀧口修司，宮崎安弘・他：胃全摘術後再建－手縫いまつり縫い法．臨床外科．2014；69(12)，1390-1397

（石黒秀行，小川　了，瀧口修司）

15 腹腔鏡下胃全摘術 サーキュラーステープラーを用いた方法(経口アンビル法)

 胃癌に対する腹腔鏡手術は年々増加しており，特に腹腔鏡下幽門側胃切除術は急速に普及している。その一方，腹腔鏡補助下胃全摘術(laparoscopy-assisted total gastrectomy：LATG)は，脾門部や No. 11d の郭清，さらには食道空腸吻合における再建の難易度から普及が進んでいないのが現状である。開腹手術における胃全摘術の再建法は，Roux-en Y 再建が最も一般的であり，LATG を導入するにあたっては，開腹手術で行ってきた手技を腹腔鏡手術へ応用させることが重要だと考える。当科では，LATG 導入以来，サーキュラーステープラーを用いた食道空腸吻合を行っている。サーキュラーステープラーを用いた食道空腸吻合は種々の方法が考案されてきたが，当科では導入当初より経口アンビル(EEA™, ORVIL™)(図1)を使用している。本項では，経口アンビルを用いた食道空腸吻合について，注意すべき点なども踏まえ概説する。

◆ 手術適応

 手術適応は胃全摘術が必要な cT1N0 の胃癌，さらに腹部操作のみで切除可能な食道胃接合部癌を適応としている。また，食道 ESD 後の患者は食道狭窄が疑われるため，経口アンビルの適応外としている。

◆ 体位とポート配置

▶ 体位

 手術体位は開脚臥位で行い，術中はやや頭高位にする。術者と助手の位置は交代するが，スコピストは患者の脚間に入る。

▶ ポート配置

 臍を縦切開し，open laparoscopy 法によりトロッカーを挿入し，CO_2 送気を行う。10 mm 径フレキシブルスコープを用い，操作用トロッカーを逆台形になるように右季肋下と左側腹部に 5 mm，右側腹部と左季肋下に 12 mm をそれぞれ図2のごとく留置する。また，大彎側の処理後，肝左葉を圧排するために剣状突起下に 5 mm トロッカーを挿入し，スネークリトラクターで小彎

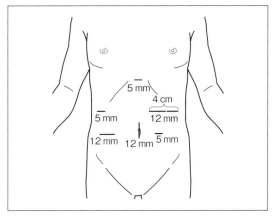

図2 皮膚切開
臍を縦切開し，12 mm のトロッカーを挿入，さらに 5 mm，12 mm とトロッカーを留置する。途中，剣状突起下に肝圧排のために 5 mm のトロッカーを挿入する。標本摘出や再建のために左季肋下の 12 mm トロッカー創を延長し計 4 cm の皮切をおく。

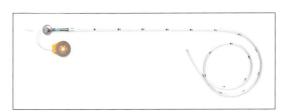

図1 経口アンビル
アンビルヘッドは保持糸により傾いた状態で固定されており，90 cm のチューブに固定されている。また，目盛りは 5 cm 間隔に振ってあり，アンビルが倒れている向きにある。

側の視野を確保する。

◆ 手術の実際

▶ 食道切離

十二指腸を切離し腹部リンパ節を郭清後，食道腹側の腹膜，迷走神経を切離し，食道を全周性に剝離する。この際，食道筋層に切り込まないように注意する。助手は胃の小彎と大彎の脂肪織を把持し，食道がねじれないよう牽引する。NGチューブを抜去後，術者はリニアステープラーを右下腹部のトロッカーより挿入し，食道を長軸方向に対して垂直になるように切離する（図3）。

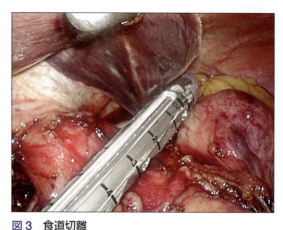

図3　食道切離
食道をリニアステープラーにて長軸方向に対して垂直になるように切離する。

▶ 経口アンビルの挿入

ORVIL™は21 mmと25 mmのサイズがあり，通常は25 mmを挿入するが，食道や空腸の径が細い場合は21 mmを挿入する。チューブを経口的に食道へ挿入し，腹腔鏡モニターを見ながら，チューブの先端が食道断端に達するまでゆっくりすすめる。チューブの先端が食道断端中央部に位置していることを確認後，食道断端に鋏で小孔をあける（図4）。この際，最初はステープラーのみを切る程度にとどめ，決して大きくあけないことがポイントである。通常はこの程度の切開でも十分チューブが出るくらいの小孔になり，これ以上切ると，後の操作で食道が裂けてしまう原因になる。

チューブは，左上腹部の12 mmトロッカーより体外に向けて目盛りを確認しながら，ゆっくり引いていく。目盛りは5 cm間隔に，アンビルが倒れている向きに振ってあるため（図1），目盛りが常に腹側を向いた状態を保ちながら引く。アンビルが口腔内に引き込まれた際は，歯や気管チューブに引っかからないように，またアンビルが上向きになるように誘導する。

梨状窩の部分で抵抗を感じる場合は，頸部を伸展し，喉頭鏡でアンビルが上向きになっていることを確認しながら，チューブを挿入する。また，アンビルが気管チューブのカフ部を通過する際に

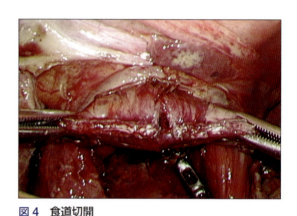

図4　食道切開
食道断端に鋏で小孔をあける。最初はステープラーのみを切る程度にとどめ，決して大きくあけない。

抵抗があった場合は，気管チューブのカフを緩めるとスムーズに挿入できることが多い。またアンビルが食道を通過中に抵抗を感じた場合は，引き戻し用のベイルアウトスーチャーを用いて口側へ少し引き戻し，再度，肛門側へ進める。

アンビルのセンターロッドが食道断端に到達し，センターロッドの中央部にある把持ノッチ（プラスチックカラー）が小孔から半分でてきたところでアンビル保持糸の片方を切る。その後，アンビルからチューブを外すが，この際，アンビル保持糸のもう一方をつかまないようにしながらプラスチックカラーを把持した状態で，チューブを引き抜く。愛護的に行わないと食道が裂ける原因になるため，スムーズに抜けない場合は，プラス

チックカラーを把持しながら、チューブを体内で把持し、連結部をねじるようにすると容易に抜くことができる（図5）。この操作後、食道が裂けていないことを確認し、裂けているようであれば、巾着縫合を加える。

▶ 挙上空腸の準備と標本の摘出

Treitz靭帯から約20 cmの空腸にピオクタニンで口側肛門側方向がわかるようにマークをつけ、食道まで挙上可能かどうかを確認する。当教室では、基本的には結腸前で挙上しているが、挙上困難な場合は、結腸後経路で挙上したり、犠牲腸管を作製したりしている。左上腹部のトロッカー創を延長し、約4 cmの横切開をおき、Wound Retractor™を創に装着し、切除標本を摘出する。

▶ 吻合

先ほどの4 cmの創部から空腸を挙上し、腸間膜を直視下に処理後、マーキング部の空腸をリニアステープラーで切離する。食道空腸の吻合予定部から約40 cm肛門側でY脚を作製する。

当教室では、リニアステープラーを用いて、側々吻合を行っている。リニアステープラー挿入口を手縫いで閉鎖後、Y脚を腹腔内へ戻す。挙上空腸断端のステープラーを切離し、吻合器本体を挿入する。この際、吻合器本体を手袋の穴に通しておく。筆者らは、吻合の際に、手袋が破れて難渋した経験から、予備を含めて手袋を2つ通している。

吻合器本体を空腸へ挿入し、腸管の過緊張をとった後、空腸の端を糸で固定する。なお、結び目が腸間膜側になるようにしておくと、後の糸の切離が容易になる。

▶ 食道空腸吻合

挙上空腸を腹腔内へ誘導し、本体に先ほど装着した手袋でWound Retractor™を覆い、気密性を保って腹腔鏡下操作へ移行する。体腔内で本体のセンターシャフトを出し、シャフトが器械先端

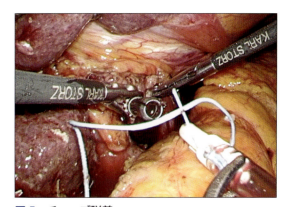

図5 チューブ脱着
プラスチックカラーを把持しながら、チューブを体内で把持し、連結部をねじるようにする。

に戻らないよう回転ノブをしっかり握りながら、アンビルと接続させる。この操作が、経口アンビルを用いた吻合において技術的に最も難しく、アンビルのセンターロッドと本体のセンターシャフトがしっかりと一直線にならないと思うように接続できない。

アンビル把持鉗子を用いることで接続が容易となることも多いが、逆に細かい軸を変えられないこともあり、この際は、アンビル把持鉗子を軽く保持するようにすると接続されることがある。また、この接続の際、食道が裂けないようにプラスチックカラーを把持し、本体を押し込むように接続させ、食道側を手前に引っ張らないようにする。

アンビルが接続されると、オレンジバンドがシャフトに覆われる。これによりアンビルヘッドが起き上がり、吻合器本体と平行になるが、筆者らは、この操作を右下腹部のポートからカメラを挿入し、確認している（図6）。

接続後は腸間膜の捻れがないよう、また、腸管を挟み込まないように誘導し、吻合器を少し押し込むように近づけて、テンションなく吻合を行う（図7）。

▶ 吻合器本体挿入口閉鎖

ファイア後は、挙上空腸の断端を固定しておいた糸を切り、本体を抜去する。空腸断端はリニア

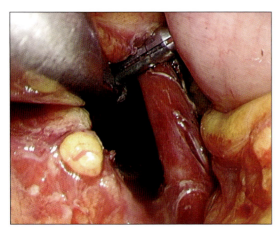

図6 センターロッドとセンターシャフトの接続
センターロッドとセンターシャフトが接続するとオレンジバンドがシャフトに覆われる。

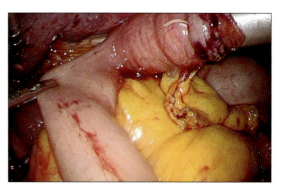

図7 食道空腸吻合
腸管を挟み込まないようにテンションなく吻合を行う。

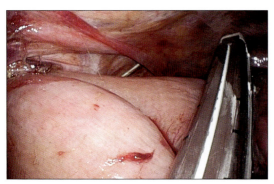

図8 吻合器挿入口閉鎖
空腸断端はリニアステープラーにて閉鎖する。

ステープラーで閉鎖する(図8)。また，吻合により打ち抜かれたリングを確認し，不完全であった場合は，全層結節縫合で補強する。

● おわりに

　経口アンビルを用いた食道空腸吻合のポイントは，食道を裂かないこと，吻合にテンションをかけないことである。食道が裂けやすい場面は，①チューブを出すとき，②アンビル保持糸を切るとき，③本体と合体するとき，④吻合するときであるため，これらの操作は慎重に行うことが安全な吻合を行ううえで重要だと考える。

(河口賀彦)

16 腹腔鏡下噴門側胃切除術 上川法（観音開き法）

　噴門側胃切除後の標準再建法は確立されないまま現在に至る。最大の課題は逆流防止に重要な役割を果たす噴門機能の喪失であり，単純な食道残胃吻合では高率に術後の食道逆流を生じ，大幅に術後QOLを損なう原因となる。そのため，空腸間置・空腸嚢間置・ダブルトラクト法などの再建法も試みられているが，それぞれ一長一短があり，標準再建法と認められるには至っていない。

　観音開き法再建は，上川らが1998年に初めて報告した逆流防止機構の再構築を目指した食道残胃吻合である[1]。大きな人工胃底部とHis角を強調した下垂弁の形成が特徴であり，食道後壁全層と胃前壁粘膜から構成される薄く柔らかい下垂弁が一方弁として働くことで，効果的な逆流防止弁としての役割を期待するものである。この逆流防止機構には吻合部の柔らかさが重要であるため，再建に自動縫合器・吻合器は使用せず，手縫いにより全工程が行われる必要がある。そのため再建手技が煩雑に感じられるが，本再建法の要点の理解と手技の定型化により，近年では腹腔鏡下での再建も安全に安定して施行できるようになってきた[2]。

　本項では，現在筆者らが行っている腹腔鏡下観音開き法再建の手順を，各段階における注意点やコツなどもまじえながら可能な限り詳細に説明する。ポート配置は図1に示す通りで，術者は患者右側に立ち，右側2本のポートより再建手技を行う。

▶動画 1-16
腹腔鏡下噴門側胃切除術　上川法（観音開き法）

◆ 漿膜筋層フラップの作製（図2）

　3〜4 cmに切開した臍部創より直視下に漿膜筋層フラップの作製を行う。残胃大彎の頂部から約4 cmほど距離をあけて，電気メスで横2.5 cm×縦3.5 cmの横H型のマーキングを施す（図2a）。術者の左手と助手の2本の手で適切な緊張をかけ，粘膜下の疎なスペースを慎重に剥離する。粘膜下を走行する血管を粘膜側に残すように剥離を行うが，外側に近くなると漿膜面へ穿通する血管が出現するため，そこを横切る必要がある際にはしっかり凝固止血してから切離する。フラップが外側に近くなると，このように穿通枝からの出血の問題に加えて，虚血の問題も生じる。そのため，胃切離の段階で可能な限り垂直に切離を行い，フラップを作製する部位の残胃が幅広になるように心掛けることが重要である。

　この漿膜筋層フラップの作製領域は食道を埋没する部位となるが，不十分な広さの剥離は食道の締め付けがきつくなり，術後吻合部狭窄の原因となる。そのため，特に吻合部となるフラップの下

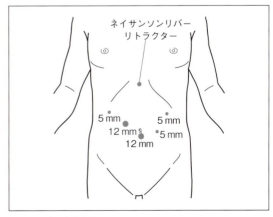
図1　ポート配置

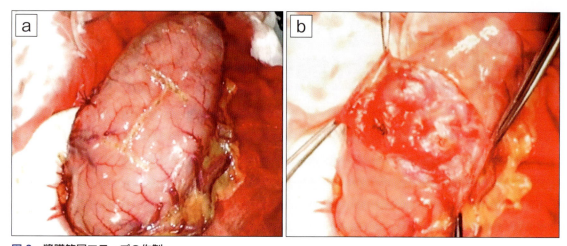

図2 漿膜筋層フラップの作製
a:逆H型マーキング(横2.5cm×縦3.5cm),b:フラップ作製完了。

端付近は十分な範囲の剥離を行うようにすることが重要である(図2b)。また,万一粘膜を損傷し胃内腔に穴が開いてしまった際には,4-0モノフィラメント吸収糸で確実に縫合閉鎖しておく。漿膜筋層フラップの作製が終了したら,残胃を腹腔内に還納し,以降のステップはすべて体腔内で鏡視下再建を行う。

◆ 食道後壁と残胃の固定(図3)

再建に先立ち,心窩部より挿入したネイサンソンリバーリトラクターで肝外側区を挙上し,良好な視野を確保しておく。また,食道の牽引性を高めるために,食道裂孔から下縦隔の可能な範囲で,周囲組織から食道を剥離しておくことも重要である。

切離端より約5cm口側の食道後壁と残胃の漿膜筋層フラップ上縁とを4針,3-0ブレイド吸収糸で縫合結紮する。EGJ直上で食道切離を行った場合,助手の右手で食道切離断端を把持し,十分に尾側に牽引した状態で,食道裂孔入り口の高さに縫合する程度で丁度よい距離感となる。漿膜筋層フラップ下に埋没される食道が,一方弁として逆流防止の働きをする領域となるため,本再建において最も重要な過程のひとつである。十分な食道長を確保できなかった際には,やり直しも考慮すべきである。また,食道の切離がEGJより数cm口側になった場合には,十分な牽引を加えても,腹腔内に十分な食道長を確保できない可能性が高い。その場合には,躊躇なく横隔膜切開を加え食道裂孔を開大し,下縦隔内で本過程を行うべきである。

▶ 第1針

最初の1針目は食道左側より行うが,この部位のみ糸の長さを少し長めの15cmとする(図3a)。助手の右手は食道切離部の左側端を把持ししっかりと尾側に牽引する。漿膜筋層フラップ上縁左側端と食道左側筋層に針を通した後,術者は両手で針糸の両端を牽引しながら,助手は左手で左側フラップを食道左側に近づけるように誘導する。この術者と助手の協調作業が,食道筋層の損傷や残胃漿膜の損傷を起こすことなく,また緩みのない状態で固定を行うためのコツである。

▶ 第2針

2針目に進む前に,助手の右手を1/3程度右側に移動させ,固定を行う食道後壁がしっかりと牽引されるように準備することが,十分な食道長を確保するうえで重要である。助手の左手で右側フラップを把持し,患者尾側左側に軽く牽引することで,フラップ上縁を全長にわたって確認するこ

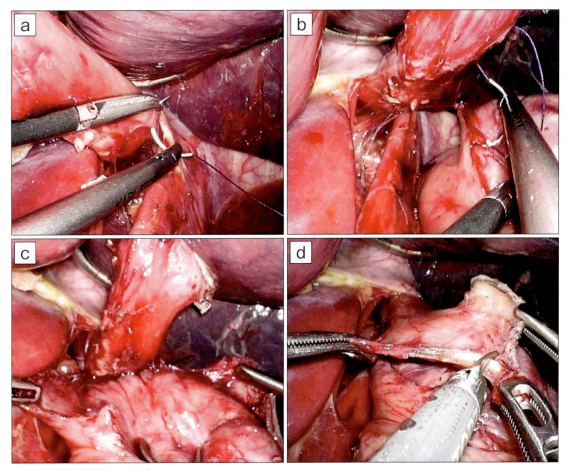

図3 食道後壁と残胃の固定
a：1針目の視野展開と運針，b：2針目の視野展開と運針，c：固定完了，d：食道断端の切離。

とが可能となり，3等分となる位置を確認しながら，確実に運針を進める（図3b）。

▶ 第3針以降

3針目，4針目も同様の展開で縫合固定を進める（図3c）。2,3,4針目の糸の長さは12 cmとしている。

吻合操作に先立ち，食道断端のステープルを切離するが，筆者らは次の層々縫合操作において食道の粘膜と筋層の層分かれを良好にするために，剪刀を用いて鋭的に適度な止血操作を加えながら切離している（図3d）。また，胃粘膜の切開は漿膜筋層フラップ下縁より8〜10 mm離して同様に適度な止血を加えながら鋭的に切離する。十分な吻合口を確保するためにも，胃粘膜の切開幅は食道径と同程度か少し大きく切開しておく。

◆ 吻合操作（図4）

まず後壁吻合であるが，4-0モノフィラメント吸収糸を用いて食道全層と胃粘膜を連続1層縫合する。まず12 cmの4-0モノフィラメント吸収糸で右端に内糸として支持糸を置く。続いて連続縫合用の20 cmの4-0モノフィラメント吸収糸で連続縫合の1針目として，左端に内糸として縫合結紮する。この左右端の縫合は食道・胃ともに確実に左右端となるように気をつける。特に食道側の縫合部位が後壁側に寄り，後壁の縫合長が前壁に比し短くなりやすく，これが術後吻合部狭窄の一因となるため，注意が必要である。ここで

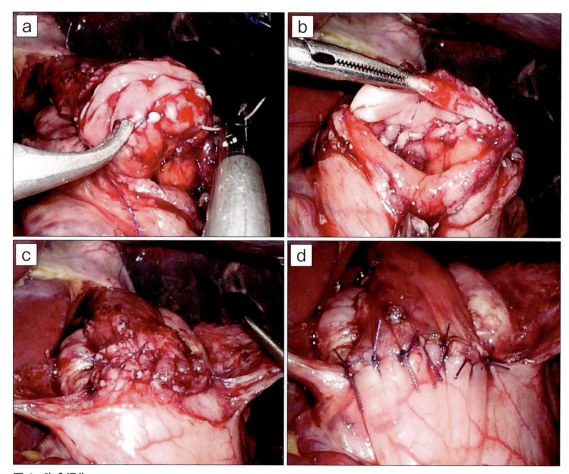

図4 吻合操作
a：後壁吻合の視野展開と運針，b：後壁吻合（食道全層－胃粘膜連続），c：前壁吻合1層目（食道粘膜－胃粘膜連続），d：前壁吻合2層目（食道筋層－胃漿膜筋層結節）。

いったん12 cmの4-0モノフィラメント吸収糸に持ち替えて，後壁中央に縫合結紮を行い支持糸として置いておく。これら右端と中央の支持糸は連続縫合の際に術者の左手で挙上することにより良好な視野確保に有用である（図4a）。

左端の連続縫合用の4-0モノフィラメント吸収糸に持ち替えて，助手と協調しながら均一なバイト（3〜4 mm）とピッチ（3〜4 mm）で縫合操作を進める。大き過ぎるバイトは術後吻合部狭窄の原因となるので注意が必要である。後壁中央の支持糸と左端の支持糸とは，通過時にそれぞれと結紮する。右端の支持糸と結紮した後は，そのまま前壁吻合へと移行し，食道粘膜と胃粘膜の縫合を右側約1/3程度まで折り返し，外糸として置いておく

（図4b）。腹腔鏡下での吻合操作において，右端は最も運針が難しい箇所であり，不正確な縫合に起因した術後吻合部狭窄の好発部位である。後壁からの縫合を前壁に折り返しておく操作は，この最も運針の難しい右端を粘膜吻合の終着点としないための工夫である。

新しい20 cmの4-0モノフィラメント吸収糸で左端より食道粘膜と胃粘膜の連続縫合を外糸で開始し，後壁と同様の均一なバイトとピッチで縫合を行い，先ほどの後壁から縫い上がってきた糸と結紮して，前壁1層目の縫合が終了となる（図4c）。

続いて，前壁2層目の縫合として，食道筋層と胃漿膜筋層を12 cmの3-0ブレイド吸収糸で結

節縫合する．まず両端より行うが，その際食道側の縫合部位が前壁よりにならずに，しっかりと両端に掛けることが，広い吻合口を作製するうえで重要である．また，結紮時に食道筋層の裂傷を予防するために，ある程度深い運針を心掛け，結紮時に胃を食道側に押し上げるような助手の配慮も重要である．両端の後は中央の縫合結紮を行い，続いて左右の間をそれぞれ2～3針ずつ縫合結紮するため，合計で7～8針程度の縫合となる（図4d）．以上で吻合操作は終了となる．

◆ 漿膜筋層フラップの縫着（図5）

最後に，漿膜筋層フラップを吻合部前面に縫着するが，本工程はすべて12 cmの3-0ブレイド吸収糸の結節縫合にて行う．まず，両側のフラップ下縁内側端を吻合部中央の5～8 mm下方の胃壁に縫合固定する．続いて，両側のフラップを合わせるように，吻合部をまたいで上方に計4針程度縫合する．この際，少なくとも2針は食道壁にも掛け，フラップと吻合部の位置関係が大きくずれないようにする．

これより上方のフラップは，両側のフラップ上端の角を少し切除した後，再建過程最初の食道後壁と残胃固定における両端の固定部を頂点として，開大したV字形になるように食道壁に縫合固定する．左右3～4針の固定となるが，その際胃の粘膜が確実に隠れるように縫合する必要がある．最後に，フラップ下縁を左右2針ずつ胃壁に縫合固定し，観音開き法再建は完了となる．人工胃底部は本来胃底部が存在していた左横隔膜下のスペースに収まる形となる．

◆ 腹腔鏡下観音開き法再建のコツとピットホール

観音開き法再建の最大の特徴は，確実な術後食道逆流の防止であり，正確に再建が行われた場合は長期的にQOLを損ねるほどの食道逆流を生じることはほとんどない．短期的な術後合併症とし

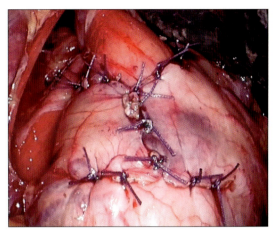

図5 漿膜筋層フラップの縫着・再建完了

て，通常の吻合操作＋漿膜筋層フラップによる補強という構造から縫合不全の危険性は低いが，逆に吻合部狭窄には十分注意を要する必要がある．この長期的に重要な逆流防止機構の構築と，短期的に重要な吻合部狭窄の予防に関して，それぞれの重要なポイントを以下にまとめる．

▶ 確実な逆流防止機構構築のポイント

- 漿膜筋層フラップ内に埋没する食道長を十分に確保すること．
- 漿膜筋層フラップによる食道前壁の押さえを適度な締め具合とすること．

▶ 吻合部狭窄予防のポイント

- 漿膜筋層フラップ作製時に十分な粘膜下層の剝離を行うこと．
- 吻合操作時に後壁吻合の食道側が短くなり過ぎないこと．
- 吻合操作時の運針でバイトを大きくし過ぎないこと．
- 腹腔鏡下再建において運針の難しくなる右端が不確実な縫合操作にならないこと．

本項では，再建に使用する糸の種類・長さ，結節縫合か連続縫合か，さらには縫合の方向・順序に至るまで詳細に手順を述べた．筆者らは原法に近い方法で結節縫合を多用して再建を行っている

が，以上に記載したポイントに留意して再建操作を行うことが重要なことであり，連続縫合の多用や結紮操作のいらない縫合糸の使用も許容されるものと考える．

● おわりに

腹腔鏡下観音開き法再建の手順を，各段階における注意点とコツをまじえながら概説した．近年では様々な消化管再建が器械吻合で行われるようになってきているなか，本再建法は"吻合部の柔軟性"が重要となる再建法であるため，全工程が手縫いにより行われる必要がある．やや煩雑な工程も含まれるが，手技の定型化により内視鏡技術認定取得医であれば十分対応可能な術式と考えられ，また技術認定取得を目指す医師には縫合結紮手技の到達目標となり得る術式としても貴重である．今後保険での使用が可能となるロボット手術は，多関節能を有するという特徴からも，本再建法にはよい適応となるかもしれない．腹腔鏡・ロボット手術による本再建法のさらなる普及が噴門側胃切除術の成績向上につながることが期待される．

〔文献〕

1) 上川康明，小林達則・他：噴門側胃切除後の食道胃吻合法における工夫―徹底した逆流防止と安全性を目指して．手術．1998；52：1477-1483
2) Kuroda S, Nishizaki M, et al: Double-Flap Technique as an Antireflux Procedure in Esophagogastrostomy after Proximal Gastrectomy. J Am Coll Surg. 2016; 223(2): e7-e13

（黒田新士，西﨑正彦，桒田和也，菊地覚次，香川俊輔，藤原俊義）

2

小腸・結腸・直腸領域

1 手縫い吻合（Albert-Lembert 吻合）

　消化器外科医にとって腸管吻合術は基本手技であり，安全な吻合法が近代外科の発展を支えてきた．近年では自動縫合器の進歩とともに手縫い吻合をする機会は確実に減っており，手術はより簡便さが求められる時代になりつつある．しかし，病変の状態，癒着などの影響により器械吻合が困難である状況は変わらず遭遇するため，今後も外科医にとって必須の手技であることは変わらないと思われる．

　本項では腸管吻合の基本と言うべき Albert-Lembert 縫合を図で示しながら解説する．

◆ Albert-Lembert 縫合

　漿膜の接合を重視する内翻二層吻合による方法である（図1）．その特徴は縫合を別個に二層で行うため縫合糸による物理的な抗張力には優れているが，一方で吻合部は内反するため層々の癒合は得られない．また過度の内翻により内腔の狭窄をきたす場合があり，注意が必要である．縫合方法としては結節縫合と連続縫合がある．縫合糸には吸収糸，非吸収糸，天然繊維，合成繊維，編み糸，単一繊維などそれぞれ特徴のあるものが用途に応じて用いられる．これらの組み合わせは施設，外科医によってそれぞれの経験や方針によって様々な方法がある．しかし，大切なことは1針1針を丁寧に行うことである．結紮も同様に注意すべき要素であり，糸はふんわりと縛り組織の虚血を避け，かつ確実に結紮されることが望まれる．

◆ Albert 縫合（全層縫合）

　縫合は結節縫合でも連続縫合でも行われる．連続縫合は簡便であり時間も短縮できるが，狭窄をきたさないような注意が必要である．腸管の口径を合わせて腸管端の両端を縫合固定し口径のずれを防ぎ，中央から縫合結紮し固定することで適度な間隔で縫合することができる（図2〜4）．必要に応じて，中央部の縫合支持を行う場合もある．前壁の閉鎖も後壁と同様に両端を結紮し確実な縫

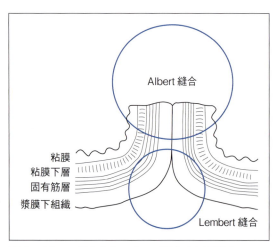

図1　Albert 縫合と Lembert 縫合の二層縫合

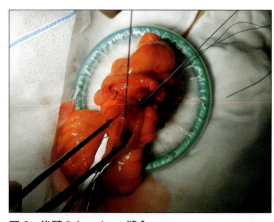

図2　後壁の Lembert 縫合

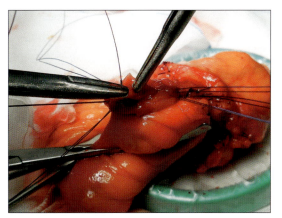

図3　後壁の結節縫合

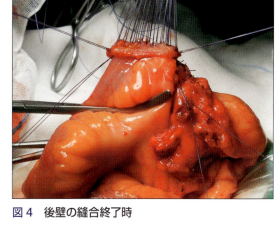

図4　後壁の縫合終了時

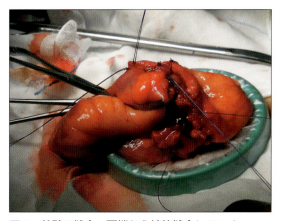

図5　前壁の縫合。両端から結節縫合していく

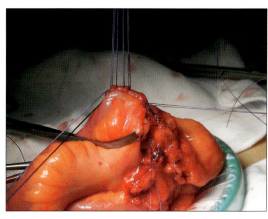

図6　牽引しながら閉鎖していく

合を行う(図5)。後壁と同様の手順で行うことで定型的な手技を保つことができる(図6)。技術的なコツとして断端から刺入点までの距離(深さ)と各縫合間隔がバランスよく均一になされることが基本である。これは対象となる腸管(食道,胃,小腸,大腸,他)やその厚さ,固有筋層の方向,硬化(瘢痕など),線維化の有無,組織の弾力性と脆さなどによって異なる。これらの判断は経験が必要な部分もあるが,的確に後進に伝えていかねばならない。

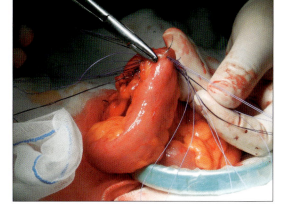

図7　漿膜筋層縫合

◆ Lembert縫合(漿膜筋層縫合)

　Albert縫合の終了後,漿膜筋層縫合を行う。縫合による吻合部の内翻によって先に行ったAl-

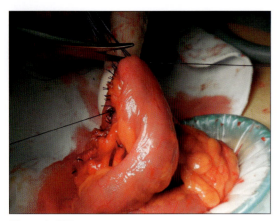

図8　完成図

bert縫合の縫合糸が埋没することになる(図7, 8)。十分に筋層まで針がかかっていない場合や，腸管の浮腫が強い場合には結紮により漿膜の損傷をきたすこともあり，慎重な手技が要求される。一般に縫合間隔，縫い代は3〜5 mm程度であるが，その幅は消化管の全層の厚さを参考にする。

● おわりに

　消化管の手縫い吻合について基本手技を述べた。どの吻合法を選択するかは腸管の状態や術者の経験，技術を考慮した適切な選択が必要である。いかなる場面でも対応できるように日頃から手技の習熟を欠かさないことが安全な吻合への近道であると思われる。

〔石山泰寛，石田文生〕

2 手縫い吻合（連続および結節 Gambee 法）

◆ 吻合のための器具

- 連続縫合：22 mm 両端針付 4-0 丸針吸収性モノフィラメント
- 結節縫合：4-0 丸針吸収性モノフィラメント　コントロールリリース
- ヘガール型持針器
- 鑷子，腸鉗子，モスキート鉗子

◆ 手技

Gambee 法（図1）

後壁運針：粘膜側→全層→全層→粘膜下層→粘膜下層

前壁運針：漿膜側→全層→粘膜下層→粘膜下層→全層

- 連続 Gambee 法　バイト：5～6 mm
  　　　　　　　　ピッチ：5～6 mm
- 結節 Gambee 法　バイト：4～5 mm
  　　　　　　　　ピッチ：4～5 mm

▶ 連続 Gambee 法

両端針を用いて後壁中央部より開始する。側々吻合の場合は，4針程度腸管同士を Lembert 縫合固定しておくと吻合時にずれが生じにくい。

モノフィラメント糸は強い把持に弱いので，糸を直接把持する場合はネラトン付モスキート鉗子で愛護的に行う。鑷子で糸を把持することも最小限に留める。

- 運針：開始点は腸管端からでもよいが，両端針を用いる場合は中央から開始したほうが中央部を先に縫合し腸管を中央部で牽引することで，次の運針の距離感がつかみやすくなる（図2）。後壁連続垂直マットレス縫合を腸管端で前壁側へ切り替え，前壁中央あたりまで縫合し糸ロックしておく。対側を同様に縫合した後に最初の糸と結紮する（図3）。

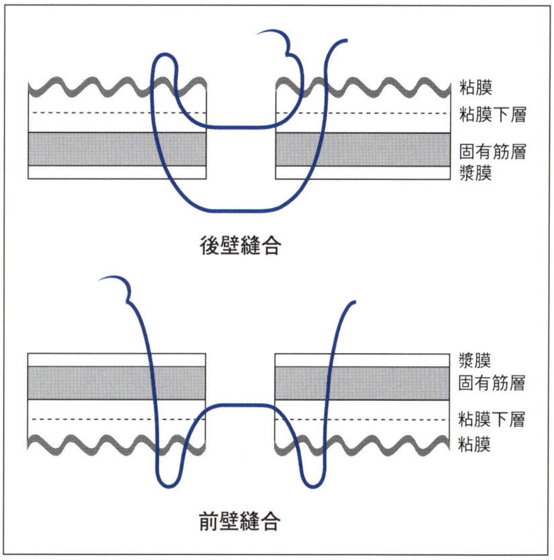

図1

図2

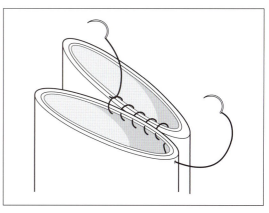

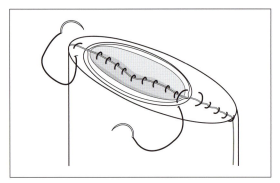

図3

▶ 結節 Gambee 法

腸管両端に縫合糸を置き軽く牽引しておく（図4）。

吻合の開始は腸管端のどちらでもよいが，腸管端に吻合兼支持糸をかけておくことで口径差のある吻合が容易になる（図5）。その後，中央部を先に吻合糸をかけておくことで均等に吻合間隔を保ちやすくなる。矢印のように等間隔で埋めていくことで均等な吻合が可能になる。

4-0吸収性モノフィラメントを用いた場合は最低4回結節することが推奨される。摩擦熱で切れやすいので注意が必要。

◆ 特徴およびこの縫合法を用いている理由

Gambee吻合原法とは異なり，現在では前壁後壁ともに垂直マットレス吻合で行う場合がほとんどである。一層吻合であるが粘膜と粘膜下層各々を接合するため創傷治癒に優れ，びらんや潰瘍形成，内腔の狭小化も少ないとされている。層々吻合などの2層吻合よりも異物反応が少なく簡便で汎用性がある[1,2]。

連続縫合か結節縫合かの選択に関しては，一長一短である。連続縫合はwater tightで出血防止に優れ，時間とコストの節約になるが，緩みやすいため助手の糸さばきが大切となる。また口径差のある吻合の場合には，均等な運針での吻合に経験を要する。逆に結節縫合では，これらの長所短

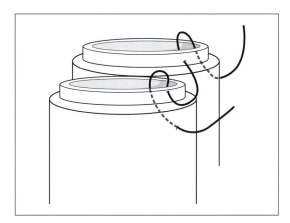

図4

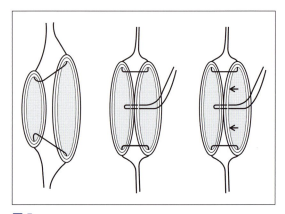

図5

所が逆になる。

◆ コツ

両端針を用いた連続吻合では，腸管端から開始するよりも後壁中央から開始して左右両端に運針を進めるほうが簡便と思われる。慣れれば腸管の両端どちらから開始してもよい[3]。

後壁から前壁に切り替える際には糸ロックを行い，緩み防止をしたほうがよい。また後壁から前壁縫合への切り替えの際は，吻合腸管術者側に出すと逆運針にならない。連続縫合の場合は4 mm以下の細かいバイト&ピッチでは虚血が危惧されるので，あまり細かくしないほうがよいと思われる。

口径差のある吻合の際は結節縫合を薦める。そ

の場合，腸管両端と中央を先に縫合し，間を均等に埋めていくことで初心者でも比較的簡便に均等な吻合を行うことができる。両端の吻合兼支持糸を両方ともに結紮してしまうと，後壁側漿膜面が確認し難くなるので一方は結紮せず糸をかけておくだけにしたほうがよい。

結節縫合で結紮部の露出を少なくするために，後壁側の運針手順をなるべく前壁まで回り込み続けることも可能であるが，ピッチが狭くなり狭窄しやすいので注意が必要。

● まとめ

Gambee法は消化管のどの部位でも応用可能である。特に近年の吸収性モノフィラメントの性能向上により汎用性が増している。通常の腸管であれば，Albert-Lembert吻合とはその成績において有意差がないとの報告があるが，腸閉塞や縫合不全など腸管が浮腫変化を起こした場合，機械吻合では腸管を挫滅する恐れがある場合，バイパス手術例など緊急手術に対してGambee法側々吻合は特に有用かつ合併症が少ないと思われる。コスト重視であれば1,000円未満で吻合が可能なのも魅力である。

〔文献〕

1）丸山圭一，奥田誠・他：消化管吻合の歴史と癒合のメカニズム．臨床外科．2015；70(10)：1188-1195
2）平田敬治，小西鉄巳・他：消化管吻合における吻合部創傷治癒の検討―吻合方法に関する比較検討．JUOEH．2000；22(1)：1-6
3）槙尾真理，森浦滋明・他：連続垂直マットレス縫合を用いた手縫いの消化管吻合．日臨外会誌．2006；67(7)：1473-1476

（倉地清隆）

3 器械吻合-機能的端々吻合

自動吻合器，縫合器は年々改善され，その安全性の向上に伴って器械吻合による腸管再建が広く普及している．器械吻合は，比較的容易に短時間で安定した吻合が可能である．また，広く行われている機能的端々吻合は側々吻合であるため，口径差のある腸管の吻合や，細い腸管の吻合にも利点がある．当施設で行っている機能的端々吻合（semi-closed 法）について述べる．

◆ 自動縫合器の選択

小腸，結腸の吻合では縫合長 60～80 mm の自動吻合器を用いている．吻合する腸管の厚みによってカートリッジを選択しているが，浮腫などで腸管壁が厚い症例では手縫い吻合を基本としている．

◆ 吻合の実際

安全な吻合を行うためには，口側，肛門側腸管の剥離授動を十分に行うことが重要である．吻合の際，縫合器先端の位置が容易に確認でき，腸管ならびに腸間膜に無理な力を加えないためである．

腸管切離予定部の腸間膜を処理した後，捻じれのないよう口側，肛側腸管を平行に並べ，仮固定として，腸間膜対側に等間隔で3針漿膜筋層縫合を行う．切除腸管側の仮固定糸の最も近傍で，口側，肛側腸管をそれぞれ小さく切開し，吻合部腸管内を十分清拭する．小孔から自動縫合器を愛護的に挿入し，腸間膜対側同士を合わせてファイアする（図1）．腸管粘膜側から縫合部に出血がないことを確認する．出血がみられた場合には，3-0吸収糸で縫合止血しておく．次に，挿入孔の2か所のステープル部分をアリス鉗子で把持し，腸管短軸方向にずらし，2か所のステープル部分の中央を別のアリス鉗子で把持し，順次開放された挿入孔をアリス鉗子で閉鎖する（図2）．この操作により，吻合の際にステープルが三重になることを防ぐ．アリス鉗子と最も切除腸管側の仮固定糸を検体側につけ，自動縫合器で口側，肛側腸管の縫合切離を行って吻合と腸管切離を同時に完了する．

1回目縫合の遠位端（いわゆる吻合部の股の部位），2回目の縫合部の両端とステープルが二重となる部位に漿膜筋層縫合を追加している．

◆ 吻合のポイント

- 腸管吻合前に小孔より必ず腸管内の清拭を行い，癌細胞の implantation を防ぎ，局所再発を予防する．
- 腸間膜対側で1回目の縫合を行い，腸間膜の損

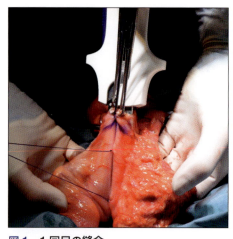

図1　1回目の縫合
縫合ライン対側に腸間膜を牽引し，腸間膜対側で縫合する．

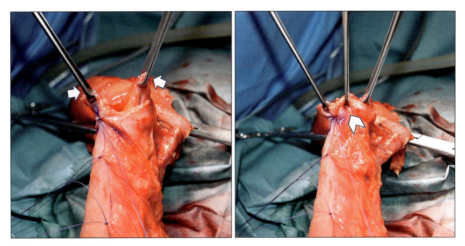

図2 吻合部の形成
1回目の縫合で形成された2か所のステープル部分(⇨)をずらし,中央をアリス鉗子で把持(◁)して挿入孔を閉鎖する。

傷による出血,腸管虚血を防ぐ。
- 2回目の縫合では,1回目の縫合による2か所のステープル部分が重ならないように必ずステープルラインをずらす。
- 2回目の縫合は,切離予定部位を腸管長軸方向と直角に切離する。

（石山 隼,坂本一博）

4 結腸切除後の器械による端々三角吻合

◆ 自動縫合器を用いた三角吻合

▶ 特徴

　自動縫合器を用いた端々三角吻合はすべての小腸・結腸手術に適応がある。機能的端々吻合と比較すると，腹腔鏡手術などで小開腹創から腸管が十分に引き出せない場合にも安全に吻合を行えるという特徴がある。例えば，横行結腸間膜が短く肥満の強い場合や，主座がS状結腸中央部付近にあるような病変での切除後に，小開腹操作下に直視下で吻合する場合である。

　また，機能的端々吻合よりも内翻する吻合ラインの観察が可能であり，吻合部出血の有無を評価できることも利点の一つと考える。

▶ 腸管切離

　郭清した血管茎を中心として，腸管切離予定線に向けて腸間膜を処理する。途中の辺縁血管は結紮切離する。

　吻合の準備として，腸間膜や結腸垂を処理し，0.5 cmから1 cmほどの縫い代を作製する。こうすることで，腸管の縫合線（ステープルライン）の交点が視認しやすくなり，縫合止血や漿膜筋層縫合による補強が容易となる。

　吻合する腸管が捻れることのないよう，吻合するべき両側の腸管の腸間膜対側から腸鉗子をかけて把持する。切除側の腸管にリスター鉗子をかけ，クーパーで腸管を切離する。この際，腸管の血流域を示す demarcation line を意識する。

　筆者らの科では開腹手術だけでなく，腹腔鏡手術での吻合に三角吻合を用いる。右半結腸切除術や横行結腸部分切除術，左半結腸切除術の際にはカメラポートを挿入している臍切開を延長して腸管を腹腔外へ挙上するが，S状結腸切除術の場合には直腸側の腸管の挙上が制限されるため，下腹部に横切開（Pfannenstiel切開）を置いて腸管を腹腔外へ挙上し，吻合している。

▶ 吻合の準備

　その名称の通り，自動縫合器を3本用いて吻合する。吻合孔がほぼ正三角形になるように，全周を3等分するイメージで縫合線を作っていく。右半結腸切除術時の回腸結腸吻合や腸閉塞症例では，吻合する両側の腸管に口径差が生じる。この場合には，口径の小さい側（多くは回腸側）の腸管壁を，腸間膜付着部対側で腸管の長軸方向に1.5～2.0 cmほど切開し口径を広げる。吻合径が小さくなりがちな小腸小腸吻合の場合には，両方の腸管壁に切開を加えると狭窄しにくい。

▶ 吻合手技

　まずは後壁となる内翻吻合を行う。後壁縫合のラインを設定し，その両端に結節が内側にくるように支持糸をかけて結紮する。支持糸をかけるときには必ず全層に糸がかかっていること（漿膜筋層まで全層に拾えていること）を確認する。さらに，中点に1か所，同じく結節が内側にくるように支持糸をおいて，自動縫合器ですべての支持糸を切除するようにして縫合する（図1）。支持糸は，縫合ラインが直線化するような方向に牽引しながら挙上する。内翻縫合は術後の吻合部出血（管腔内への出血）の原因になりうる唯一の縫合線であるため，腸鉗子を緩めて出血がないかを必ず確認する。

動画 2-4　結腸切除後の器械による端々三角吻合

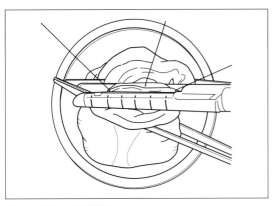

図1　後壁の内反縫合

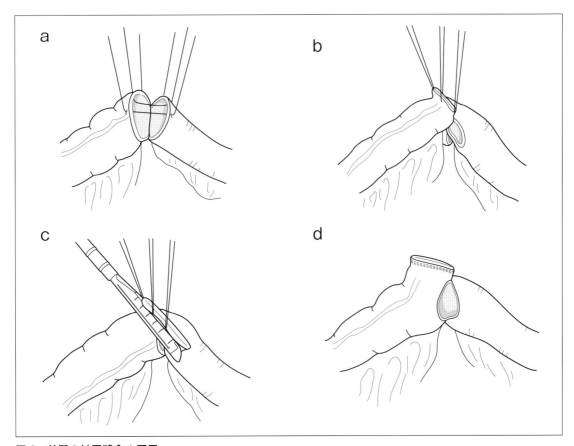

図2　前壁の外反縫合1回目

　残りの二辺は外翻縫合で行う。後壁縫合の端，前壁の中央，およびその中点の3点に，結節が外側にくるように支持糸をかけて結紮する。後壁縫合側の端に糸をかける際には，後壁縫合の端が次の自動縫合器で切りとられるよう，overlapするように意識する。支持糸を牽引して縫合ラインを直線化し，自動縫合器で縫合する（図2）。最後の1辺も同様にして縫合する。この際にも両端の支持糸はoverlapさせ，1辺目，2辺目の縫合線の端を自動縫合器で切り取るようにする（図3）。

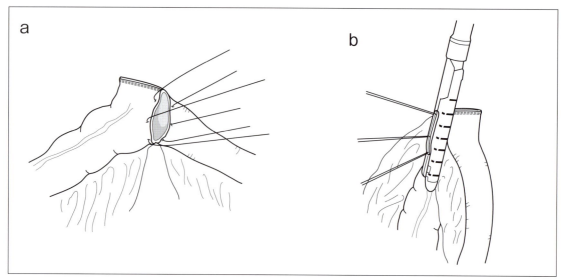

図3 前壁の外反縫合2回目

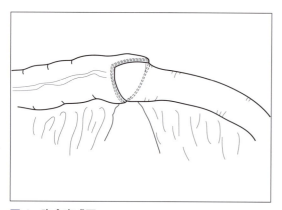

図4 吻合完成図

吻合後には吻合口が母指一指分あることを確認する（図4）。通常，漿膜筋層縫合の追加は行っていないが，外翻縫合線からの出血や sealing test で空気漏れを認めた場合には，追加の縫合を行う。また横行結腸同士の吻合の際には，ステープラーの交点である3点には漿膜筋層縫合を追加している。

◆ 成績

2010年5月から2016年5月までに筆者らの科で器械による端々三角吻合を施行した患者317例の手術成績を表1，2に示す。年齢は66.0±12.5歳，性別は男性：女性が154例：163例，アプローチ方法は腹腔鏡：開腹が303例：14例，術式は回盲部切除・右半結腸切除術が181例，横行結腸切除術47例，下行結腸切除術・左半結腸切除術が35例，S状結腸切除術が49例，結腸亜全摘術が2例，小腸切除術が2例，三角吻合後吻合部狭窄1例であった。

術後合併症は47例（14.8%）に認めた。縫合不全を1例（0.3%），吻合部狭窄を1例（0.3%），吻合部の捻れを1例（0.3%）に認めた。術後吻合部出血は対象期間中には認めなかった。

縫合不全の1例は，S状結腸切除後の症例で，閉塞性呼吸障害と糖尿病を合併した全身状態不良症例であった。吻合部狭窄の1例は横行結腸切除後の症例であった。横行結腸切除後の吻合においては，急峻に折れ曲がったりしないように，あるいは脊椎によって吻合部が牽引されないような工夫が要る。

吻合部が捻れた1例は結腸亜全摘の1例で，翌日に再手術を行って再度端々三角吻合で再建し直したが，その後は合併症を認めていない。また，創感染を9例（2.8%），腹腔内膿瘍を4例（1.3%）に認めたが，それ以外の合併症も含めて，これら

表1 患者の背景

年齢	66.0±12.5 歳
性別	男性：154 例
	女性：163 例
アプローチ	腹腔鏡：303 例
	開腹：14 例
術式	回盲部切除・右半結腸切除術：181 例
	横行結腸切除術：47 例
	下行結腸切除術・左半結腸切除術：35 例
	S 状結腸切除術：49 例
	結腸亜全摘術：2 例*
	小腸切除術：2 例
	吻合部の捻れに対する再吻合術：1 例

＊1 例が再手術症例

表2 合併症

なし	270 例（85.2%）
あり	縫合不全：1 例*（0.3%）
	吻合部狭窄：1 例（0.3%）
	吻合部の捻れ：1 例*（0.3%）
	吻合部出血：0 例（0%）
	創感染：9 例（2.8%）
	腹腔内感染：4 例（1.3%）
	術後腸管麻痺：9 例（2.8%）
	その他の合併症：22 例（7.0%）

＊再手術症例

は吻合法に特異的なものではないと考える。

◆ 吻合のコツ

▶ 自動縫合器の選択

　使用する自動縫合器は，基本的には医療機器として認可されているすべてのものが使用可能である。筆者らの科ではEndoGIA®，Echelon®を用いることが多いが，ナイフと一体型ではないTA®，TX®なども使用可能である。EndoGIAやEchelonはステープルの配列が3列の縫合器であり，厚さのラインアップもあるため，耐圧性，血流維持などの点からも，個々の症例に応じた選択が可能である。

　一方，TA，TXでは，ステープルの重なりの箇所の観察が容易という利点がある。いずれにしても，腸管壁の厚さや性状を見極め，適切な高さのステープルが装填された自動縫合器を選択することが縫合不全・吻合部出血を起こさないために肝要である。

▶ 合併症対策

　吻合の合併症として，縫合不全，吻合部狭窄，吻合部出血は常に付きまとう。

　縫合不全を予防するための吻合のコツは，①適切な厚さの縫合器を選択することと，②漿膜筋層の脱落に注意すること，③縫合器による縫合線（ステープルライン）が3点で重なっていることである。

　縫合器の選択に関しては前項で述べたとおりであるが，具体的にはEndoGIAならcamelかpurple，Echelonならwhiteかblueを選択することが多い。出血の予防にはステープルの高さの低い縫合器がよいが，腸管が裂ける可能性があるため，浮腫の強い腸管ではステープルの高さの高いものを選択するべきである。漿膜筋層の脱落を予防するためには，漿膜筋層が裂けていないかなどをきちんと見極めて支持糸をかけること，縫合距離が長くて3点支持で足りないときには追加の支持糸をかけることが肝要である。特に吻合腸管の口径差がある場合には，口径の大きいほうの腸管壁が脱落しやすいため，注意が必要である。縫合不全が生じやすいと考えられるポイントはstaple on stapleの箇所と考えられる。この交点である3点はステープルが必ず重なるように，端にかける支持糸は少し余裕をもってとり，自動縫合器で確実に縫合線の端が切りとれるようにする。また，sealing testは必ず行い，空気漏れを認める場合には補強縫合を追加する。

　吻合部狭窄については，筆者らの科でも1例（0.3%）に認めた。横行結腸部分切除の症例で，絶食による保存的治療で軽快した。吻合部狭窄の原因としては，血流障害や縫合不全，炎症，不適当な吻合などが一般的であるが，本症例は数日の

保存的治療で軽快したことから，術後の炎症による浮腫が原因と考えられた．吻合部狭窄の予防のコツは，血流やテンションに注意することと，吻合径が狭い場合には前述のように腸管切開を加えて吻合径を広くすることである．三角吻合では術中に吻合部出血を確認しやすく，筆者らの科では術後出血ゼロと良好な成績であった．内翻吻合後には腸鉗子を外し，必ず出血の有無を確認することが肝要である．

● おわりに

器械による端々三角吻合の手技について解説した．本法は生理的端々吻合で，手縫いと同様の感覚で行える器械吻合である．筆者らの科では，腸管切除を伴わないストマ閉鎖などにも応用している．

吻合時のコツを押さえることで安全で簡便な吻合が可能であり，ぜひ読者の吻合法のレパートリーに加えていただきたい．

〔文献〕
1) 福長洋介・他：結腸切除後の端々三角吻合法．臨外 60 (10)：1269-1273, 2005
2) Fukunaga Y, et al: A novel laparoscopic technique for stapled colon and rectal anastomosis. Tech Coloproctol 7(3): 192-197, 2003
3) Fukuanga Y, et al: Triangulating stapling technique for reconstruction after colectomy. Hepato-gastroenterology 54(74): 414-417, 2007
4) 福長洋介・他：大腸切除後再建 器械吻合-端々三角吻合法．外科 78(12)：1382-1387, 2016

〔江本 慎，福長洋介〕

5 結腸腹腔内吻合

　大腸癌手術には，根治的リンパ節郭清・腸切除と血流が良好で緊張や捻じれのない安全で的確な吻合が求められる．腹腔鏡下結腸癌手術においては，中枢側リンパ節郭清・血管処理と腸管授動までを腹腔鏡下に行い，腸間膜処理と腸切除・吻合は体外で行う腹腔鏡補助下手術が一般的である．筆者らは，肥満や癒着・腸間膜短縮などで体外での腸切除・吻合が困難な患者などに対して，腸切除・吻合まで体内で腹腔鏡下に行う完全腹腔鏡下手術を適用している．完全腹腔鏡下手術では，腫瘍部への操作を最後に最小限にするので腫瘍部への操作を極力回避する"no-touch isolation technique"をよりよく遵守できること，過剰な腸管授動も回避でき，小切開創の部位制限がなく，吻合法に修熟すれば体外よりも安全に吻合を行えるなど，癌手術としても低侵襲手術としても質が高い．本項では，主な術式における結腸腹腔内吻合の要点を述べる．

◆ 完全腹腔鏡下結腸右半切除術

・図1：完全腹腔鏡下結腸右半切除
a：ポート配置（丸数字はポートサイズmm），b：内側アプローチで中枢側D3郭清・血管処理と横

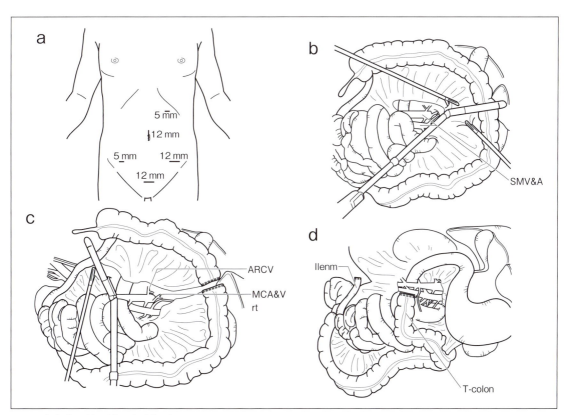

図1　完全腹腔鏡下結腸右半切除

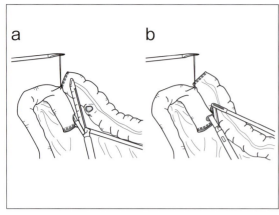
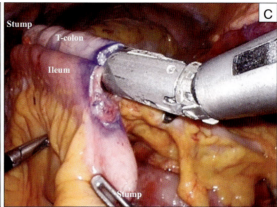

図2 腹腔鏡下回腸横行結腸側々吻合

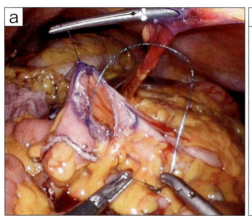
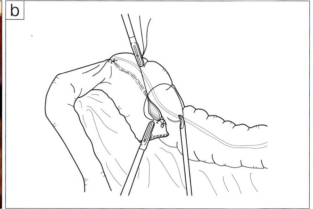

図3 腹腔鏡下ステープラー挿入孔閉鎖

行結腸間膜・大網処理ののち横行結腸切離，c：回腸間膜処理ののち回腸切離，d：完全腹腔鏡下結腸右半切除後．
SMV&A：上腸間膜動静脈，ARCV：副右結腸静脈，MCA&V rt：中結腸動静脈右枝，T-colon：横行結腸，Ileum：回腸

- 図2：腹腔鏡下回腸横行結腸側々吻合

回腸断端を腸間膜のねじれがないことを腹腔鏡下に確認しつつ横行結腸側に順蠕動になるように沿わせ，a：回腸断端より1 cm口側，b：横行結腸断端より8 cm肛門側に小孔を開けてステープラー（Signia60 camel）を挿入し，c：腸間膜を巻き込まないように対側にて腸管を的確にステープリングして吻合する．脂肪の厚い患者にこそ，この吻合は安全確実に行える．

Ileum：回腸，T-colon：横行結腸，Stump：断端

- 図3：腹腔鏡下ステープラー挿入孔閉鎖

a：ステープラー挿入孔より腸管内腔を観察し，出血なく吻合が確実に行えていることを確認したのち，b：ステープラー挿入孔をV-Locで連続全層縫合して閉鎖する．V-Locを用いることで結紮を要せず，緩みのない連続縫合で確実な閉鎖が行える．

- 図4：腹腔鏡下回腸横行結腸側々吻合完了

a：漿膜筋層縫合を数針加え，b：吻合を完了する．

Anastomosis：吻合部，Ileum：回腸，T-colon：横行結腸

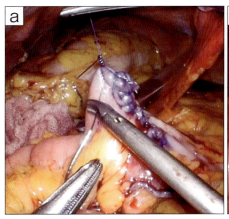
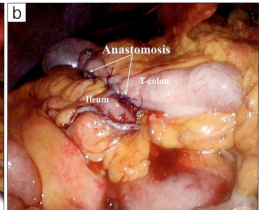

図4 腹腔鏡下回腸横行結腸側々吻合完了

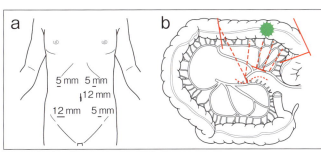
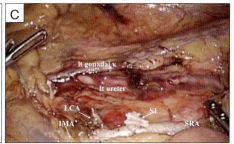

図5 完全腹腔鏡下左結腸切除

◆ 完全腹腔鏡下左結腸切除術

SD junction 近傍の進行結腸癌に対して，腹腔鏡補助下手術で吻合を体外で行う場合は左結腸曲の授動が必要となる．左結腸曲授動では，脾臓や膵臓を損傷しないように注意を要する．完全腹腔鏡下手術で体内吻合（結腸腹腔内吻合）を行えば，左結腸曲の授動は不要で，危険を伴う過剰な授動なしに安全確実な吻合が行える．

・図5：完全腹腔鏡下左結腸切除
a：ポート配置（丸数字はポートサイズ mm），b：内側アプローチで中枢側 D3 郭清・血管処理と腸間膜処理ののち完全腹腔鏡下に病変部腸管を切除する．c：切除後にも血管処理部や剥離面に出血や損傷のないことを確認する．
IMA：下腸間膜動脈，LCA：温存した左結腸動脈，S1：第1S状結腸動脈切離端，SRA：上直腸動脈，lt ureter：左尿管，lt gonadal v：左性腺血管

・図6：腹腔鏡下下行結腸 S 状結腸側々吻合①
a：S状結腸断端を腸間膜の捻じれがないことを腹腔鏡下に確認しつつ下行結腸側に順蠕動になるように沿わせ，b：下行結腸断端より1cm口側，S状結腸断端より8cm肛門側に小孔を開けてステープラー（Signia60 camel）を挿入する．
D-colon：下行結腸，S-colon：S状結腸，Stump：断端

・図7：腹腔鏡下下行結腸 S 状結腸側々吻合②
a, b：腸間膜を巻き込まないように腸間膜対側にて腸管を的確にステープリングして吻合する．脂肪の厚い患者にこそ，この吻合は安全確実に行える．
D-colon：下行結腸，S-colon：S状結腸，Stump：断端

・図8：腹腔鏡下下行結腸 S 状結腸側々吻合③
a：ステープラー挿入孔から内腔を観察して出血

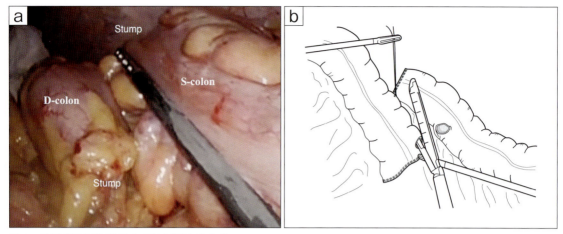

図6　腹腔鏡下下行結腸S状結腸側々吻合①

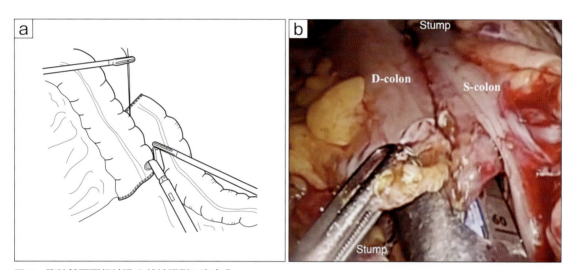

図7　腹腔鏡下下行結腸S状結腸側々吻合②

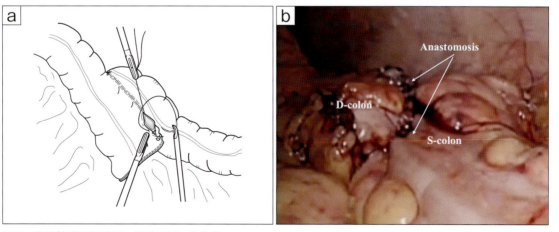

図8　腹腔鏡下下行結腸S状結腸側々吻合③

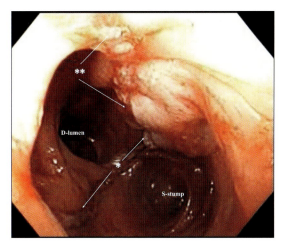

図9 腹腔鏡下下行結腸S状結腸側々吻合部術中内視鏡像

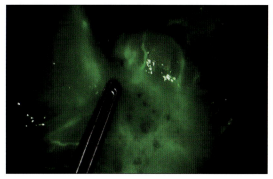

図10 ICG蛍光法による腸管血流のチェック

なく吻合が確実に行えていることを確認したのち，ステープラー挿入孔をV-Locで連続全層縫合して閉鎖し，b：漿膜筋層縫合を数針加えて吻合を完了する。
Anastomosis：吻合部，D-colon：下行結腸，S-colon：S状結腸

- **図9：腹腔鏡下下行結腸S状結腸側々吻合部術中内視鏡像**

　吻合直後に術中大腸内視鏡を行い，吻合部にリークや出血などの問題のないことを確認する。
＊：ステープラー吻合部，＊＊：ステープラー挿入孔閉鎖部，D-lumen：下行結腸内腔，S-stump：S状結腸断端

● おわりに

　完全腹腔鏡下手術における結腸腹腔内吻合は，特に肥満や癒着・腸間膜短縮などで体外での腸切除・吻合が困難な患者に極めて有用で修得すべき手技である。なお，腹腔内結腸吻合の際の腹腔内感染を予防すべく，術1日前に下剤による機械的前処置とカナマイシン＋フラジール内服による化学的腸管前処置を併用している。また，最近は，図10に示すように，ICG蛍光法を適宜活用して腸切除後や吻合後の腸管血流のチェックも行っており，合併症ゼロの安全で確実な結腸腹腔内吻合を目指して日々工夫を凝らしている。

（奥田準二，鱒渕真介，石井正嗣，田中慶太朗，山本誠士，濱元宏喜，大住　渉，鈴木重徳，内山和久）

6 double-stapling technique (DST 端々吻合)

◆ 吻合のための器具

- 自動縫合器：エンドGIA™ トライステープル™（コヴィディエン社）
  Powered ECHELON FLEX（ジョンソン・エンド・ジョンソン社）
- 自動吻合器：EEA™（コヴィディエン社）
  CDH（ジョンソン・エンド・ジョンソン社）

◆ 手技

▶ 肛門側腸管切離

　S状結腸癌であれば残存直腸の血流を考慮して直腸S状部（岬角のレベル）で，直腸癌の場合は術中内視鏡で腫瘍の位置を確認し適切なmarginを確保して切離予定線を決定する。腸管壁を損傷しないように留意しながら腸間膜を処理する。その際，肛門側の血流を確保するため，やや肛門側に戻るラインで処理するように心がけることがポイントである。その後，直腸癌であれば遊離癌細胞のimplantationを防ぐ目的で腫瘍下縁に着脱式腸鉗子をかけ，直腸内を生理食塩水500〜1,000 mLで洗浄を行う。

　続いて自動縫合器で直腸の切離を行う。特に背側の腸管壁を損傷しないように，腸鉗子に沿わせて挿入する。また，確実に腸管軸に垂直に挿入・切離することが重要であり，可能であれば口側腸管を腹壁側に挙上し腸管の背側から直交していることを確認する（図1）。切離する縫合器は，エンドGIAの場合はパープルカートリッジで，ECHELONの場合はゴールドまたはブラックカートリッジで切離している。

▶ 口側腸管切離

　授動した口側腸管断端を小開腹創より体外に誘導する。腫瘍から十分なproximal marginを確保して口側腸管の腸間膜処理を行う。この際に注

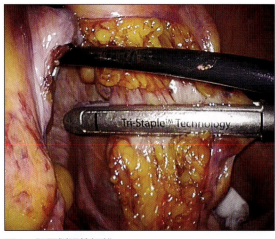 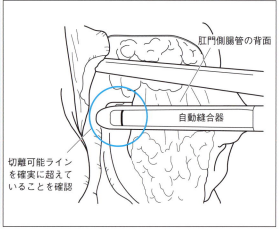

図1　肛門側腸管切離
自動縫合器で肛門側腸管を切離する際は可能ならば背側から腸管軸に直交していることを確認する。

意する点は，切離線の位置決定（後述）と断端の血流確保である．切離した中枢側動脈断端を頂点として切離予定腸管までを直線的に処理するのではなく，辺縁動脈を注意深く観察しアーケードを残すように処理することがポイントである（図2）[1]．また，腸管近傍の腸間膜処理を必要最小限とすることも重要である．ここまで処理したところでしばらく（5分前後）待ち，腸管の demarcation line を観察する．最近では，ICG 蛍光法を利用し腸管血流を評価している施設もみられる．この間に，温存予定腸管断端付近の直動脈の拍動が確認できればなおよい．続いて波型鉗子をかけて直針を通し，腸管を切離して検体を摘出する．腸管口側切離断端より自動吻合器のアンビルヘッドを挿入し巾着縫合糸をゆっくりと結紮する．筆者らは1回結紮した後にさらに1周回して，断端が全周性に確実に結紮されるよう心がけている．その後，口側腸管を腹腔内に還納し体腔内吻合に移行する．

▶吻合

再度気腹を行った後，口側腸管の断端が骨盤内にゆとりをもって誘導できることを確認する．吻合部への緊張が懸念される場合は，口側腸管の授動を追加する．その後，低位での吻合の場合は骨盤内の視野展開を行い，特に女性の場合は腟後壁が吻合部に巻き込まれないように注意する．続いて経肛門的に自動吻合器本体を挿入する．断端に均一な円筒状のテンションが適度にかかるように本体を保持する．その際，円の中心付近を断端のステープルラインが通る位置に調節する．

次にセンターロッドをステープルラインの腹側あるいは背側にわずかにずらして貫通させる（図3）．2回のカートリッジで切離した場合は，確実に交点を打ち抜く位置にロッドを出すことが重要である．

アンビルヘッドとロッドを合体させたら吻合器を半分程度締め込み，腸間膜のねじれがないことを確認する．吻合が低位となった場合，吻合への緊張を低減するため，腹側を12時としたときに

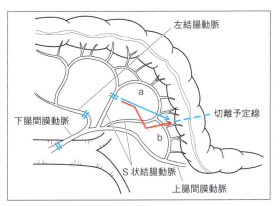

図2　口側腸管の腸間膜処理
切離した動脈から直線的に処理するのではなく（a），辺縁動脈の走行を注意深く観察しアーケードを残すように処理する（b）．

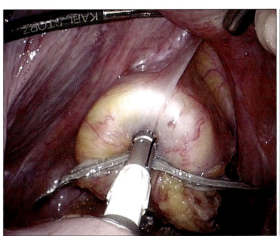

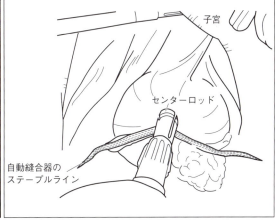

図3　センターロッドの出す位置
ステープルラインのわずかに腹側にセンターロッドを出している．

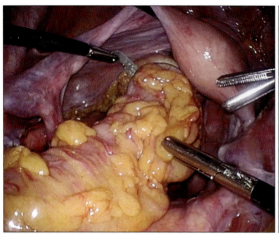

図4 口側腸管の向き
口側腸管の腸間膜の向きが1～2時方向になるように調整する。

腸間膜処理部が1～2時方向になるように調整する(図4)。その後,周囲組織や腸管断端付近の脂肪組織などが巻き込まれないように注意しながら,ゆっくりと吻合器を締めていく。

各吻合器の目安(後述)まで締めこんだら,組織がなじむまで1分間待ってからファイアしている。ファイアの際には本体がぶれないように両手でしっかりと把持し,そのまま1分間待ってからリリースしている。吻合終了後は打ち抜かれたリングを確認する。口側・肛門側ともに全層で全周性に切除されていることを確認し,特に肛門側ではステープルライン(2回切離の場合は交点)が打ち抜かれていることを確認する。

● リークテストおよびドレーン留置

吻合が低位となった場合にはエアリークテストを行う。骨盤内に生理食塩水を吻合部が浸る程度に貯留させ,吻合部口側を着脱式腸鉗子にて閉鎖し,経肛門的に緩徐に空気を注入する。また,内視鏡下に吻合部の止血を確認する場合には送気にてエアリークテストの代わりとする。もしバブルが確認できた場合には,その部位を同定し腹腔鏡下に縫合補強を加える。リークの程度によっては吻合をし直す,さらにはdiverting ileostomyを造設するなど状況に応じて対応する。

腹腔ドレーンは左下腹部のポート創より8 mmのプリーツドレーン(クリオドレーンバック,ソフトタイプ:住友ベークライト社)を吻合部の背側を通してJ字型として骨盤底に留置している。また,低位吻合の場合は吻合部の減圧目的に経肛門ドレーンを全例に留置している[2]。10 mmのソフトプリーツドレーンのソフト部を約3 cm残して先端を円形に細工し,さらに両側に切り込みを入れたもの(図5a)を経肛門的に吻合部を超えて口側に留置する。肛門縁に1針固定し,約3～5 cmの部位でカットし開放式ドレーンとする(図5b)。以前は排液バッグに接続し閉鎖式としていた[3]が,ねじれや牽引による痛みを軽減し,離床の妨げにならないよう配慮し開放式としている。経肛門ドレーンは術後5日目に抜去している。

◆ 特徴

器械吻合はsingle stapling technique (SST)とDSTに大別されるが,両者の違いとしては,肛門側腸管を巾着縫合とするか,自動縫合器での切離とするかという点があげられる。DSTでは肛門側腸管は閉鎖されているので汚染のリスクはほぼないが,ステープルラインと直交するように自動吻合器を用いるため,ステープルラインの交差が不可避である。DSTの縫合不全の約半数はこの交差部で起きるとする報告もあり[4],DSTの短

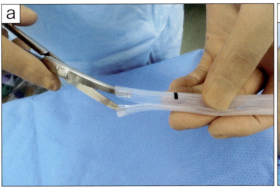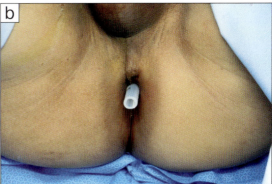

図5 経肛門ドレーン
a：10 mm のプリーツドレーンの先端を円形に細工し，両側に切り込みを入れる。
b：肛門縁に1針固定し開放式ドレーンとしている。

所と考えられる。

◆ この吻合法を用いている理由

　DST は，現在では左側結腸・直腸手術における標準的な再建法として広く受け入れられている。肛門側の直腸断端に巾着縫合をかける必要がなく，口径の異なる腸管でも汚染の少ない術野で迅速かつ安全に吻合できる本法を第一選択としている。また，より低位の吻合の際にも比較的容易に，安全に行える点で有用と考えている。

◆ コツ

- 手術手技に入る前に，全身麻酔がかかった後に改めて直腸診を行い，腫瘍の解剖学的位置を確認するとともに，肛門の径を確認しておく。もし肛門狭窄がある場合には愛護的に指で拡張しておく。
- 吻合に緊張がかからない口側腸管の長さは，吻合が岬角付近の場合は口側腸管の断端が臍と恥骨結合部を結んだ線の中点付近まで，低位での吻合の場合は恥骨結合付近まで，超低位吻合なら恥骨結合を超えるあたりまで，を体外操作の際の目安としている。
- 自動吻合器は通常 28～31 mm のものを使用しているが，口側腸管が細い場合には無理せずに 25 mm を使用する。また，吻合部が超低位の場合，サイズが大きいと本体が十分に入りきらず，肛門粘膜を引き込むなどして吻合が不完全な状態になりやすいので 25 mm を選択することが多い。
- 吻合器の締め込みの目安は，EEA の場合は 4.8 mm のステープルサイズを使用し最大まで，CDH の場合はグリーンレンジの中央付近まで締めこむことが多いが腸管の厚さに応じて調節する。
- 腹腔ドレーンを逸脱させないよう留置するために左下腹部のポートを骨盤底方向に向かって刺し直し（新たに腹膜を貫く），その経路に沿ってドレーンを挿入する工夫を行っている。

◆ ピットホール

　腸管切離はなるべく1回で行うことが望ましいが，無理に縫合器内に腸管を押し込むと腸管損傷やステープルの形成不全を招く恐れがあるため，特に下部直腸での切離の際には計画的に2回で切離することも考慮する。2回での切離を可能にするには，1回目で腸管径の 2/3 程度まで切離しておくとよい。また，2回目の切離においては1回目のステープルラインの遠位端を確実に切除側に含めるよう切離する。

　縫合不全を少しでも低減させるために，自動縫合器のステープルラインと自動吻合器のステープルがどのように重なるかに注意が必要である（図

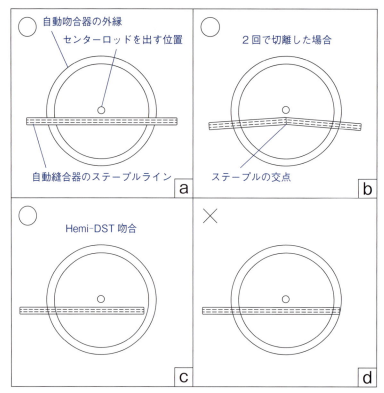

図6 自動縫合器のステープルラインと吻合器の重なりの良悪
a：DST吻合の際の理想的なステープルの重なり。
b：2回のカートリッジで切離した場合は，吻合器で必ずその交点を打ち抜く。
c：ステープルラインの端が吻合器のステープルに重なりそうな場合は，端が吻合器の内腔側に打ち抜かれるように吻合する（Hemi-DST吻合）。
d：ステープルラインの端が吻合器のステープルに重ならないように注意する。

6）。前述のように，2回のカートリッジで切離した場合は自動吻合器でその交点を確実に打ち抜くことが重要である（図6b）。また，肛門側切離断端のステープルラインの端に自動吻合器の交点が位置しないように注意する（図6d）。内腔側に打ち抜くか（Hemi-DST：図6c），断端を超えて位置するよう（図6a）に調整することが重要と考える。

経肛門的に自動吻合器を挿入する際，断端までの距離が短い場合は，閉鎖された断端を引き裂かないように注意が必要であり，逆に断端まで距離がある場合は，挿入に難渋することがあるので本体を愛護的に挿入する。肛門を通過させる際に最も抵抗があるため勢いよく押すのではなく，左右にひねりながらゆっくりと挿入する。

吻合後の本体を引き抜くときにも左右に回転させながら愛護的に引き抜く。ひっかかりが強く容易に引き抜けない場合には，無理な抜去は行わず180度以上回転させるなど工夫する。

〔文献〕
1）國場幸均，四万村司・他：直腸癌に対するNOSE（natural orifice specimen extraction）．臨床外科．2015；70(8)：957-963
2）Tanaka K, Okuda J, et al: Risk factors for anastomotic leakage after laparoscopic surgery with the double stapling technique for stage 0/I rectal carcinoma: a subgroup analysis of a multicenter, single-arm phase II trial. Surg Today. 2017, 47(10): 1215-1222
3）國場幸均，四万村司・他：腹腔鏡下直腸手術におけるNOSE（natural orifice specimen extraction）－経肛門的摘出症例．消化器外科．2014；37：961-970
4）Ikeda T, Kumashiro R, et al: Evaluation of techniques to prevent colorectal anastomotic leakage. J Surg Res. 2015; 194(2): 450-457

（大島隆一，國場幸均）

7 double-stapling technique（DST 端側吻合）

◆ 吻合のための器具

推奨されるステープラー
 PROXIMATE® ILS CDH25A サーキュラーステープラー（Ethicon）
 PROXIMATE® ILS CDH29A サーキュラーステープラー（Ethicon）
 EEA™ 25 サーキュラーステープラー（Medtronic）
 EEA™ 28 サーキュラーステープラー（Medtronic）
 そのほか，スマートリトラクター（TOP corporation）もしくは Wound Retractor（Applied Alexis），リニアステープラー（各社のもの），アンビル仮固定のための 4-0 糸などが必要となる。

◆ 手技

▶ 準備

低位前方切除を行うため直腸の剝離を行い，腫瘍肛門側で直腸を切断する。腹壁に小切開を加え腸管を腹壁外に誘導できるようにする。スマートリトラクター（TOP corporation）や Wound Retractor（Applied Alexis）などで創部を固定する。滅菌シーツをリトラクターに挟むようにして固定しておくと創部の汚染が少ない（図1）。

▶ 手技

腫瘍を含む口側腸管を十分腹壁外に誘導する。腫瘍口側で2本の腸鉗子で腸管を把持したのち，その間を電気メスなどにより切開し腫瘍を切除する。開放した口側結腸の3点をアリス鉗子で支持し内腔を生理食塩水で洗浄する。アンビルのロッドに着脱式トロカーを装着し，トロカー側から腸管内にアンビルを挿入する（図2）。

着脱式トロカーを用いてロッド先端を結腸の腸間膜対側より貫通させる。トロカーが腸管を貫通する際には，腸管の裂傷を避けるため，必ず電気メスなどで腸管を小切開しスムーズに貫通させる。装着していた着脱式トロカーの先端が腸管を貫通した後は，すぐにトロカーを取り外す。開放

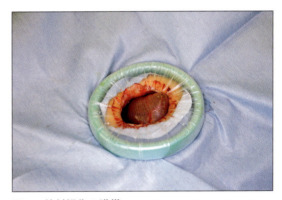

図1　体外操作の準備
創縁リトラクターで滅菌シーツを挟むと創部の汚染が回避できる。

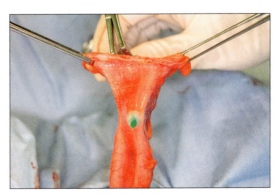

図2　アンビルの腸管内への挿入
腸管内にトロカー側からアンビルを挿入する。

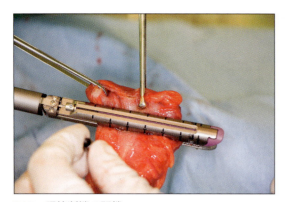

図3 腸管断端の閉鎖
腸管断端はリニアステープラーで閉鎖する。

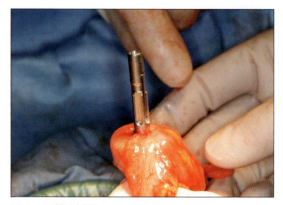

図4 腸管の補強
ロッドが貫通した腸管は吸収糸で補強しておく。

した腸管はリニアステープラーで閉鎖する(図3)。

アンビルの端から腸管先端までの距離は約3cm程度にする。ロッドが貫通した腸管は吸収糸で補強しておく(図4)。アンビルの装着が終わったら腸管を腹腔内に戻す。

腹腔鏡の場合は再気腹しアンビルを装着した腸管を骨盤内に誘導する。肛門側断端との吻合の際，肛門側断端のリニアステープラーのラインを避けてサーキュラーステープラー本体のトロカーを貫通させ，口側に装着したアンビルと結合させる(図5)。

サーキュラーステープラー本体のダイアルを締めてアンビルを本体に引き寄せる際，口側の腸管断端がサーキュラーステープルのライン(円弧)外(端側吻合)になっていることを確認する。

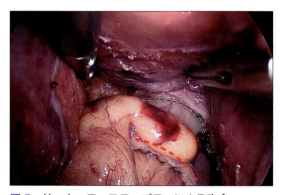

図5 サーキュラーステープラーによる吻合
口側腸管の断端(赤点線)がサーキュラーステープルの円弧外(黒点線)になっていることを確認。

側壁と直腸の断端を縫合する広義の端側吻合である。端側吻合は排便機能が端々吻合より良好で，縫合不全率や狭窄などの吻合関連合併症が少ないと考えられている。

◆ 特徴

国内では直腸の吻合は Double-stapling technique(DST)による End-to-end anastomosis(端々吻合もしくはストレート吻合)が行われていることが多い。しかし本手法は吻合が低位になるほど排便機能が不良となる。また，一定の割合で縫合不全も発生する。直腸の手術では術後の排便機能の改善や縫合不全率の減少のため様々な工夫が行われてきた。そのなかでも，End-to-side(端側吻合)吻合および J-pouch 法は，ともに結腸の

◆ コツ

アンビルトロカーを用いて腸管を貫通させる際には以下の注意が必要である。
①腸間膜対側より貫通させる。腸間膜側をステープラーが噛み込み，血流が遮断されることを避ける。
②トロカーを貫通させる際には，腸管に電気メスで小切開を加えること。結腸の漿膜は特に裂けやすく小さな裂傷でもその後の牽引で裂傷が拡

張することがある。
③貫通した孔は糸で補強しておく。ロッドが貫通した孔は，ロッドを軸として意図せず牽引力がかかる．結腸側壁に貫通させた孔は裂けやすいので注意する．
④ほとんどの日本人の場合，サーキュラーステープラーのサイズは 25 mm でも十分である．狭窄は血流障害や縫合不全を契機として生じるので，サイズの選択はあまり関係ない．

◆ 吻合の利点と理論

　直腸の端側吻合の基本術式は 1950 年に Baker らが報告した手縫い吻合によるもので，当時より縫合不全率の頻度が低いことが報告されている[1]。

　これら端側吻合や J-pouch 法の利点については，複数の臨床試験が行われている．排便機能に関しては J-pouch 法が端々吻合より優れていることが複数の試験で示されている．17 報のランダム化比較試験のメタアナリシスでは，各種排便機能はストレート吻合（端々吻合）に比べ J-pouch 法のほうが有意に優れていることが示された[2]．また J-pouch 吻合と端側吻合を比較したランダム化試験では，術後合併症の頻度や術後排便機能は両者に有意な違いは示されていない[3]．メタアナリシスでも J-pouch と端側吻合の違いはなく[2]，簡便な端側吻合は J-pouch 吻合に変わり得る吻合と考えられている．端側吻合の吻合から盲端までの距離は，多くの臨床試験では 3 cm 程度とされている．このように臨床試験を通して端側吻合の有用性は証明されているものの，近年のサーキュラーステープラーは品質が改善されているため，縫合不全に関し端側吻合と通常の DST 吻合でどの程度の差があるのか定かではない．

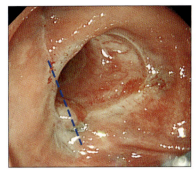

図 6　縫合不全を起こした症例の内視鏡像
サーキュラーステープラーの円弧とリニアステープラーのラインが重なり，リークを起こした症例の内視鏡像．点線はリニアステープラーのライン．

◆ ピットホール

　吻合の際は，リニアステープラーのラインをサーキュラーステープラーの円弧の端で噛み込まないようにする．サーキュラーステープラーの円弧上で噛み込むと，ステープルの形成不全が生じやすく，かえって縫合不全の原因となるので注意が必要である（図 6）．

〔文献〕
1) Baker JW: Low end to side rectosigmoidal anastomosis; description of technic. Arch Surg. 1950; 61(1): 143-157
2) Huttner FJ, Tenckhoff S, et al: Meta-analysis of reconstruction techniques after low anterior resection for rectal cancer. Br J Surg 2015; 102(7): 735-745
3) Doeksen A, Bakx R, et al: J-pouch vs side-to-end coloanal anastomosis after preoperative radiotherapy and total mesorectal excision for rectal cancer; a multicentre randomized trial. Colorectal Dis 2012; 14(6): 705-713

〔沖 英次，中西良太，安藤幸滋，中島雄一郎，佐伯浩司，池田哲夫，前原喜彦〕

8　single stapling technique（SST 吻合）

　SST 吻合は，開腹手術では，dog ear を作らないため行われることが多い．SST 吻合は，DST 吻合と比べ縫合不全をきたしにくいとしている報告[1]があり，動物実験では，SST 吻合のほうが吻合孔の形状が円形で，面積が 30％ 大きいと報告されている[2]．

　一般に，腹腔鏡下の盲腸～下行結腸の手術では小開腹創での機能的端々吻合が行われており，S 状結腸～直腸切除の際の吻合は，DST による端々吻合が行われている．したがって，腹腔鏡下では SST 吻合を行う状況は多くない．

　しかしながら，直腸癌手術における端々吻合の再建法では Low anterior resection syndrome（LARS）と呼称される排便障害をきたすこともあり，これを軽減させる目的で側端吻合が行われることがある．

　本項では SST 吻合による側端吻合について解説する．

◆ 適応

　腹腔鏡下大腸手術で，SST 吻合が行われるのは以下の状況と思われる．
①左側結腸癌，直腸癌において経肛門的にサーキュラーステープラーを挿入し，端側吻合で再建する場合
②S 状結腸，直腸癌手術において，恥骨上に小切開を置き側端吻合で再建する場合
　本項では，上記①，②について説明する．

▶ ①左側結腸癌，直腸癌における端側吻合で再建する場合

　残存腸管が長く残る場合は，IMA を根部で切離すると残存腸管の血流は内腸骨動脈系の血流に依存することになる．IMA を根部で結紮した場合，腹膜翻転部から 10～15 cm 口側までは血流が良好に保たれるとの報告[3]があり，肛門側腸管が 15 cm 以上となる場合は，IMA～SRA の温存が必要となる．

● 手技

　体外操作で標本摘出後，口側腸管にアンビルヘッドを挿入し，鏡視下操作へ移る．頭低位とし小腸は頭側に排除し，良好な視野を確保したうえで，愛護的に経肛門的にサーキュラーステープラーを挿入する．

　端側吻合に関しては，サーキュラーステープラーのトロッカーを出す際の，助手の肛門側腸管の盲端の適切な把持が最も重要なポイントである．術者が把持すべき部位を助手に指示する．肛門側盲端ではステープルラインを把持するのでなく，周囲の脂肪垂を把持することが肝要である．この際，過度に組織を進展させると吻合部狭窄の原因となるので，必要最低限とする．

　適切な部位を把持させた状態で，トロッカーを出し，その tension を維持したまま術者が，口側腸管のねじれに注意し，アンビルとトロッカーを装着する．サーキュラーステープラーと，肛門側盲端までの距離は 3～5 cm 程度とする（図 1）．サーキュラーステープラーの締め込みは，周囲組織の巻き込みや，隔壁形成の原因となり得る粘膜や筋層の引き込みがないのを確認しつつゆっくりと行う（図 2）．吻合部の組織の厚さに応じた適切な圧縮が得られる状態まで締め込み，20～30 秒間保持した後にファイアし，握り込んだまま 15 秒保持してからリリースする．この間も，助手は肛門側断端を適度な tension で把持し続けることに留意する．

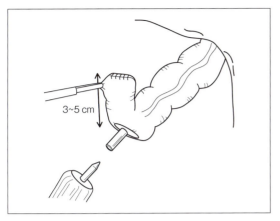

図1
吻合の際は，助手に肛門側腸管の脂肪垂を把持させる。

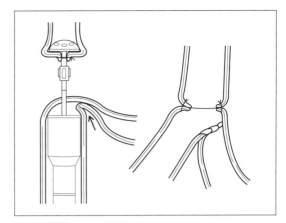

図2 粘膜の巻き込みによる隔壁形成

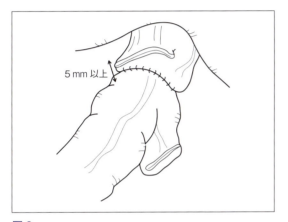

図3
直腸断端のステープルラインをサーキュラーステープラーにかみ込まないように腹側または背側にずらして吻合する。

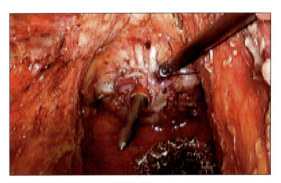

図4 アンビルヘッド挿入後

直腸癌手術のように肛門側残存腸管が短い場合は，吻合の際に，直腸断端のステープルラインをサーキュラーステープラーでかみ込まないように腹側（もしくは背側）に少し動かすことにより可能となる。ステープルラインから1.5 cm の所にトロッカーを出す[4]。このときも上記の場合と同じく助手との協調が大事である。直腸断端のステープルラインとサーキュラーステープラーの距離は5 mm 以上とし（図3），上記と同様の方法で吻合する。

▶ ②S 状結腸〜直腸癌手術において小開腹下に側端吻合で再建する場合

● 手技

腫瘍の肛門側まで，十分に剥離授動を行う。肛門側腸管の切離予定部分に腸管クリップをかける。経肛門的に10倍希釈のイソジン加生食2,000 mL などで洗浄する。この時点で恥骨上に小切開を置き，直視下で腸管クリップの1 cm 肛門側を切離する。切離断端に2-0 のモノフィラメント糸で purse-string suture をかけ，アンビルヘッドを挿入し縫縮する（図4）。この際，腹腔内の汚染には十分留意する。ただし，腸管切離部位が低位になる場合は，アンビルヘッドの挿入が困難になることが多いため注意が必要である。

恥骨上の切開創より標本を摘出し，口側腸管にサーキュラーステープラーを挿入し，必要に応じて腹腔鏡で観察しながら側端吻合を行う。この

際,口側腸管を十分に授動しておくと,サーキュラーステープラーの操作が容易になる.最後に,サーキュラーステープラー挿入部をリニアステープラーで切離する.

● おわりに

腹腔鏡下大腸癌手術において,SST吻合が行われる機会はそれほど多くないが,吻合法の1つとして,その手技を熟知することは必要であると考える.

〔文献〕
1) Brisinda G, Vanella S, et al: End-to-End Versus End-to-Side Stapled Anastomoses After Anterior Resection for Rectal Cancer. J Surg Oncol. 2009; 99(1): 75-79
2) Sadahiro S, Kameya T, et al: Which technique, circular stapled anastomosis or double stapling anastomosis, provides the optimal size and shape of rectal anastomotic opening?. J Surg Res. 1999; 86(1): 162-166
3) 前田耕太郎:直腸癌の外科治療に対する取り組み.日臨外会誌.2014;75(6):1461-1479
4) Oki E, Ando K, et al: The Use of a Circular Side Stapling Technique in Laparoscopic Low Anterior Resection for Rectal Cancer: Experience of 30 Serial Cases. Int Surg. 2015; 100(6): 979-983

〔幡野 哲,石田秀行〕

9 器械吻合-腹腔鏡下反転DST吻合

◆ 吻合のための器具

- 光学機器：3D内視鏡がより望ましい
  （Reduced port Surgeryでは5mm径内視鏡を別に準備する）
- 腹腔鏡下低位前方切除術用手術セット
- 自動縫合器：Endo GIA™ Universal ブルー60，ECHELON™ ゴールド60，TA™ ステープラーグリーン60
- 自動吻合器：DST Series™ EEA™ 25 or 28，CDH™ 25 or 29
- 着脱式腸鉗子
- 鰐口鉗子：エンドクリンチ™
- 腹腔鏡用および開腹用持針器
- レビテーター（手術台）
- ローンスターリトラクタシステム

◆ 適応

肛門側直腸の切離ラインを歯状線から2cm（肛門縁から4cm）以上確保できるS状結腸癌，直腸癌で，環周率が1/2周以下の症例を適応する。他臓器浸潤や肛門挙筋浸潤，肛門狭窄，腸間膜の脂肪量が多いため直腸の反転操作が困難な症例は適応外としている。

◆ 手術手技

S状結腸肛門側癌，直腸癌に対するS状結腸切除，前方切除後の吻合法の1つである。リンパ節郭清領域の腸間膜を含めた病変腸管を，まず肛門側で自動縫合器でステープリング切離する。次いで病変を含む肛門側腸管を反転して経肛門的に体外で，自動縫合器でステープリング切離して摘出し，肛門側直腸断端を再び体内に戻してdouble stapling technique（DST）を行う[1-3]（図1）。

▶ 腹腔鏡操作（中枢側リンパ節郭清と口側腸管切離）

通常法とReduced port surgery（RPS）のポートセッティングを図2に示す。

進行度に応じた中枢側リンパ節郭清を施行後，Total Mesorectal Excisionの層に沿って直腸を剝離する。吻合部にテンションがかからないようにあらかじめ左側結腸を十分に授動する。下部直腸癌では肛門管内で直腸壁と肛門挙筋の間で可及的肛門側まで剝離を進め，後方靱帯も切離する。この付近では，直腸間膜がほとんどないため間膜処理は必要ない。S状結腸や上部直腸では，肛門側直腸切離予定部位で直腸間膜を処理する（図3a）。

直腸内を洗浄後，郭清領域の腸間膜を切除側につけたまま癌より口側最低10cm離して腸間膜処理を行い，右下腹部ポートから自動縫合器を挿入して口側腸管をステープリング切離する（図3b）。RPSでは右下腹部ポートを5mmとして臍部のポートから自動縫合器を挿入して切離している。

● コツ

癌の環周率が1/2周以下であれば，癌により反転できない症例はほとんどない。中枢側郭清領域を含め反転する腸管と郭清領域の腸間膜の容量を必要最小限に減らすこと，剝離を十分に肛門側まで行うことで肛門側腸管の反転が容易になる。また口側腸管切離部位まで辺縁血管を温存して，口側腸管の血流を確保する（図4）。

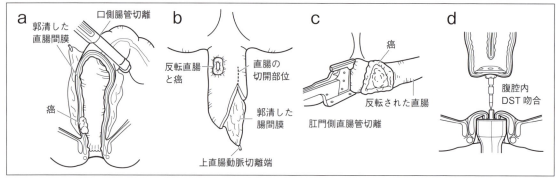

図1 反転法の手術手順
a：腹腔鏡下にリンパ節郭清と直腸の剥離を行い，次いで癌の口側腸管を切離する．
b：肛門側腸管を肛門より体外に反転し，直腸切開を加え，郭清領域を引き出す．
c：直視下に腸管洗浄し，肛門側切離距離を確保して癌の肛門側の直腸を切離する．
d：反転した肛門側直腸を腹腔内に戻し，腹腔鏡下にDSTで吻合する．

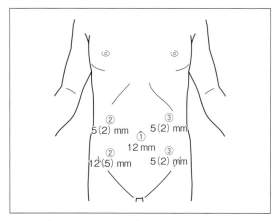

図2 ポートセッティング
①スコープ用ポート，②術者用ポート，③助手用ポート
（ ）内は Reduced Port Surgery での使用ポート径

▶会陰操作（肛門側直腸切離）

レビテーターで両下肢を挙上し，肛門操作に必要な十分な体位を確保する．特に低位直腸癌を体外に反転する場合は，ローンスターリトラクタが術野展開に有用である．指で愛護的に肛門をブジーする．再度直腸洗浄を行い，腹腔鏡観察下に鰐口鉗子を肛門より愛護的に挿入し，肛門側の直腸断端のステープルラインを確実に把持する（図5a）．肛門側腸管を郭清領域の腸間膜を含めて順次反転し，肛門から体外に引き出す（図5b，6a，6b）．

反転した肛門側腸管を癌をガーゼで被覆したまま約2Lのポビドンヨード入り生食で清拭，洗浄

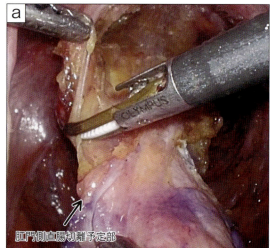
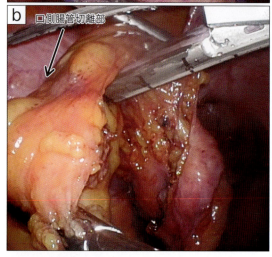

図3 口側腸管処理
a：肛門側直腸切離予定部腸間膜の処理．S状結腸や上部直腸では肛門側直腸切離予定部位で直腸間膜を処理する．
b：口側腸管の切離．自動縫合器で癌より約10cm口側で腸管を切離する．

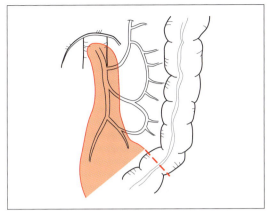

図4 肛門側腸管の反転を容易にするコツ
中枢側郭清領域の腸間膜と反転する肛門側腸管の容量を必要最小限とする。

する。次に肛門側腸管断端のステープルに沿って切離して開放し，中に引き込まれている郭清部を含む腸間膜を腸管外に引き出す(図7a)。

直視下に癌との肛門側断端距離(DW)を確保し，通常，TA™ ステープラーグリーン(ステープル高：2.0 mm)またEchelon™ ゴールド(ステープル高：1.8 mm)を腸管の12時から6時方向に向けて装着し，ステープリング切離して標本を摘出する。裂けやすいため1分以上かけゆっくりステープリングする(図7b)。

切離断端のステープルラインの両端は4-0吸収糸を使用して全層縫合する。引き続き反転した肛門側直腸を肛門から腹腔内に還納する。

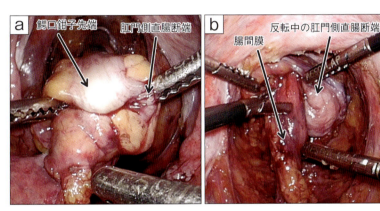

図5 肛門側腸管の反転操作
a：鰐口鉗子を肛門より愛護的に挿入し，癌の口側の腸管断端のステープルラインを含め確実に把持する。
b：癌の口側の切離断端を埋没縫合を行う要領で順次反転して肛門から完全に体外に引き出す。

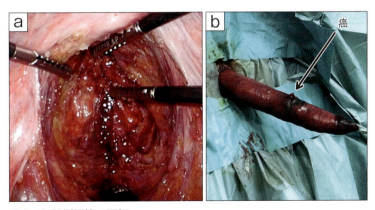

図6 肛門側腸管の反転
a：腹腔鏡で見た肛門側腸管が完全に体外に反転された状態。
b：肛門から入れた鰐口鉗子で口側腸管断端を把持して反転し，肛門から体外へ引き出す。

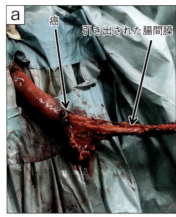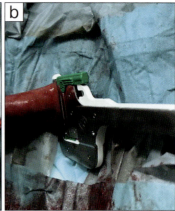

図7
a：直腸切開と郭清領域の引き出し。反転した肛門側腸管断端を切開開放し，中に引き込まれている郭清部を含む腸間膜を引き出す。
b：肛門側直腸切離。直視下に肛門側直腸切離部位を決定し，自動縫合器を12時6時方向にかけステープリングして切離する。

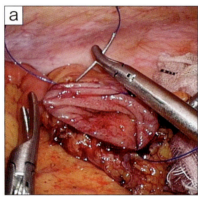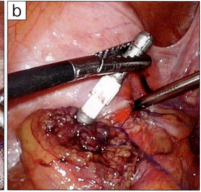

図8
a：口側腸管切離断端の巾着縫合。口側腸管に着脱式鉗子をかけ遮断し，切離断端を開放し，2-0針糸で巾着縫合を行う。
b：アンビルの装着。タイイングゾーンで巾着縫合した糸を結紮してアンビルヘッドに固定し，さらにエンドループ™で補強固定する。

● コツ

肛門側腸管の反転する操作では，肛門側切離断端よりさらに肛門側に4～5 cm離れた腸管を鉗子で把持し，これを起点として埋没縫合と同じ要領で切断部を把持した鰐口鉗子を肛門側に引き，順次反転を進め完全に体外に引き出す。

上部直腸癌で腹腔内で肛門側間膜を処理した場合は，直腸壁のみとなった薄い肛門側切離部を触診で確認して，ここで自動縫合器でステープリング切離する。

▶ **再び腹腔鏡操作（腹腔内DST吻合）**

臍部のポート創からアンビルのみを腹腔内に送り込む。再気腹して口側腸管に着脱鉗子を装着したのち，切離断端のステープルに沿って切除して口側腸管腔を開放し，断端に2-0針糸で巾着縫合を行い，自動吻合器のアンビルヘッドを口側腸管内に挿入する（図8a）。巾着縫合した糸をタイイングゾーンで結紮してアンビルに固定し，さらにエンドループ™で補強固定する（図8b）。吻合は通常のDSTで行う。腟などの夾雑物がないことを必ず確認し，緊張をかけずに，ゆっくりステー

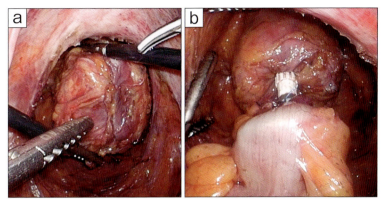

図 9 腹腔内 DST 吻合
a：自動吻合器本体の先端が肛門側断端まで到達していることを確認してステープルライン近傍でトロッカーを打ち抜く。
b：腟などの夾雑物がないことを確認し、緊張をかけない状態で DST 吻合を行う。

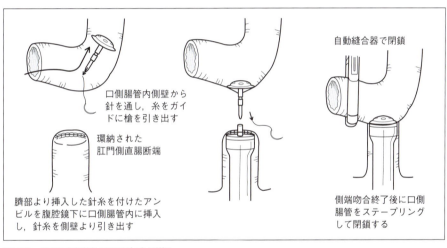

図 10 腹腔内側端 DST 吻合手順

プリングし，切離する（図9）。低位吻合では図10の手順で側端吻合を行う場合もある。

経肛門ドレーンを留置する。超低位の吻合や吻合に不安がある場合以外は diverting stoma は設置していない。

合が可能なことが大きな利点である。また標本を経肛門的に摘出する Natural Orifice Specimen Extraction（NOSE）の一法であり，腹壁に小切開を加えることなく，より低侵襲な Incisionless laparoscopic surgery が可能である[4]。

◆ 本吻合法を選択する理由

反転法は適応に制限があるが，肛門側直腸切離ラインを直視下に正確に決定できること，短時間に，簡略にしかも縫合不全の頻度が低い安全な吻

◆ ピットホール

反転操作が困難な場合は反転 DST 吻合に固執することなく，通常の DST 吻合や ISR に変更すべきである。

〔文献〕
1) Fukunaga M, Kidokoro A, et al: Laparoscopy-assisted low anterior resection with a prolapsing technique for low rectal cancer. Surg Today. 2005; 35(7): 598-602
2) 福永正氣, 木所昭夫・他:直腸癌に対する低位前方切除術の器械吻合―Double stapling 法(反転法を含む). 臨床外科. 2005;60(10):1275-1284
3) 梶谷鐶:消化管癌手術アトラス. 金原出版, 318-325, 1992
4) 福永正氣・永仮邦彦・菅野雅彦・他:大腸癌に対する小切開のない腹腔鏡下大腸切除術. 外科治療. 2010;103(5):501-510

〔福永正氣, 永仮邦彦, 大内昌和, 小浜信太郎, 東 大輔, 野本 潤〕

10 ISR 手縫い吻合

◆ 吻合のための器具

- 糸：4-0 PDS plus 45 cm
- 持針器：先がある程度細く，重くないもの（ヘガール持針器など）
- セッシ：やわらかい組織を損傷なく，しっかりと把持しやすいもの（ドベーキーセッシなど）
- 開創器：ローンスターリトラクタシステム 3307G
  エラスティックステイ 8G-3（12 mm 鈍針）
- 肛門ドレーン：24 Fr 尿道カテーテル

◆ 手技

- **腸管側** バイト：5 mm 程度
  ピッチ：全体で 20〜24 針程度
- **肛門側** バイト：5 mm 程度
  ピッチ：全体で 20〜24 針程度

▶ 準備

患者を砕石位にし，やや頭低位とする。こうすることで腹側の視野がよくなる。術者は会陰部のやや右側に位置する。ローンスターリトラクタシステムを使用し，先に切開を行った肛門側断端を十分に露出する。この際にエラスティックステイを 8 本用い，均等に牽引を行うが，牽引の強さは何度でも自在に変えることができるので，適切な視野が得られるまで，何度でも牽引し直すことが重要である。この段階で肛門管を肛門側からイソジン生食 1000 mL で洗浄する。口側腸管にパウチ形成を行うと術後 1 年間の排便機能がよいという報告もあるが，筆者らはパウチ形成を行っていない。ストレートに結腸を肛門へ誘導し，結腸肛門吻合を行っている。

▶ Post-anal repair（図 1）

手縫い吻合を開始するにあたり，肛門管の太さを指で確認する。肛門管の直径が約 2 横指以上の場合には，術後肛門機能が悪くなる可能性が高い。そのため，左右の肛門挙筋を 4-0 PDS で縫合し，肛門管の直径の調節（Post-anal repair）を行う。症例によっては肛門挙筋がよりにくい場合もあり，あまり無理をしない。

▶ Stay suture（図 2）

口側腸管を開放し，断端の止血をしっかりと行う。肛門挙筋と腸管の漿膜筋層を，12 時・3 時・6 時・9 時方向で 4-0 PDS を用いて縫合する。Stay suture を行うことにより，吻合時の緊張緩和・縫合不全時の腸管の口側へ引き込み防止をすることができる。

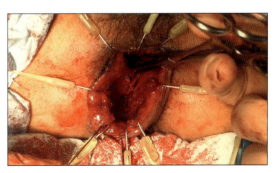

図 1　Post-anal repair
肛門挙筋を可能な範囲でよせ，肛門管の直径を調節する。

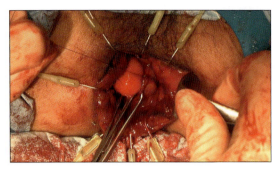

図2　Stay suture
肛門挙筋と口側腸管漿膜筋層を固定する。

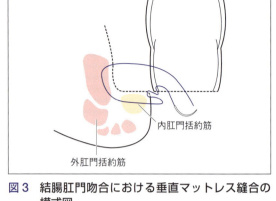

図3　結腸肛門吻合における垂直マットレス縫合の模式図

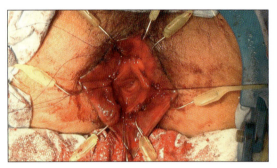

図4　結腸肛門吻合（4針終了後）

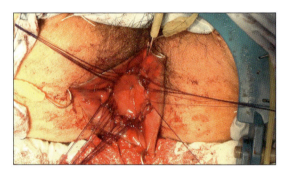

図5　結腸肛門吻合（終了後）

▶ 結腸肛門吻合

　ISRにおける手縫い吻合は，基本的に垂直マットレス縫合で行っている（図3）。運針上の問題で仕方のない場合には，全層一層縫合を行うこともある。

　運針の順番は，口側腸管全層→肛門全層→肛門粘膜→口側腸管粘膜の順番で行う。この順番で運針を行うと，すべての結紮点が肛門粘膜より内側に収まり，術後肛門部の違和感の減少に寄与すると考えている。全層縫合のバイトは5mm，粘膜縫合のバイトは2mm程度を目安にしている。特に肛門全層の縫合においては，外肛門括約筋を一部含むように垂直方向のバイトを深くし，しっかりとした縫合を行う。運針操作は煩雑で一気に運針を進めていきたくなるが，4-0 PDSの針は容易に曲がるため，無理をせずにいったん針を抜いてから，確実に縫合を進めていくべきである。

　縫合は，12時・3時・6時・9時方向の4針から開始する（図4）。このときに糸を結んでもよいが，糸を結ぶとスペースがなくなり，その後の縫合がスムーズに行えなくなることがあるので注意が必要である。縫合の間隔ができる限り均一になるように，縫合と縫合の真ん中に縫合を追加していくとよい。この方法でまず，ちょうど90度に4針ずつの縫合を行う。そうするとこの時点で合計16針の縫合を行うことになるが，上記の工夫を行っても大抵の場合縫合間隔は不均一であり，縫合の間隔が広いところに適宜，縫合を追加する。最終的に20〜24針程度の縫合を行っている（図5）。あまり多くの縫合を行うと，血流が悪くなり，術後縫合不全や術後狭窄の原因となる可能性があり，注意が必要である。最後に術後縫合不全および狭窄予防目的で24Fr尿道カテーテルを挿入し，肛門周囲皮膚に固定している（図6）。

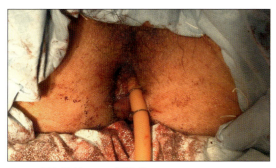

図6 経肛門ドレーン挿入後

◆ 特徴

結節縫合であり，1本ずつ結び具合を調整でき，やり直しも可能である．縫合の間隔が狭くなりすぎたり，強く結び過ぎたりした場合には吻合部の血流障害につながる可能性があり，後から縫合の調節ができることは非常に有用である．

◆ コツ

- 肛門挙筋と漿膜筋層のStay sutureを行い，対象となる臓器をしっかりと固定し，縫合部に過度の緊張がかからないようにする．
- ローンスターリトラクタシステムでしっかりと肛門を広げ，縫合を行うための視野を確保する．縫合の際にローンスターリトラクタシステムの牽引により，縫合部の緊張が強くなってしまうときには，適宜エラスティックステイを外し，緊張の調節を行ってもよい．
- 肛門全層の縫合を行う際には，しっかりとした縫合を行うために垂直方向のバイトを深くし，外肛門括約筋も一部取るように縫合を行う．
- 粘膜同士の縫合においては，乱暴な運針操作を行うと容易に粘膜が裂けるため，慎重で注意深い操作が必要である．
- 運針を口側腸管から開始し，縫合の結紮点が口側腸管に来るようにすると，縫合部が口側に引き込まれやすくなる．
- 縫合部の血流に留意し，縫合は20～24針程度に留める．

◆ ピットホール

肛門周囲は，解剖学的に様々な平滑筋・横紋筋が複雑に入り組んだ構造をしており，ISRで適切な手術を行い，可能な限り肛門機能温存するためには，肛門周囲の局所解剖に精通し，十分な経験を積むことが必要である．

手縫い吻合自体の操作に関わるピットフォールについては先に述べたとおりであるが，それに加えて，口側腸管の準備も重要である．特に腹腔鏡下手術でISRを行った場合には，肛門へ切除腸管を誘導し，経肛門的に腸管の切除を行いたくなるが，症例によっては左結腸動脈や下腸間膜静脈を温存していると腸間膜が突っ張り，経肛門的に十分な長さの腸管が出てこないことがある．この場合には，ためらわずに腹側の創（臍部もしくは人工肛門造設予定部）へ腸管を誘導し，腸間膜の処理を行うべきである．これを怠ると，以下の2つの問題に直面する可能性がある．①郭清すべき腸間膜が腹腔内に残り，郭清不足となる．②残すべき動脈のアーケードを不用意に切離し，口側腸管の血流障害が起きる．一方で，口側腸管が過度に長く経肛門的に過剰に誘導される場合には，たるみ過ぎない程度に腸管切除を行う必要がある．

ISR手縫い吻合においては，術後吻合部狭窄を呈することがある．人工肛門を閉鎖するまでは，外来診察の度に直腸診を行い，吻合部の状態を確認する必要がある．

〈岡林剛史，長谷川博俊〉

11 狭窄形成術

◆ 吻合のための器具

- 糸：4-0 PDS PLUS® (PDP771D) 45 cm 丸針 22 mm (SH-1) 1/2 周強彎
- 持針器：メイヨー・ヘガール持針器
- 鑷子：ドベーキー鑷子
- 開創器：中山式開創器または Alexis® O ウーンドリトラクター

◆ 手技

▶ 準備

クローン病に対する手術の際には，①肛門病変を伴っていたり，経肛門的内視鏡や減圧カテーテルの挿入が必要となったりする可能性がある，②骨盤内での癒着や骨盤内臓器との瘻孔形成などのため，骨盤鉤を使用が必要となるとの理由から砕石位で手術を開始する。

会陰部の手術操作が必要な場合には，メイヨー板は患者の左頭側に配置する。一方で，不要な場合にはメイヨー板は患者の右足側に配置する。そのため，術者はそれぞれメイヨー板と同側に位置する。

▶ 術式の選択

狭窄形成術は，主にクローン病でも特に小腸病変に対して行われる術式である。クローン病において小腸温存のための狭窄形成術の再発率は，腸切除術と差がないとの意見が一般的である[1]。バイパス術にみられる blind loop を形成せずに閉塞を解除することが可能であり，bacterial overgrowth のリスクがなく，より生理的な方法である。

狭窄形成術は明らかな潰瘍や穿孔性病変を合併しない狭窄部に適応される。吻合部狭窄や，狭窄長が長いあるいは多発する狭窄に対しては，術式の選択について慎重になるべきである。また，短い狭窄であっても近接する場合には，縫合部への緊張の観点から注意を要し，切除の適応も検討する。

一方で，大腸狭窄に対する狭窄形成術の有効性は確認されていないため，推奨されていない。このため大腸の狭窄病変には，切除を基本とする。

術前に，小腸透視あるいはダブルバルーン小腸内視鏡検査，および CT または MR エンテログラフィーなどによって病変部を評価し，狭窄部の長さと明らかな穿孔性病変がないことを確認しておく。

術後の栄養吸収を考慮して，腸切除は病変部を含めた最小限の範囲に留め，狭窄形成術を適応し小腸をできる限り温存することが原則である。しかしながら，一般的に慢性的な炎症や経口摂取制限を有するクローン病では，通常の腸管手術例に比して術後合併症，特に縫合不全のリスクが高い。近年の生物学的製剤の進歩に伴い，術後の手術的再発（再切除術）は減少しているため[2]，比較的腸管長が温存されている例や多数の縫合部が生じる低栄養・膿瘍合併例などでは，無理に狭窄形成術を適応せず，小腸切除を実施することも少なくない。

● Heineke-Mikulicz 法

Heineke-Mikulicz 法は，狭窄形成術の中では最も多く用いられ，病変部の長さが 8 cm 未満のものに適応される。

病変の口側と肛門側には腸鉗子をかけておく。狭窄部腸間膜対側中央で狭窄部端より口側および

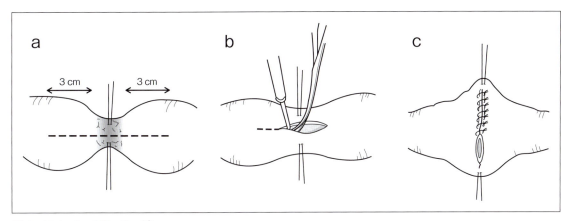

図1 Heineke-Mikulicz法

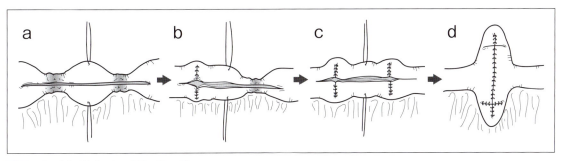

図2 double Heineke-Mikulicz法

肛門側にそれぞれ3cmの長軸方向切開線を決定し，その中心部両側に支持糸を置く（図1a）。電気メスと鉗子を用いて予定部位まで腸管を切開する（図1b）。支持糸を腸管と直交方向に牽引し，4-0糸を用いてGambee縫合一層結節縫合を行う（図1c）。

● double Heineke-Mikulicz法

Heineke-Mikulicz法を連続して行うと2つの縫合部同士の間隔が極端に短くなってしまうような，短い狭窄が10 cm以内に2か所連続する病変に適応となる。

狭窄部腸間膜対側中央で，2つの狭窄部端より口側および肛門側にそれぞれ3 cm外側から長軸方向に連続させた切開予定線を置き，その中心部両側に支持糸を置く（図2a）。電気メスと鉗子を用いて予定部位まで腸管を切開し，まず一方の狭窄部において，切開線と直交方向に4-0糸を用いてGambee縫合一層結節縫合を行う（図2b）。次いでもう一方も同様に，縫合を行う（図2c）。最後に支持糸を腸管長軸と直交方向に牽引し，4-0糸を用いてGambee縫合一層結節縫合を行う（図2d）。

● Finny法

8 cm以上（～15 cm）の狭窄病変，あるいは屈曲が著しく，腸管の進展が困難な場合がFinny法の適応となる。

非狭窄部の口側および肛門側にそれぞれ3 cmのマージンをとり，腸間膜対側からやや前壁側に寄った長軸方向の切開予定線を決定する（図3a）。電気メスで予定線に切開を置いたのち，切開線中央部腸間膜対側と切開線両端同士にそれぞれ支持糸を置く（図3b）。支持糸をそれぞれ牽引し，腸間膜側の切開線同士（後壁）を4-0糸によりGambee一層結節縫合（連続縫合も可）する（図3c）。

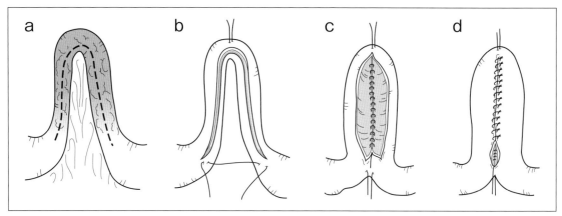

図3 Finny法

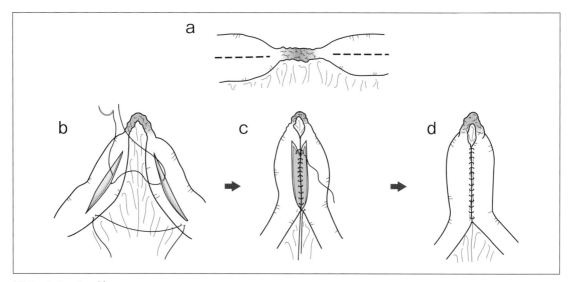

図4 Jaboulay法

次に腸間膜側（前壁）も同糸により Gambee 一層結節縫合を行う（図3d）。

● Jaboulay 法

狭窄部が長くかつ切除が困難である場合に適応される。形式的にはバイパス術の一種となるため，適応される病変は限定的である。

狭窄部の口側および肛門側にそれぞれ 3 cm 以上の腸間膜対側長軸方向の切開予定線を決定する（図4a）。この切開腸管長は，口側と肛門側の腸管を寄せ合わせるシミュレーションを行い，過度の緊張がかからないように決定する。電気メスで 2 つの予定線に切開を置いたのち，口側切開の口側端漿膜と肛門側切開の肛門側端漿膜に支持糸を置く（図4b）。切開長が長い場合には，口側および肛門側の中間にあらかじめ Gambee 一層結節縫合をかけ，結紮せずにおいておく。支持糸を牽引し，内側（後壁）遠位側から 4-0 糸により Gambee 一層結節縫合（連続縫合も可）を行う（図4c）。次に，前壁も同糸により Gambee 一層結節縫合を行う（図4d）。

● side-to-side isoperistaltic strictureplasty 法

15 cm 以上の長い連続性狭窄では side-to-side

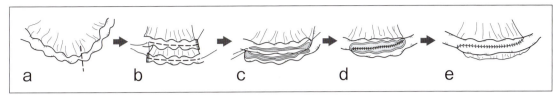

図5 side-to-side isoperistaltic strictureplasty 法

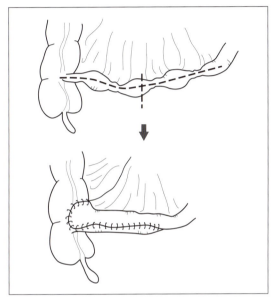

図6 modified side-to-side isoperistaltic strictureplasty 法

isoperistaltic strictureplasty 法が適応となる．この方法を考案した Michelassi は，病変部の長さの限界については触れていないが，64.3 cm の狭窄病変に対して施行された報告がある[3]．病変の途中に狭窄形成術の適応外となる腸管が存在しても，その部位を切除し，口側と肛門側を側々吻合することが可能である．

　狭窄部の中央で腸間膜を処理し，腸管を切離する（図5a）．順蠕動となるように腸管を平行に並べ，腸間膜対側で，重複させる腸管の長さに合わせて長軸方向切開線を決定し，吻合口の両端に支持糸を置く（図5b）．電気メスで予定線に切開を置いた後，盲端を作らないよう，各々の切離断端を三角形に切り落としてトリミングする．このとき，腸間膜側の切離端が病変のない部分になるよう注意する（図5c）．口側腸管の腸間膜側切離端の頂点と肛門側腸管の腸間膜対側切離端，口側腸管の腸間膜対側切離端と肛門側腸管の腸間膜切離端の頂点が重なるように，後壁から 4-0 糸により Gambee 一層結節縫合（連続縫合も可）する（図5d）．次に前壁も同糸により Gambee 一層結節縫合を行う（図5e）．

　バウヒン弁を含む回盲部病変に対しても modified side-to-side isoperistaltic strictureplasty 法（図6）が考案され，良好な成績が報告されている[4]．

▶ **術中操作の注意点**

　術中には，バルーン挿入による腸管径の評価や，術中内視鏡検査による粘膜病変の観察や狭窄部の評価が，術式の選択に有用である．狭窄部腸管径が 15 mm 以下の症例のうち約 80% は，軽い症状もしくは臨床的寛解であり，10 mm 以下になると症状が強くなることが報告されており[5]，10 mm 以下を狭窄形成術の適応とし，15 mm 以下の場合には口側腸管の拡張の程度や狭窄長によって適応を判断している．

　また，腸管の漿膜面に炎症所見がみられない場合など，肉眼的な視診あるいは触診による評価が難しい際には，術中内視鏡による腸管狭窄の評価を行う．

　クローン病での小腸癌の報告は稀ではあるが，活動性病変を残して腸管狭窄を解除する狭窄形成術において，狭窄形成部位での癌化例が散見されており[6]，狭窄部から生検を行い，癌の合併がないことを確認しておくことが大切である．

　また，狭窄形成実施部に金属クリップをマーカーとして留置しておくと，術後の画像評価時に有用である．一方で，縫合に対するドレーンの留

置は不要である。

〔文献〕

1) Ozuner G, Fazio VW, et al: Reoperative rates for Crohn's disease following strictureplasty. Long-term analysis. Dis Colon Rectum. 1996; 39(11): 1199-1203
2) Araki T, Uchida K, et al: Impact of postoperative infliximab maintenance therapy on preventing the surgical recurrence of Crohn's disease: a single-center paired case-control study. Surg Today. 2014; 44(2): 291-296
3) Michelassi F: Side-to-side isoperistaltic strictureplasty for multiple Crohn's strictures. Dis Colon Rectum. 1996; 39(3): 345-349
4) de Buck van Overstraeten A, Vermeire S, et al: Modified Side-To-Side Isoperistaltic Strictureplasty over the Ileocaecal Valve: An Alternative to Ileocaecal Resection in Extensive Terminal Ileal Crohn's Disease. J Crohns Colitis. 2016; 10(4): 437-442
5) Smedh K: Intraoperative endoscopy to identify strictures in Crohn's disease. Dis Colon Rectum. 2001; 44(4): 601-603
6) Campbell L, Ambe R, et al: Comparison of conventional and nonconventional strictureplasties in Crohn's disease: a systematic review and meta-analysis. Dis Colon Rectum. 2012; 55(6): 714-726

（荒木俊光，大北喜基，近藤 哲，問山裕二，楠 正人）

12 東北大式吻合（Antimesenteric cutback end-to-side isoperistaltic anastomosis）

◆ 東北大式吻合の特徴（表1）

　東北大式吻合（Antimesenteric cutback end-to-side isoperistaltic anastomosis）は，吻合部狭窄の予防と末梢血流の温存を企図したクローン病に対する新しい吻合法である[1-3]．クローン病の腸管切除術後の狭窄再発は，吻合部近傍に起きやすいことが知られている．また，縦走潰瘍などの病変は，腸間膜側に起きやすいことが知られている．本吻合は順蠕動の手縫い吻合であり，腸間膜付着部対側の腸壁を切開することで，口側腸管と肛門側腸管の口径差をなくし，吻合径を広くなだらかに確保するとともに，腸管を180度回転させて吻合することによって，潰瘍を起こしやすい腸間膜付着側同士の吻合を避け，末梢循環を確保することを意図している．

◆ 適応

　基本的には，手縫い吻合が可能な位置であれば，小腸-小腸吻合，小腸-結腸（直腸）吻合，結腸-結腸（直腸）吻合のいずれに対しても適応となる．ただし，口側および肛門側の腸管径が5 cm以上の症例では，本吻合を行うと吻合径が非常に広くなり吻合に時間もかかるため，口径差が大きくない場合には当施設では手縫い端端吻合で行うこともある．

◆ 注意点

- 炎症で腸間膜が分厚い症例では，腸管の回転が困難な場合がある．
- cutback操作を行うため，通常の手縫い端端吻合以上に腸管を寄せる必要がある．吻合部に緊張がかからないように，十分な剥離が必要である．
- 腸管同士が180度ひねられての吻合になるため，腸管と腸間膜の位置関係に注意し，吻合後に内ヘルニア様にならないか，あらかじめ判断しておく（特に直腸吻合では，直腸間膜で固定されており腸管の自由度が少ないため注意を要する）．
- cutback長が長い症例では，4-0 PDS両端糸90 cmが2本必要なことがある．

◆ 吻合手技

▶ 腸管径の測定，マーキング（図1）

　吻合の場として腸管を図1のように配置する．病変腸管の切除時に，口側と肛門側の腸管径（圧座し直線化した長さ）を測定する．腸間膜対側の腸壁に，相手方の腸管径の長さを皮膚ペンでマーキングする．本操作によって，口径差のない吻合ラインを設定することができる．

▶ 腸間膜対側での腸壁切開（図2）

　マーキングした腸間膜対側（antimesenteric）の腸壁を電気メスにて切開（cutback）する．本操作

表1　東北大式吻合（Antimesenteric cutback end-to-side isoperistaltic anastomosis）の特徴

1. なだらかに大きく広がる吻合形
2. 腸管口径差の調整が可能
3. 吻合径が広いため脆弱な腸管に対して全層縫合が可能
4. 腸管内腔の遺残病変の確認が容易
5. 異物の残らない手縫い吻合
6. 生理的な順蠕動の吻合
7. 末梢循環の確保を意図
8. 手技が簡便

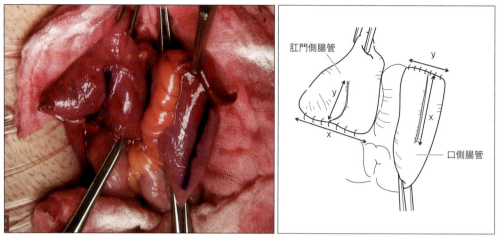

図1　腸管径の測定，マーキング
本症例は多発瘻孔症例であり汚染防止の点から自動縫合器で腸管を切除しているが，通常は切除側の腸管にペアン鉗子をかけて圧座した際に腸管径を測定している。通常の手縫い端端吻合と比べて，cutbackの長さだけ腸管を寄せる必要がある。

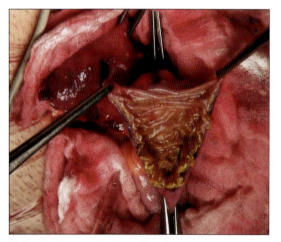

図2　Antimesenteric cutback
口側腸管の腸間膜対側を切開したところ。遺残病変の確認が容易である。

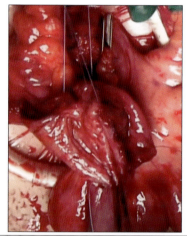

によって，口径差をなくし，かつ，十分な内径を保った吻合が可能となる。潰瘍病変の好発部位である腸間膜側の内腔を十分に観察することができるため，病変の遺残の有無を確認する。

▶支持糸の設定（図3）

4-0 vicrylにて3点で支持糸をかける〔腸間膜付着部とcutback終了部（漿膜筋層）および後壁のcutback開始部同士（全層）〕。支持糸を牽引し，

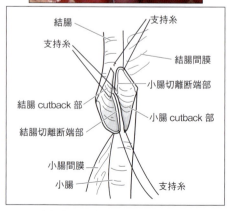

図3　支持糸の設定
3点で支持糸を置く。互いの吻合予定ラインの長さが等しくなるように調整することが非常に重要である。

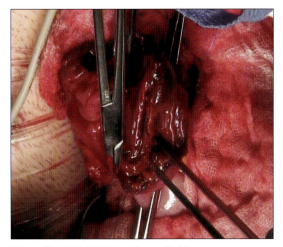

図4 縫合操作（後壁のAlbert縫合）
支持糸を牽引しながらAlbert-Lembert縫合で吻合を行う。Cutback開始部同士の支持糸を頂点とする山型の立体的な縫合ラインとなる。

吻合予定ライン（腸管切離断端長と相手方のcutback長）の長さが等しくなることを確認する。互いの長さが合わないときは，cutbackを追加，または支持糸をかけ直して長さが合うように調整することが非常に重要である。

▶吻合（図4）

吻合はAlbert-Lembert縫合で行っている。Albert-Lembert縫合を選択する理由としては，①本吻合法は，Albert-Lembert縫合でしっかりと組織を確保した運針をしても吻合部の内腔が狭くなることがないこと，②クローン病では浮腫・炎症で腸管壁が脆弱な場合が多く，Albert縫合でしっかり全層を縫合した2層での吻合が安全と思

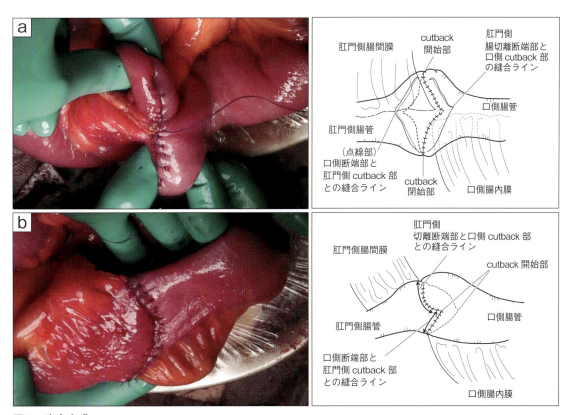

図5 吻合完成
"がま口"のような吻合形となる。なだらかに十分に口径が広がる形の順蠕動の吻合となる。

われることなどからである。当科では 4-0 PDS 両端針 90 cm を用いて Albert 縫合を行っているが，腸管径の長い症例では 2 本を要することもある。支持糸を牽引し直線化しながら縫合する。Cutback 開始部同士の支持糸を頂点とする山型の立体的な縫合ラインとなる。支持糸は適宜結紮する。前壁の縫合時には，前壁の cutback 開始部同士に支持糸をかけて直線化しながら縫合する。なお，cutback 開始部の支持糸の部分の出っ張りは，Lembert 縫合時に埋没するようにしている。

▶ **吻合の完成**（図 5a, b）
　吻合の完成形は，なだらかに十分に口径が広がる形の順蠕動の吻合となる。いわば"がま口"のような形になる。後壁の cutback 部は内腔に凸の形になっているため，用手的に外側に凸になるように調整する。腸間膜も閉鎖しておく。

〔文献〕
1）渡辺和宏，内藤　剛・他：クローン病に対する新たな吻合法 Anti-mesenteric cutback end-to-side isoperistaltic anastomosis（東北大法）．手術．2017；71(7)：1069-1075
2）渡辺和宏，長尾宗紀・他：炎症性腸疾患の外科治療―切除吻合法（手縫い吻合 vs 器械吻合）東北大学法．外科．2014；76(3)：261-266
3）渡辺和宏，佐々木巌・他：新しい吻合法―Antimesenteric cutback end-to-end anastomosis. 炎症性腸疾患の外科治療．メジカルビュー社，146-151，2013

〔渡辺和宏，内藤　剛，亀井　尚，海野倫明〕

13 Kono-S 吻合

◆ Kono-S 吻合の特色

　クローン病では吻合部が原因となる再手術率が10年で30％以上と高率である．Kono-S 吻合は術後10年の再手術率が2％以下という良好な成績を生み出している[1]．その特色は，吻合部再発による変形・狭窄を防ぐ構造物（サポーティング・カラム）の存在，吻合部の血流や神経再生に配慮した腸間膜切除，手縫いによる大きな吻合口は端端様で，内視鏡的アプローチも容易などでの点である．2015年，第2回 Kono-S 吻合国際コンセンサス会議（名古屋）でコンセンサスを得た手技について紹介する．また YouTube にて手技がビデオで閲覧できる[2]．

◆ 吻合のための器具

- 糸付き縫合針：3-0 吸収糸（バイクリル）17mm 強彎（RB-1）脱着不可3本，脱着可タイプ12本
- 70mm 長以上の6列ステープリングの自動縫合切断器（リニアカッター75）2本

◆ 手技

　小腸端端吻合部再狭窄症例で説明する．

▶ 術中内視鏡による切除範囲の決定

　術前の病変診断が癒着などのため不十分であることも多く，癒着剝離を加えて腸管全体を観察し，Treitz 靱帯からすべての腸管を観察把握することが原則．手術方針を最終決定するにあたり，血管テープ（80cm）を利用して腸管長を実測．病変部近傍から残存予定腸管の粘膜面の内視鏡観察を行い，術前評価できていなかった腸管病変の有無を確認し，スケッチを完成させ，切除範囲を決定する（図1a）．本症例では回腸末端から30cm 口側に吻合部狭窄があり，さらに8cm 口側に狭窄病変を認め，同部位を含めて15cm ほどの切除となる．さらに口側腸管は癒着を認めたが病変はなく，残存小腸は3m80cm 程度となる（図1b）．

● 吻合予定腸管部位決定のコツ

　吻合予定腸管部位に活動性病変である潰瘍などが存在することは回避すべきで，非活動性病変は許容範囲であるが，可能なら病変がない部分を吻合予定部位の候補にする．病変腸管の口側，肛門側それぞれ肉眼的に正常部2cm で切除する．

▶ 腸間膜切離の工夫：血流維持と神経再生力維持

　クローン病は腸管全層性で繰り返す炎症で神経組織がダメージを受けており，特に粘膜下神経叢は細いため傷害を受けやすい．粘膜再生時間（週単位）に比べて神経再生時間（年単位）は著しく遅いため，腸管の微小血管血流維持に寄与する神経ペプチドが著しく減少し，健康人の腸管血流の半分程度まで低下している．そこで，腸間膜の切離法を見直した．

　一般的に行われている扇型切離では，神経が比較的中枢側で切断されるため神経再生力は低下しやすい．そこで，腸管近傍の可及的神経末梢側で切断することで神経再生力を保持し，吻合部の神経再生，血流維持に役立つと考える．したがって，可能な限り吻合部の血流を妨げないように配慮するために腸管近傍の腸間膜を切離する（図

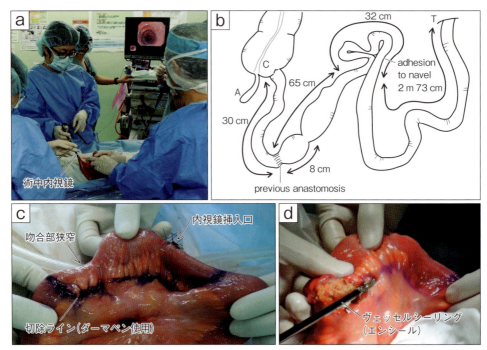

図1 術中内視鏡による切除範囲決定と腸間膜切除

1c)。感染予防の立場から結紮糸を残さないヴェッセル・シーリング・システムを使用する（図1d）。

● 腸間膜切離のコツ

腸管に近接すべき部位は吻合予定腸管の腸間膜で，吻合後の吻合部の神経再生と血流維持が吻合部再発や縫合不全防止の重要なポイントである。

▶ 腸管切断とサポーティング・カラム作製

サポーティング・カラムを作製するため，腸管切断を通常の方向から90度ずらす。その際，腸間膜対側腸管に皮膚ペンで長軸方向に10 cm程度マーキングする（図2a）。自動縫合器で腸管を圧挫するときのよい目安になるだけでなく，腸管切開方向のよい目安になる（図2b）。腸間膜付着部が切断閉鎖部の中央に位置する（図2c）。自動縫合切断器で切断閉鎖したステープルラインを利用した構造的防御物を作製する。2列に比べて3列のほうがより強固なものとなるので推奨する。切断閉鎖部の両端で有効なステープルが減少する可能性があるため，切断閉鎖部の両端を吸収糸で補強するか埋没する（図2c）。断端補強の糸は切らずに残し，口側，肛門側断端の補強した糸同士を縫着させ，断端中央同士を3-0吸収糸で縫合，さらに6針，等間隔で切除断端同士を固く密着縫合することで，吻合部の変形狭窄を防ぐ構造的防御物であるサポーティング・カラムが完成する（図2d）。このサポーティング・カラムは吻合口後壁背面に密着することになる。金属（ステープル）と腸管組織によるハイブリッドな強固な支柱（カラム）となり，物理的に吻合部の変形，狭窄を防ぐことができる。

● 自動縫合切断器使用のコツ

動物実験データ（京大）から，自動縫合切断器によって圧挫された腸管組織が均等になるまでの時間を2分間，さらにステープル自体が安定するために1分間待つようにする。

▶ 吻合口作製

腸間膜対側腸管壁にマーキングした皮膚ペンに

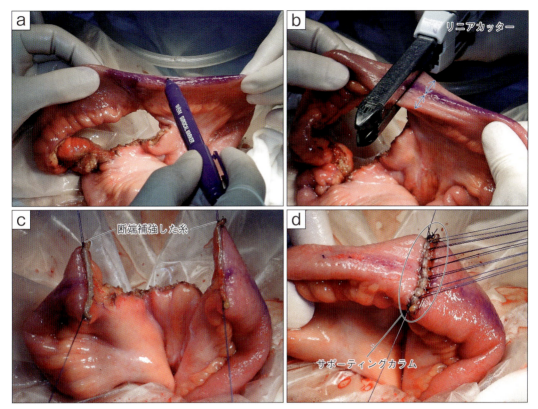

図2 腸管切断とサポーティング・カラム作製
b：切開ラインがリニアカッター切除の中央にくるようにする。

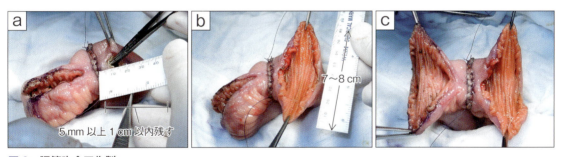

図3 腸管吻合口作製

よる長軸方向の線に沿って，サポーティング・カラムから5mm以上，1cm以下離して腸間膜対側腸管壁を電気メスで切開する（図3a）。切開開始部位に関してサポーティング・カラムに5mm以内まで近すぎると後壁吻合操作が難しくなることと，血流不全の問題が懸念される。逆に，1cm以上離れるとサポーティング・カラムの効果が減弱する。術者と第一助手が切開腸管をHeineke-Mikulicz様に腸管軸と直交するように開き，実測で7cmから8cm程度開くまで切開する（図3b, c）。クローン病腸管の場合，腸管壁の伸縮具合は個々で異なるため，実測が重要である。小腸の場合は7cm，大腸の場合は8cmが目標となる。

▶後壁縫合

吻合はGambee連続法で行っている。原法では後壁はAlbert法に準じた1層の内翻全層結節

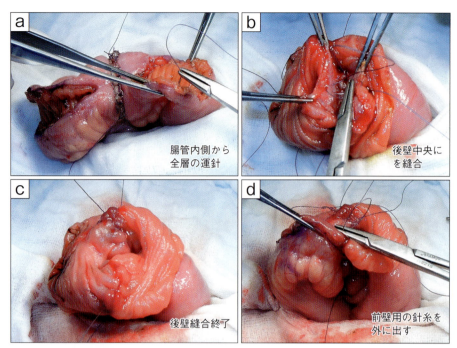

図4 吻合手順（後壁）Gambee 連続

縫合であるが，後壁は垂直マットレス縫合（全層→粘膜下層→対側粘膜下層→対側全層）で行っている．理由はクローン腸管の場合，吻合に用いる腸管壁の厚さが口側と肛門側で大きく異なる場合が多いためである．

手順としては最初に，針付き 3-0 縫合糸（非脱着型）を内外内で吻合口両端にそれぞれかける（図4a）．次に中央に針付き 3-0 縫合糸（脱着型）で垂直マットレス縫合し把持する（図4b）．次に吻合部遠位端近く（5 mm）に針付き縫合糸（非脱着型）を新たにかけ，垂直マットレス縫合し，ピッチ7 mm から 10 mm，バイト（5 mm 以上）を大きくし，中央付近ではサポーティング・カラムに可及的近接させながら連続縫合を行い，後壁縫合を終了する（図4c）．

後壁縫合に用いてきた針付き縫合糸を吻合開始時に縫合してあった針付き縫合糸（非脱着型）と結紮後に切離し，後者を前壁縫合用として外側に出す（図4d）．

▶ 縫合のコツ

サポーティング・カラムはこの吻合部後壁中央部分背面に存在することになる．使用する糸に関して，伸縮性のある糸を用いると強く絞まりすぎた場合，血流不全が危惧されるので注意が必要である．

前後壁の移行部は縫いにくく縫合不全が発生しやすいので，最初の運針では，ややピッチ間隔を狭くする．

▶ 前壁縫合

前壁縫合は Gambee 連続法（ピッチ 7 mm から 10 mm，バイト 7 mm）で行う．後壁縫合で残した針付き縫合糸を手前は肛門側（図5a），奥は口側の腸管からそれぞれ内側から外側に出す（図5b）．手前の腸管前壁からスタートし，半分まできたら，針付き縫合糸（脱着型）を追加し，互いに結紮し，針付き縫合糸（非脱着型）の針がついた糸だけ残す（図5c）．次に吻合部奥の腸管（左側）からスタートし中央の糸と結紮して終了（図5c），Kono-S 吻合が完成（図5d）する．

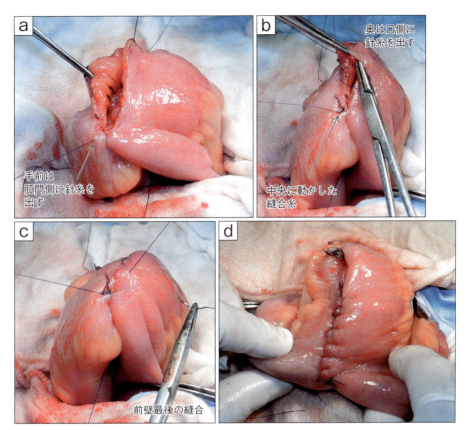

図5　吻合手順（前壁）と吻合完成

吻合部の構造的防御物，つまり吻合部のバックボーンとなるサポーティング・カラムは吻合口後壁に密着し，再発好発部位である腸間膜付着部がその中央に位置することになる。

◆ Kono-S吻合の適応限界

不利な点として，吻合口を大きくするため吻合腸管長は10 cm以上必要であり，回腸末端に近い回腸狭窄病変で回盲部を温存する症例や直腸狭窄病変症例，近接病変に適応する場合は十分考慮する必要があり，術前，術中のプランニングが重要となる。

一方，有利な点としてサポーティング・カラムは構造上，吻合部のテンションを軽減できるため，回腸直腸吻合など吻合部にテンションが想定される場合もよい適応となる。吻合口は腸間膜対側腸管壁を長軸方向に切開するため口径差に影響されないため，口側と肛門側に大きな口径差のある腸管吻合にも有利である。

〔文献〕

1) Kono T, Fichera A, et al: Kono-S Anastomosis for Surgical Prophylaxis of Anastomotic Recurrence in Crohn's Disease: an International Multicenter Study. J Gastrointest Surg. 2016; 20(4): 783-790
2) Kono T, Fichera A: Kono-S anastomosis for Crohn's disease: narrative -a video vignette. Colorectal Dis. 2014; 16(10): 833

（河野　透，前田耕太郎，坂井義治，大毛宏喜，島田光生，アレサンドロ フィケラ，ファブリッチオ ミケラッシー）

14 大腸全摘，回腸嚢肛門（管）吻合

　大腸全摘，回腸嚢肛門（管）吻合術は，潰瘍性大腸炎に対する病変部の切除と自然肛門温存を両立させた，現在の標準的外科治療である。本項では最も汎用されるJ型回腸嚢と肛門管吻合あるいは肛門吻合術について述べる。

　回腸嚢肛門管吻合は約2 cm程度の直腸を温存し，回腸末端部で作製した回腸嚢をいわゆる外科的肛門管内で吻合するdouble stapling technicで行う。基本的には，直腸癌で行われる超低位前方切除における器械吻合とほぼ同様である[1]。一方，回腸嚢肛門吻合術は経肛門的に直腸粘膜を抜去し，回腸嚢を歯状線より肛門側と経肛門的に手縫い吻合するものであり[2]，両者の吻合法は全く異なる。

◆ 吻合のための器具

　肛門管吻合か肛門吻合かによって，また施設によって使用する器具は異なる。

　回腸嚢作製には自動縫合器を用いる。後述のように作製法が各施設によって異なり，用いる器械も異なる。筆者らの施設では100 mm長の縫合器を使用している。肛門管吻合術では直腸切離にリニアステープラーと吻合には自動吻合器を使用する。筆者らの施設では30 mmのリニアステープラーと33 mmのサーキュラーステープラーを使用している。

　肛門吻合術では，粘膜抜去に超音波凝固装置，開創器を使用する。吻合は吸収糸を使用し，自施設では4-0糸を使用している。

　吻合後，回腸嚢内に減圧用にドレナージチューブを留置する。

◆ 吻合前の留意点

　本術式における吻合には，その準備が非常に重要で，これらが吻合の成否に大きく関わる。以下の3点に十分留意する必要がある。

1．自然肛門温存の可否の確認

　術前の括約筋機能が良好で，便失禁などの臨床症状がなく，下部直腸に進行癌がない症例が適応となる。何歳までが自然肛門温存術式の適応かの明確な基準はないが，日常生活の活動性が保たれ，括約筋機能が良好で，自然肛門温存の希望があれば，80歳代でも回腸嚢肛門管吻合術が施行可能な症例もある[3]。一方では，高齢者に対する自然肛門温存術後の長期的な機能は未だ不明で，日常の活動性などを考慮し，患者本人や家族と十分な協議したうえで選択する。

2．術式の確認

　潰瘍性大腸炎の重症例，低栄養，貧血などの全身状態不良例やステロイド大量使用例では，第1期目に結腸亜全摘，回腸人工肛門造設術を行い，全身状態の回復を待って，第2期目に回腸嚢肛門管あるいは肛門吻合を行う。また，大腸全摘，回腸嚢肛門管あるいは肛門吻合術施行時もcovering stomaを造設する施設が多い。

　縫合不全は長期的な回腸嚢機能に影響する場合があり，各施設で安全に施行しうる術式を選択する。

3．回腸嚢の伸展性の確認

　J型回腸嚢では回腸嚢先端部の伸展性が腸間膜の伸展性によって規定されるため，男性，肥満，高身長，狭骨盤の症例などで，作製した回腸嚢が

吻合予定部に到達しにくい場合がある。このため，大腸全摘の際には直腸側の切離を行う前に，回腸囊先端部が吻合部に到達することを確認する必要がある。回腸囊肛門管吻合では回腸囊先端部が恥骨結合下縁から2〜3cm尾側まで伸展することが望ましく，肛門吻合ではさらに尾側まで伸展する必要がある。十二指腸周囲と小腸間膜の間の組織を十分に切離し，必要に応じて，回腸腸間膜の漿膜を横切開，あるいは，腸間膜血管の結紮切離を追加し，回腸囊先端部の伸展性を確保する。これらでも十分に伸展しない場合には，術式を変更せざるを得ない場合がある。

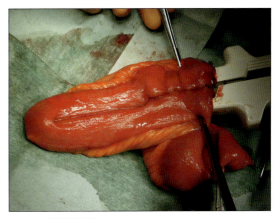

図1　回腸囊作製
自動縫合器使用法を示す。

手技

▶ 回腸囊の作製

　回腸囊にはいろいろな種類があるが，近年は，回腸末端部で約15cmの折れ返りを作製し，自動縫合器を用いて，J型回腸囊を作製する方法が主流である（図1）。自動縫合器の挿入部位は，口側から挿入する場合，中央部から挿入し上下に縫合切離する場合，肛門側（先端部）から挿入する場合がある。この際，腸間膜を縫合線上に巻き込まないよう注意する。

　筆者らの施設では口側から100mmのステープラーを使用して2回縫合切離を行っている（図2）。縫合器挿入部の前2者では先端部にいわゆるapical bridgeが残存するため，回腸囊を翻転して切離する（図3）。回腸壁が薄い症例などでは縫合線上から出血する場合があり，翻転時に結紮止血を行う。

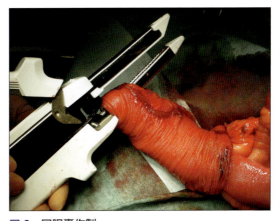

図2　回腸囊作製
apical bridgeの切離を示す。

▶ 回腸囊肛門管吻合

　直腸は歯状線から約2cmの部位で器械縫合器を用いて縫合し，口側を切離する。

　回腸囊の肛門側に自動吻合器のアンビルシャフトを留置しておく。アンビルの留置法は上述の回腸囊の作製法によって異なる。筆者らの施設では，回腸囊は自動縫合器を口側から挿入して作製するため，アンビルを口側から挿入し，シャフト

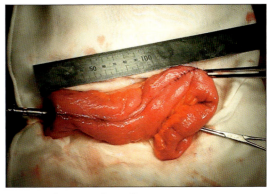

図3　完成したJ型回腸囊
15cm長の回腸囊を作製した。本例は回腸囊肛門管吻合施行例であり，肛門側に自動吻合器のアンビルが挿入されている。

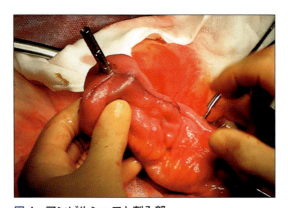

図4 アンビルシャフト刺入部
自動縫合器のステープルラインの集合点付近の腸間膜寄りに刺入されている。

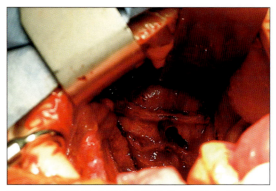

図5 経肛門的な自動吻合器本体の挿入とセンターロッドの穿通
全周性に吻合器本体を確認し，センターロッドを穿通させる。ロッドは根元まで穿通されていることを確認する。

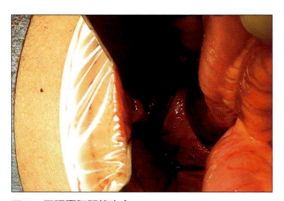

図6 回腸嚢肛門管吻合
直視下に吻合部を視認し，周囲臓器の巻き込みや回腸嚢のねじれがないことを確認して吻合する。

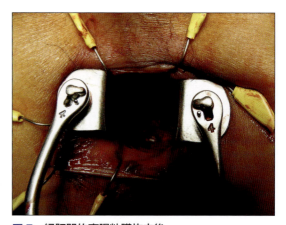

図7 経肛門的直腸粘膜抜去後

を回腸嚢先端部に貫通させる。その部位は自動縫合器のステープルラインの集合点付近の腸間膜寄りとしている（図4）。

　肛門管に自動吻合器の本体を挿肛し，直腸縫合線の背側中央部にセンターロッドを穿通させ（図5），アンビルシャフトを合体させる。温存した直腸が短く，使用する吻合器の径が大きいと，本体の挿肛が難しい場合があり，挿肛時は壁や括約筋の損傷に注意し，吻合器が正しく挿入されると，骨盤側で直腸全周に吻合器本体が確認できる。過度に本体を押しこみ過ぎると直腸壁が損傷されるので注意する。

　吻合前に腟壁，精嚢腺，前立腺などの周囲臓器を巻き込みがないことを十分確認し，回腸嚢の腸間膜に意図しないねじれがないこと，過度の緊張がないことを確認し，吻合する（図6）。

　吻合後は必ず，口側，肛門側のring，いわゆるdonutの形成を確認し，吻合部を指診で確認する。筆者らの科では直腸の切離時に30 mm幅の自動縫合器を使用し，吻合径を大きくするため，33 mmの吻合器を使用している。一期的吻合術を予定していても，吻合部に緊張，血流不良，ring形成不良などがあれば，covering ileostomyを作製する。

▶ 回腸嚢肛門吻合

　直腸粘膜は経肛門的に抜去する（図7）。十分な

術野を確保するために肛門周囲を広げるが，過伸展による括約筋の断裂を生じないよう留意する．

作製した回腸嚢のうち最も肛門側に到達する部で，縫合線を確認し，血流が不十分な部位が生じないように壁を切開する．吻合は経肛門的に手縫い吻合で行う（図8）．特に回腸嚢の伸展が十分でなく，緊張がある場合には回腸嚢を腹腔側から助手が伸展させて保持し，8針程度の縫合が行えるまで安定させておく．まず，前後，左右と対称になるよう縫合糸を器械に糸をかけて把持しておき，8針程度縫合した後に結紮していく．8針程度縫合した後はその間を等間隔に縫合する．

吻合後は肛門部の皮膚が骨盤側に引き込まれる場合もある．肛門吻合の縫合の針数は施設や症例によって異なると思われるが，筆者らの施設では28～32針程度になることが多い．本吻合術後は原則として covering ileostomy を作製する．

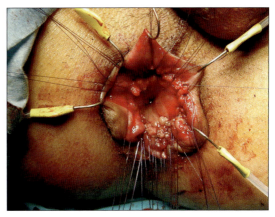

図8　経肛門的回腸嚢肛門吻合後

術後

回腸嚢肛門管吻合，肛門吻合いずれの場合も，吻合部を用指で確認し，回腸嚢内に減圧目的にチューブドレーンを留置する．一期的吻合では，術後一日300～400 mLの腸液が流出する．

筆者らの施設では24 Frバルーンカテーテルを使用し，回腸嚢内でバルーンを膨らませて留置し，自然抜去しないよう，肛門周囲の皮膚にテープ固定している．このドレナージチューブを使用して，術後造影検査を施行する．

経口摂取開始時期は人工肛門の有無によって異なるが，筆者らの施設の一期的吻合術後は5～7日目に造影検査を施行し，翌日から水分摂取を開始している．

人工肛門閉鎖

分割手術で，人工肛門が造設されている場合，全身状態の改善と吻合部に狭窄や縫合不全がないことを確認し，人工肛門を閉鎖する．自施設ではおおよそ術後3か月以降を目安としている．

〔文献〕
1) 福島恒男, 杉田　昭・他：腫瘍性大腸炎に対する大腸全摘, 回腸肛門管吻合術. 手術. 1989；43：1627-1630
2) Utsunomiya J, Iwama, T, et al: Total colectomy, mucosal proctectomy, and ileoanal anastomosis. Dis Colon Tectum. 1980; 23: 459-466
3) Pellino G, Sciaudone G, et al: Restorative proctocolectomy with ileal pouch-anal anastomosis is safe and effective in selected very elderly patients suffering from ulcerative colitis. Int J Surg. 2014; 12 suppl 2: S56-59

（小金井一隆，辰巳健志，二木　了，黒木博介，杉田　昭）

3

肝・胆・膵
領域

1 総胆管-空腸連続縫合

◆ 吻合のための器具

- 糸：5-0 PDS　75 cm　丸針　両端針
- 持針器：ゴールドで，重くないもの（20.5 cm）（ヘガール型超硬チップ付持針器）
- 鑷子（超硬チップ付無外傷性ピンセット）
- 開創器：トンプソン開創器

◆ 手技

- 胆管側　バイト：2〜3 mm
　　　　　ピッチ：2〜3 mm
- 腸側　　バイト：5 mm 以上は取るようにする
　　　　　ピッチ：3〜4 mm（孔の大きさで調節する），water タイトとなるように

▶ 準備

術者は患者の右に位置する．肝円索を頭側に牽引するようにし，さらに総胆管の腹腔側肝臓が尾側に垂れないようにする（トンプソン開創器の小幅あるいは中幅の金属の鉤を用いる）．この鉤は，ある程度の力により角度が変えられるため，総胆管の断端が上向きになるように（つまり総胆管の切り口が全周性に確認できるように）鉤によって肝臓を引く．

腸の孔は電気メスであけるが，粘膜があまりにも出ている場合は，余分な部分を切除することもある．

🎬 動画 3-1
総胆管-空腸連続縫合

▶ 第1針

第1針は，腸側の内から外へしっかり 5 mm のバイトで針を通し，胆管の3時方向，内から外に 3 mm くらいのバイトでしっかりとかける（図1）．結紮は吻合の外側になるように3回以上結ぶ．女結びとするが，締めすぎて胆管を裂かないように注意する．糸の真ん中では結ばず，2/3 のところで結び，短いほうをモスキート鉗子で把持しておく．胆管側の2時方向から，胆管の外から内に針を抜き，内糸とする．縦に裂けやすいと思われる，炎症のない胆管は，特に運針に注意するとともに，針の彎曲に沿って針を回転させるようにする．

▶ 第2針

次の2針目が重要である．2針目は，針を通しにくく，1針目と間隔が開いてしまうことがあるので注意し，1針目と同じようなところに掛けるようにしている．助手は腸管の孔が見えるように腸を時計と逆方向に少し回転させる．吻合部の後壁は，2針目と同様に胆管側は 2〜3 mm のピッチ，2〜3 mm のバイトで取り，腸側から胆管側へ1回の操作で掛けているが，視野展開が悪く，特に胆管側がしっかり掛けられない場合には，腸に針を掛けた後，そのまま胆管に針を通さず，腸と胆管との間でいったん針を抜いてから，胆管のみに針をかける場合もある（図2）．特に，9時方向まで来たときに，いったん針を抜く操作を行い，しっかりと胆管に針がかかるようにしている．腸の内外から胆管の外内への運針は 10 時方向まで行うようにしている（図3）．10 時方向の内糸を腸側に抜き外糸とし，モスキート鉗子で把持する．次に3時方向に把持しておいたもう一方の糸針を腸の外内から胆管の内外に通常1回の操

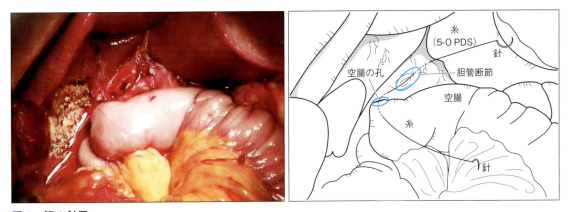

図1 第1針目
5-0 PDS の両端針を腸側，胆管側とも内から外に針を通す。

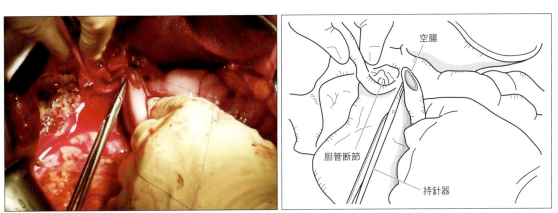

図2 第2針目
第1針目と重なるように，ピッチを2mm以下にする。

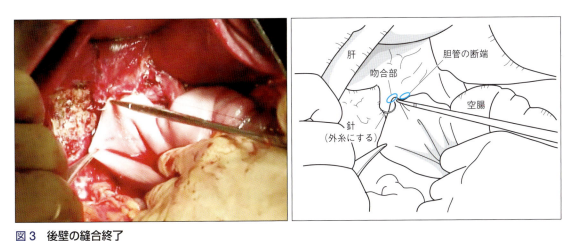

図3 後壁の縫合終了
胆管-腸吻合の後壁の縫合は10時方向まで行い，10時方向で腸側に針を抜き，内糸を外糸に変える。

1 総胆管-空腸連続縫合

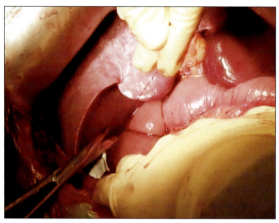 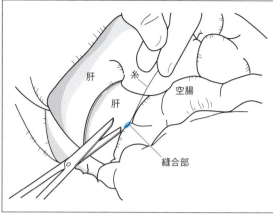

図4 吻合部にかかる張力の減弱
吻合部右側の空腸と肝臓の背側面を1針縫合することにより，胆管-腸吻合部にかかる張力の減弱を図っている．

作で掛ける．吻合部径が細い場合は，ロストステント（柔らかいシリコンチューブ）を挿入し，後壁に針が掛からないようにし，さらに吻合部の形を保つようにしている．前壁の縫合が10時方向までできたら，把持していたもう一方の糸と結紮する．モノフイラメントの糸なので4回以上は結ぶ．ここまでで，連続縫合による胆管-腸吻合は終了となる．

◆ 特徴

連続縫合であり，短時間に吻合が終了可能である．胆汁瘻のリスクが少ない．糸が両端針で，1本しかないため，縫合時の操作をしないほうの糸の把持，整理が容易である．

◆ この縫合法を用いている理由

漏れにくく，操作が容易である点で行っている．この吻合法で胆汁瘻は皆無である（約400例の同吻合で皆無である）．胆管が非常に細い場合は結節で行う場合もあるが，成人の通常の胆管の太さ（直径5mm以上）であれば，この連続縫合を行っている．

◆ コツ

- トンプソンの鉤を用いることによって，胆管の内腔が直視できるようにする．
- 胆管断端からの出血がある場合は，止血してから吻合を始めるが，過度に断端を焼灼しない．
- 胆汁の流れが吻合の妨げとなる場合は，吸引を適宜行うとともに，水をかけることによって，内腔を確認するようにする．
- 胆管に炎症がなく，胆管壁が薄い場合は，特に胆管が裂けないように，針の彎曲通りに針を通す．
- 吻合部に張力が掛かることが，縫合不全につながることは明らかである．そこで，膵頭十二指腸切除の場合は，膵-空腸吻合により張力の減弱となっているが，右側の減張はない．そのため，腸と肝臓の背側面と1針かけることにより張力の減弱を図る（図4）（10年ほど前，胆管-腸吻合を施行した腸が腹部の創に腹膜側より癒着し，胆管-腸吻合の縫合不全の報告があり，それ以来，吻合部に過度の張力がかからないようにこのようにしている）．

◆ どのような場合にステントを入れるか

　基本的には，吻合部の形は，縫合が終了し，閉腹した時点の形のまま，形成される。つまり，胆管が太い場合，胆管-腸吻合を行うと，太い吻合口が形成される[1]。胆管が太い場合は，吻合部は太く，狭窄は考慮しなくてよいため，上記の縫合操作を丁寧に行う。胆管が細い場合は，胆管-腸吻合の形を保つことが困難であるため，さらには，縫合不全が起きた場合にそのステントを中心として瘻孔が形成されることがある。よって細い胆管の場合には，ステントを挿入することは，効果的であると考える。一方，ステントはそれが核となり，胆汁栓，感染の元となる可能性も考慮すべきである。このステントが感染源となっている場合には，内視鏡的に抜去することも必要な場合がある。

◆ ピットホール

　連続縫合は，結節縫合と異なり，1本あるいは，2本の糸で吻合が完結する。特に，この縫合は1本の糸で1つの吻合が完結するため，糸が切れると，縫合が不完全となることが予想される。糸はモノフィラメントであり，よじれると切れることがあり，切れた場合は，吻合部の胆管を切断し直して，最初から吻合をやり直すか，その切れた糸を2,3針オーバーラップするように別の同じ種類の糸で連続縫合を追加すると，前の糸がほどけることなく，吻合が完結する。

● おわりに

　胆管が細い場合，後壁に針が掛かりやすい。細い場合には，ステントを挿入し，管腔としての空間を保つようにするが，最後の2,3針を残して，管腔が保たれているかよく確認することも重要である。

〔文献〕

1) Miyazawa M, Aikawa M, et al. An artificial bile duct made of bioabsorbable polymer: A viable substitute for narrowed portion of the extrahepatic bile duct. Int Surg. 2015; 100 (11-12): 1408-1413

〔宮澤光男〕

2 総胆管−空腸結節縫合

◆ 適応

筆者らの施設では十分な胆管径（直径で10 mm以上）のある膵頭十二指腸切除症例は，連続縫合で胆管空腸吻合を施行している。しかし総胆管が細い症例や肝門部領域胆管癌における肝内胆管空腸吻合では，結節縫合による再建を行っている。本項では筆者らの施設の総胆管空腸吻合法を概説する。

◆ 吻合のための器具

- 糸：5-0　吸収性モノフィラメント　75 cm　丸針　両端針
- 糸：5-0　吸収性モノフィラメント　45 cm　丸針　片端針
- 持針器：ヘガール型超硬チップ付持針器
- ブルドッグ鉗子
- 開創器：トンプソン開創器

◆ 手技

- 胆管側　バイト：1.5〜2.0 mm
　　　　　ピッチ：1.5〜2.0 mm
- 腸側　　バイト：1.5〜2.0 mm
　　　　　ピッチ：1.5〜2.0 mm

動画 3-2　総胆管−空腸結節縫合

▶ 準備

右横隔膜下と肝右葉の間に腸ガーゼを挿入し，肝門部を尾側（術野中心）に移動させる。トンプソン開創器の鉤で吻合部腹側の肝を引き，吻合部の視野を確保する。挙上空腸に緊張がかからないことを確認するとともに，横行結腸間膜に切開をおき，ここを通して挙上している。

腸側の吻合口は腸間膜付着部の対側に胆管径の2/3の大きさで，電気メスであける。腸側の口の4点に，粘膜・漿膜全層を5-0吸収性モノフィラメントで結節縫合を行うと，粘膜のめくり返しもなく，吻合の際に粘膜・漿膜全層に確実に運針できる（図1）。結節縫合を用いる症例は，減圧のための胆管ドレナージチューブを留置している。吻合の際にシリコンチューブ（5 Frの櫛付き膵管チューブ）を留置して挙上空腸断端から腹壁外へ導出させるかロストステントとして留置している（図2）。チューブを留置することで，吻合部の減圧と胆管前壁の縫合の際に後壁が認識しやすくなり，縫い込みを防止できる。

▶ 両端支持糸

第1針は，両端針を用いて腸側の内から外へ，胆管側は3時方向に内から外へ2 mm以上のバイトで確実に運針する。結紮はこの時点で行わず，両端をモスキート鉗子で把持，糸の中間部にブルドッグ鉗子をかけて糸を牽引すると，吻合口が適切に展開される（図3）。胆管9時側も同様に両端針で支持糸をかける。

▶ 後壁

前壁に支持糸をかけ，トンプソン開創器の上に前壁アンカーの糸を置くと，後壁縫合の視野が良好となる。3時方向より片端針で腸管側より内・

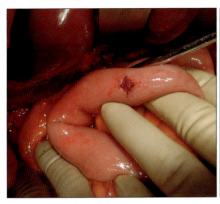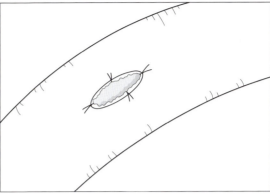

図1　腸管の吻合孔作製
粘膜のめくり返しを予防するために4点を粘膜・漿膜全層で結節縫合を行う。

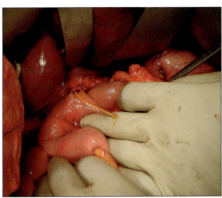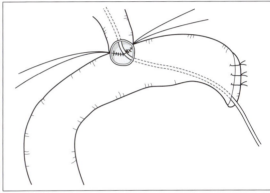

図2　胆管ドレナージチューブ
留置シリコンチューブ（5 Frの櫛付き膵管チューブ）をロストステントとして留置するか（写真），挙上空腸断端から腹壁外へ導出している（シェーマ）。
吻合部の減圧と胆管前壁の縫合の際に後壁の縫い込みを防止できる。

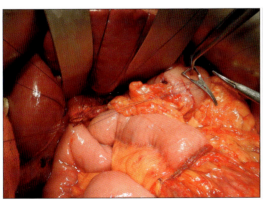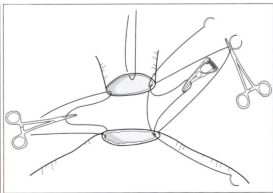

図3　後壁縫合時の両端支持糸
両端支持糸の中間部にブルドッグ鉗子をかけて糸を牽引すると，吻合口が適切に展開される。

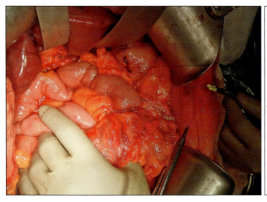 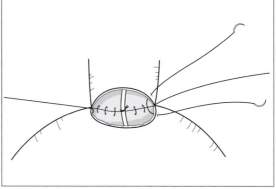

図4 前壁縫合時に両端針の使用
細い胆管の場合は，3時および9時付近では両端針を使用して確実に胆管に糸をかける。

外→外・内で後壁縫合する。胆管の全層に確実に針を掛けることが重要である。第1助手が糸を鉗子でかんだ後に，第2助手が鋏で針を落とすというような手順を決めておくとスムーズに進む。細い胆管の場合は，後壁縫合が胆管6時方向まで進んだのち，一度反対側の9時方向から8時方向にかけて縫合を行う。後壁の針をすべてかけたのちに，端から順に結紮を行うが，胆管は縦に裂けやすいので十分に注意して結紮を行う。6時の糸を用いて，挿入したシリコンチューブを結紮固定する。糸の切離は，すべての結紮が終了した後に施行する。

▶ 前壁

前壁の縫合は胆管3時方向から9時方向にかけ，順に外・内→内・外で針を掛けていく。細い胆管の場合，胆管3時方向および9時方向付近での運針が難しいときには，無理せずに両端針で，腸側の内から外へ，対側の針を用いて胆管の内から外へ確実に針をかける（図4）。2〜3針両端針で胆管3時から4時方向まで進んだのちは，片針で前壁縫合を進める。チューブを目安に運針し，後壁に針をかけないように注意して行う。

◆ 特徴

連続縫合に比較しやや時間がかかるが，1針ずつ胆管全層に針を確実にかけることができる。ま たチューブを留置することで，後壁の縫込みを防止できる。

◆ コツ

- 3時方向，9時方向付近の縫合に両端針を使うことで，より針を確実にかけることができる。
- 糸が絡んだり，順序を間違えないように，第一助手が糸をさばく際，糸を持ったモスキート鉗子の指孔に順にケリー鉗子を通すと整理が容易となる。
- 内腔の視野の確保のため，助手が腸管の吻合孔6時方向をツッペル鉗子で抑え胆管内を適宜吸引する。また挙上空腸に腸鉗子をかけ腸液の逆流を防止する。

◆ ピットホール

胆管の血流は，肝動脈および後上膵十二指腸動脈両方から parabiliary plexus を介して血流を受けている。このため胆管を周囲組織から剝離しすぎたり，長く残しすぎると，血流障害のため縫合不全や胆管狭窄の原因になると考えられている。吻合に必要最低限な胆管の露出に努めることが肝要である。

（澤田 雄，松山隆生，遠藤 格）

3 肝内胆管空腸吻合法（胆管ステントを用いた結節縫合法）

◆ 吻合のための器具

- 糸：①4-0 または 5-0 のモノフィラメント吸収糸，丸針，サイズ 17 mm（RB-1）両端の二本は 90 cm のものを使用。それ以外の後壁・前壁は 60～75 cm の糸を使用。②4-0 Rapid Vicryl（胆管ステントチューブの固定用）
- 持針器：ヘガール型超硬チップ付き持針器
- 鑷子：ドベーキー型鑷子，またはマッカンドー鑷子
- 胆道ステントチューブ：5 Fr 節付き膵管チューブ

◆ 運針手技

- 胆管側　バイト 2～3 mm
　　　　　ピッチ 2～3 mm
- 空腸側　バイト 4～5 mm
　　　　　ピッチ 3～4 mm

◆ 吻合手技の基本

本項では肝内胆管空腸吻合の際に遵守されるべき基本的事項を列挙する。これらは肝切除のタイプや吻合すべき胆管孔の数によらず，ほぼ共通した手技である。

動画 3-3
肝内胆管空腸吻合法（胆管ステントを用いた結節縫合法）

▶ 挙上空腸の作製と胆管ステントチューブの誘導

①挙上空腸は空腸起始部より約 20 cm 肛門側の部位で，自動縫合器を用いて空腸を切離し作製する。横行結腸間膜の膵頭部への付着部を剥離し，同腸間膜に切開を加えて結腸後経路にて空腸脚を挙上する。

②胆管の径（複数の胆管開口部がある場合は両端の開口部間の距離）に合わせて，空腸の腸間膜付着部の対側を長軸方向に切開し吻合口を作製する。空腸側の吻合口は拡大することが多いため，胆管径の 2/3～4/5 程度の切開長とする。

③胆管吻合孔と同じ数の胆道ドレナージチューブを空腸吻合口より通して，自動縫合器で閉鎖された空腸脚断端から腸外へ誘導する。胆道ドレナージチューブの先端はモスキート鉗子で把持して不用意な逸脱を防ぐ。

▶ 胆管空腸吻合における基本事項

①縫合は 4-0 または 5-0 のモノフィラメント吸収糸を用いて一層結節縫合で吻合する。バイトおよびピッチはいずれも約 2～3 mm であるが，細径の肝内胆管ではそれ以下となることもある。

②運針の際は胆管空腸内腔を良視野におくことで，胆管・空腸ともに全層を確実にひろうことができる。

③運針後の縫合糸を把持した鉗子は順番が混乱しないように順次 Kelly 鉗子などに通しておく。

④縫合糸の結紮の際は，吻合部に緊張のかからないように指の向きを慎重に選択する。両側の結紮は縫合糸を送る指を吻合部の背側に落とし込んで結紮が可能であるが，それら以外は指の先端を空腸上のほぼ吻合部に位置させることで胆

管への緊張をかけないように注意して結紮する。
⑤胆管空腸吻合終了後，吻合部にガーゼを置いて圧迫し，胆汁瘻の有無をチェックする。水や色素の注入による胆汁瘻の確認は行っていない。

▶吻合の実際

①肝内胆管切離時に胆管断端前壁に縫合糸と色が異なる5-0モノフィラメント糸をかけ，胆管前壁を吊り上げる。これにより細い胆管を見失うことを防ぐことができる。

②はじめに90 cmのモノフィラメント吸収糸を用いて，吻合の両側端に外縛りになるように糸をかける。運針後の糸の両端をモスキート鉗子で把持し，続いて，胆管と空腸の中央付近をラバー付きモスキート鉗子で把持するが，この際，糸全長に適度な緊張がかかるようにラバー付きモスキート鉗子の把持位置を調整し，両端を把持したモスキート鉗子とともに開腹創の外の安定する部位に置く。逆側端でも同様に2本の鉗子を最適な位置に置く。これにより胆管断端と空腸吻合口が安定して平行に並び，後壁吻合の2針目以降を確実に運針することができる（ロープウェイ法）（図1）。

③後壁吻合は内縛り（内腔側で結紮）になるように空腸を内→外に，胆管を外→内の方向に運針する。胆管後壁中央では胆管ステントチューブの固定用に4-0バイクリル・ラピッド®（エチコン）にて運針する。後壁の運針がすべて終了した後，両端の糸の中央付近を把持したラバー付きモスキート鉗子を外し，すべての縫合糸に適度な緊張をかけながら空腸を胆管に寄せ，胆管断端と空腸吻合口の高さを揃える。両端の糸以外のすべての縫合糸を結紮する。

④胆管ステントチューブ固定用のバイクリル・ラピッド®を残し，それ以外の結紮した後壁縫合糸を切断する。チューブを胆管内に挿入し，バイクリル・ラピッド®でチューブを結紮固定する。鑷子などでチューブをわずかに動かすことで確実に固定されていることを確認する。節付

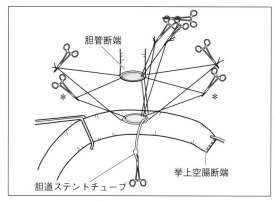

図1　胆管空腸吻合法
空腸を切開し吻合口を作製する。胆道ステントチューブを付属の金属針を用いて空腸脚断端から腸外へ刺出する。チューブの先端は鉗子で把持して脱落を防ぐ。まず，両端に外縛りになるよう運針する。両端を鉗子にて把持した後，糸の中央付近をラバー付きモスキート鉗子にて把持し，創外の最も安定する位置にくるようにラバー付きモスキート鉗子の把持位置と2本の鉗子の配置を決定する。これにより胆管断端と空腸吻合口が一定の距離に固定され，縫合糸のたるみを防ぐことができるため，後壁2針目以降を確実に運針することができる。
＊：ラバー付きモスキート

きである膵管ドレナージチューブ（5 Fr.）は，節によってチューブの逸脱の危険が軽減されるため有用である。胆管ステントチューブは先端から最も遠い側孔が腸管側に出ないように注意する。

⑤前壁吻合は，両端の糸を軽く牽引し，さらに内腔をよく観察して胆管後壁に糸がかからないように注意しながら，空腸側から胆管側へ外→内，内→外の順にかけていく。特に数ミリ程度の細い胆管に運針する際には，前壁の支持糸を牽引し，ステントチューブに針を沿わせて刺入することで確実に胆管に運針することができる。前壁のすべての運針が終わった時点で両端の糸から順に結紮を行う。

▶胆管ステントチューブの体外への誘導と腹腔内ドレーンの留置

①胆管ステントチューブは4-0バイクリル・ラピッド®を使用して，緊張を防ぐために，3 cm以上チューブを吻合側に送り込んでから空腸断端に固定する。空腸断端は埋没縫合し，閉腹時に腹壁に固定し，チューブが腹腔内に露出しな

いようにする．チューブはさらに体表面で皮膚にしっかり固定し，偶発的な逸脱を予防する．
②吻合部の腹腔ドレナージは特別な場合を除いて，吻合部に直接接触しないように閉鎖式ドレーンを吻合部背側近くに置くのみで十分である．

◆ 代表的な肝内胆管空腸吻合術

肝門部胆管癌などに対して肝切除を伴って肝内胆管を切除する術式では，肝切離面に口径の小さな複数の肝内胆管枝の断端が切離面に埋没して存在するため，吻合の難度は高い．また，胆管開口部は動・門脈に近接するため，適確な運針には助手の協力が重要となる．本項では代表的な左右肝切除術時の胆道再建の実際について概略を述べる．

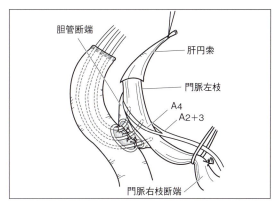

図2　（拡大）肝右葉・尾状葉切除における胆管空腸吻合
図では胆管断端はB2，B3，B4の3本が切離断面に現れているため，これらを1本に形成して吻合している．すでに後壁の縫合が終了し，それぞれの胆管口にステントチューブを挿入し，固定している．運針に際しては中肝動脈（A4）や門脈臍部を損傷しないように注意する必要がある．
A4：内側区域動脈，A2+3：外側区域動脈

▶（拡大）肝右葉・尾状葉・胆管切除における胆管空腸吻合法（図2）

胆管枝は腹側からB4（内側枝），B3（外側前枝），B2（外側後枝）の順に並ぶが，その合流形態により切離面に現れる胆管枝の本数はB4+3+2の1本からB4とB2+3または，B4+3とB2の2本，B4，B3，B2の3本など様々である．通常これらの胆管を1～2本に形成することで吻合が容易になる．運針に際しては，すぐに左側を走行する中肝動脈（A4）や門脈臍部と胆管は極めて近接しており，特に門脈はテーピングを行ってそれを牽引することで，胆管の縫い代を確保することが大切である．

吻合は腹背方向に縦に並んだ胆管の門脈側を後壁と見立てて行う．両端の糸をかけて前述のロープウェイ式に配置し，運針の困難なB2の胆管枝から開始して腹側に進める．肝切離面は庇状になるため，残肝を左に強く圧排しつつ吻合操作を行うことになるため，長時間に及ぶ場合は途中で数分ずつの圧排を解除する時間を設ける．手術台の左側へのローテーションも胆管を直視するための有用な手段である．

▶（拡大）肝左葉・尾状葉切除における胆管空腸吻合（図3）

右前区域胆管枝の合流形態は多彩であるため，胆管断端の本数は症例により大きく異なる．また，右後区域胆管枝にもいわゆる南回り（胆管枝が門脈右枝の尾側を走行する）などの変異があるため，これらの組み合わせにより胆管断端の配置は多彩となる．通常，前区域胆管枝は門脈右前枝腹側にB5（前下枝），B8a，B8c（前上枝）が時計回りに並び，B6+7（後区域枝）は門脈右枝の頭側に前区域枝とは離れて切断されるため，それらの距離が大きければ空腸を2穴として吻合する場合もある．

縫合時の糸かけは後区域枝の左側から行い，前区域枝の後壁まですべて縫合糸がかかった状態で空腸脚を寄せ，後区域枝の結紮から開始する．ステントチューブの挿入・固定も操作が困難になりがちなため，後区域枝から前区域枝の順に行う．前壁の縫合も後区域枝から行うほうが容易である．

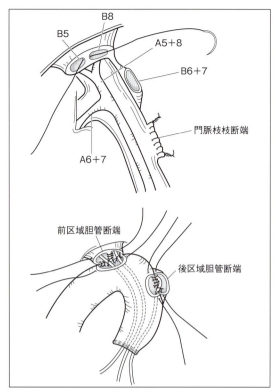

図3 （拡大）肝左葉・尾状葉切除における胆管空腸吻合

上：前区域胆管が切離断面に2本に現れているため，これらを1本に形成している．

下：後区域胆管と前区域胆管が離れて存在するため，空腸は2穴として吻合する．術者より遠く深い胆管から開始して，前・後区の後壁のみをまず縫合し，胆道ステントチューブを胆管内へ挿入留置する．その後に，術者から遠く深い胆管から前壁の縫合を開始する．

B5：右前下区域胆管断端，B8：右前上区域胆管断端，A5＋8：右前区域動脈，A6＋7：右後区域動脈，B6＋7：右後区域枝胆管断端

◆ 本法の特徴

肝内胆管空腸吻合は，複数の細い胆管に対し口径を維持しながら確実に吻合することに特徴がある．5 Frのステントチューブが挿入困難であれば，吻合せずに確実に縫合閉鎖を行う．胆管の見逃しによる術後胆汁漏は難治性であり，長期のドレナージや最終的には胆管の焼灼を要することもあり，術後成績に直結する重要な手技である．

細径の胆管の場合，後壁の吻合後に空腸粘膜に隠れてしばしば胆管内腔が認識困難となることがあり，吻合胆管に挿入・留置されたステントチューブは内腔の位置を知るうえで極めて重要な情報となる．

◆ この吻合法を用いる理由

細径胆管の吻合には連続方法は困難であり，結節縫合を用いる．

吻合時のロープウェイ法は胆管および空腸が平行に配置され，2針目以降の後壁の運針が良視野のもとに行うことができる．

◆ この吻合法のコツ

肝内胆管空腸吻合で特別な注意点として以下の事項があげられる．①胆管枝は切離された直後に支持糸をかけ，切除標本の胆管断端と比較して胆管の見落としがないかを確認する．②近接する胆管同士を1本に形成することで吻合する胆管の本数と運針数を減らすとともに胆管の視認性を高める．③再建する胆管すべてにドレナージチューブを留置する．④運針は術者から見て深い胆管枝の後壁から行う．⑤近接する胆管枝を別々の空腸吻合口で吻合する場合は両方の後壁を先に縫合し，その後に前壁吻合を行うべきである．

〔文献〕

1) 平野　聡，田中栄一・他：胆管空腸吻合術の基本手技．手術．2005；59(6)：917-922

（田中公貴，平野　聡）

4 肝内胆管空腸吻合法（結節縫合）

◆ 吻合のための器具

- 糸：5-0 PDS® control release 45 cm 片端針
- 針：17 mm 1/2c Taper
- 持針器：ヘガール型ダイヤモンドチップ付持針器　18 cm
- 鑷子：血管用無外傷性ピンセット
- 開創器：岩崎式開腹鉤

◆ 手技

▶ 準備

術者は患者右側に立つ。第一助手は患者左側，第二助手は術者頭側に立つとよい。吻合前に肝円索を吊り上げる，肝臓背側や周囲にタオルなどを挿入するなどの工夫をすることにより，吻合口が術者にとって見やすく，かつ縫合がしやすい位置，角度に調整しておく。腸管にもタオルをかけて腸へらなどで確実に尾側によけて，視野展開および術者の手の動きに制限が加わらないように留意する。

胆管血流の確保のため，胆管周囲の剥離は吻合ができる縫い代に必要十分なだけに止め，胆管壁からの出血は吻合の妨げになる場合のみ最低限の止血を行っておく。吻合に先立ち，隣り合う胆管枝は可能な限り胆管形成を行い，吻合本数を減らすほうがよい（図1）。

吻合をする空腸は結腸間膜を通して結腸後経路にて挙上しておき，吻合に緊張がかからないことを確認しておく。吻合する胆管の径を測定し，それに合わせて空腸の腸間膜対側に吻合口を開けておく。

▶ 縫合の実際

まず，胆管前壁に5-0モノフィラメント吸収糸を外→内に1本ずつかけて，針付きのままモスキートペアンで把持しておく（図2）。それぞれの糸を等間隔に適度な緊張がかかるように吊り上げておくことにより，胆管内腔の視野を十分得ることが可能になり，胆管後壁の吻合が容易になる（図3）。縫合糸の間隔は1～2 mm程度として，全体のバランスをよくすることを心掛ける。この針糸は空腸吻合部前壁側との縫合に後で用いるため，モスキートペアンは先端ゴム付にして糸を傷つけないように気をつける。

次に胆管後壁と空腸吻合部後壁側を内→外，外→内の順にかけて，針をcontrol releaseで外し

動画 3-4
肝内胆管空腸吻合法（結節縫合）

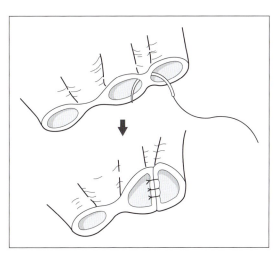
図1　胆管形成
隣り合う胆管枝は可能な限り胆管形成を行い，吻合本数を減らす。

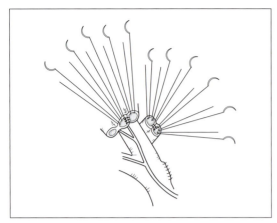

図2 胆管前壁の縫合
胆管前壁の外から内に針をかけて，針付きのまま吊り上げておく．

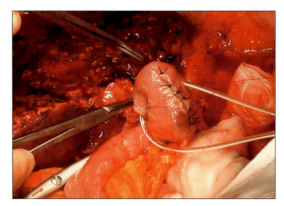

図3 胆管後壁―空腸後壁の縫合
胆管前壁にかけた糸を吊り上げておくことにより，胆管内腔の視野を十分得る．

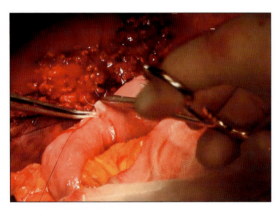

図4 空腸前壁の縫合
胆管前壁にかけてあった針糸を空腸前壁に内→外にかけて，結紮する．

て糸だけにして1本ずつ把持しておく．すべての後壁の糸がかけ終わったら，順に術者が結紮していく．複数の胆管を吻合する場合は，できるだけ背側に位置する胆管から吻合すると容易である．後壁の吻合が終了した後，後述のごとく胆管ステントチューブを留置する．

次に胆管前壁にかけてあった針糸を空腸吻合部前壁に内→外にかけ，全部かけ終わったら結紮し，縫合が終了する（図4）．

◆ この縫合法を用いている理由

結節縫合は最も基本的な吻合法と考えられ，汎用性も高く，吻合部狭窄をきたすリスクが低いと考えられることから，胆管空腸吻合の標準的な方法として用いている．肝内胆管は通常数mmと径が細いため，狭窄，ねじれなどを起こす可能性から連続縫合は用いていない．

◆ コツ

- 手首の回内運動を適切に行い，胆管壁に垂直に針が刺入して，彎曲通りに針を抜くことにより胆管壁が裂けこまないようにする．閉塞性黄疸や胆管炎をきたしていない正常胆管は壁が薄く，裂けやすいため特に愛護的な縫合を心掛ける．
- モノフィラメント糸の滑りをよくするために，結紮時に術者の手に助手が水をかけるのもよい．
- 縫合と結紮はすべて術者が行い，助手は術者のための視野展開や糸をさばくことに徹する．術者と助手の役割を明確に決めておき，両者の動きが干渉すること（両者が同時に糸をとろうとして，糸を引っかけるなど）により，吻合部が裂けるなどの合併症を回避する．

◆ ステント留置について

膵頭十二指腸切除時の胆道再建などで吻合部に

十分な口径がある場合には，胆管ステントチューブは留置しないが，肝切除後の肝内胆管空腸吻合時は細径かつ複数の胆管の吻合となる。よって各胆管の確実なドレナージと狭窄予防のため，原則としてすべての再建胆管にステントチューブを留置する方針としている。ステントチューブの種類としてはRTBDチューブ®（住友ベークライト）を筆者らは好んで使用しており，胆管径に合わせてチューブの太さを選択している。

留置経路としては経肝ルートと経腸ルートがあり，チューブの先端は吻合部を1～2cm程度超えた位置に留置して，経肝ルートの場合は肝表面，経腸ルートの場合は吻合部と挙上空腸（Witzel式）に固定している。筆者らは胆管ステントチューブを原則外瘻としており，毎日ドレナージ胆汁の量や性状を確認し，ドレナージ不全などがないか確認している。外瘻の利点は適切なドレナージ，短期間での確実な抜去，縫合不全や狭窄などの際のIVR治療アプローチルートとしても使えることなどがあるが，欠点として体外でのチューブの屈曲による閉塞があるので注意を要する。

〔高屋敷吏，吉富秀幸，古川勝規，久保木知，高野重紹，鈴木大亮，酒井 望，賀川真吾，野島広之，三島 敬，大塚将之〕

5 膵空腸吻合法 ―膵管空腸粘膜吻合

筆者らは，膵頭部癌や遠位側胆管癌をはじめとした膵頭部領域疾患に対して「幽門輪温存膵頭十二指腸切除術（PPPD）・今永法再建」を標準術式としており，膵空腸吻合の際には膵管空腸粘膜吻合および膵実質空腸漿膜筋層縫合による二層吻合を行っている[1]。膵管空腸粘膜吻合法は，過去に行った動物実験で膵断端全体を空腸内へ挿入するInvagination 法などの吻合法と比較して創傷治癒および内外分泌機能維持で優れていることが証明されたことに基づいている[2]。

▶ この吻合法の要点[1,3]

筆者らの膵空腸吻合法の要点は以下のとおりである。
①吻合および創傷治癒に深く関連する膵の切離は，メスを用いて鋭的に行う。
②膵吻合予定部の空腸漿膜をメスで剥離する。
③まず最も重要な膵管-空腸粘膜の吻合を行い，その後で膵実質-空腸漿膜筋層吻合を行う。いずれの操作も良好な視野展開のもと，直視下に確実に行う。
④膵管チューブは空腸内ロストチューブとし，主膵管径に見合った節付きのチューブを用いて不完全ドレナージ（膵液の一部はチューブ周囲から空腸内へ流出）とする。

◆ 膵の切離

膵は，腸鉗子を掛けてメスを用いて一気に切離する。切離面の動脈性出血は 5-0 モノフィラメント血管縫合糸によるZ縫合で確実に止血する。主膵管の周囲には豊富な動静脈叢が存在しており，これらの血管が空腸粘膜下層の血管と交通網を形成することにより吻合部の創傷治癒が完成することが動物実験で証明されており，この血流を温存することが重要である[2]。また，メスを用いて鋭的に切離することにより切離面での主膵管の確認が容易となるばかりでなく，迅速病理検査を行うための検体を，損傷の少ない良好な状態で採取することができる。

◆ 膵空腸吻合[1,3]

膵空腸吻合は，膵管-空腸粘膜吻合と膵実質-空腸漿膜筋層吻合の2層で行う。

▶ 膵吻合予定部位の空腸漿膜の剥離（図1）

まず，膵の吻合部位の空腸漿膜を，膵の断面に合わせ楕円形にメスで鋭的に剥離する。剥離後の筋層からの出血は電気メスで容易に止血できる。この操作は，吻合部の創傷治癒に関して，漿膜を温存して吻合した場合より早く空腸-膵間の血管交通網が形成されたという実験結果[2]に基づいている。

▶ 膵管-空腸粘膜吻合

まず5-0 モノフィラメント吸収糸を5〜6針主膵管に掛け，糸を傷つけないよう留意しつつ繊細な鉗子で把持しておく。拡張のある膵管の場合は適宜縫合糸を追加し，計8〜10針程度掛けることが多い。さらに膵管チューブの固定用に1針掛けて結紮しておく。糸は主膵管・膵実質をそれぞれ2 mm 程度確実にとるようにかける。かけた糸を順次牽引しながら展開することで，拡張のない膵

動画 3-5
膵空腸吻合法―膵管空腸粘膜吻合

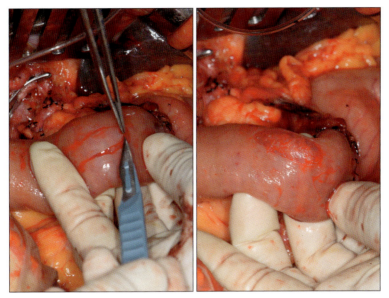

図1 空腸漿膜の剝離
膵を吻合する予定部位の空腸漿膜を，膵断面の形状に合わせメスで丁寧に剝離する。
助手は空腸を適切な張力で把持して counter traction をかける。

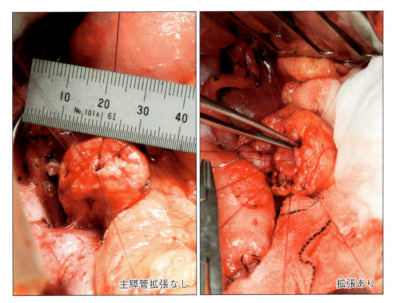

主膵管拡張なし　　　拡張あり

図2 主膵管へ糸をかける
膵管粘膜に確実に糸をかける．拡張のない膵管でも，かけた糸を適宜牽引して展開することにより，直視下で容易に糸をかけることができる．

管でも直視下に比較的容易に糸を掛けることができる(図2)．

次いで節付き膵管チューブを吻合部に誘導する．膵管チューブは胆管吻合予定部位に開けた孔から挙上空腸内に挿入し，漿膜を剝離しておいた膵吻合予定部位の主膵管に相当する場所から引き出す．空腸粘膜の孔は，チューブを通しておくと大きくなることが多いため，最初はできるだけ小さく開ける．

まず後壁側の糸を空腸粘膜にかけ，結紮する．

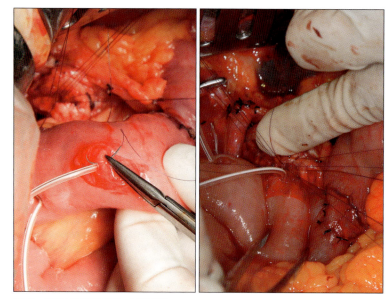

図3 膵管-空腸粘膜吻合（後壁）
空腸粘膜に十分な bite をとって確実に糸をかける。
空腸を適切に挙上しながら表面を展開することにより視野を確保し，直視下に確実に結紮する。

空腸壁を適度に押し上げることで吻合部がよく見えるようになり，直視下で膵管粘膜と空腸粘膜が適合するように確認しながら確実な結紮を行うことができる（図3）。

後壁側の結紮が終了したら，膵管チューブを節まで主膵管内へ挿入し，先にかけた固定用の糸で結紮固定する。

その後，前壁側の糸を空腸粘膜に掛けて結紮縫合し，膵管-空腸粘膜吻合を完成させる。吻合の際は膵管粘膜が内翻するように行うが，最後に結紮する12時方向の糸のみ外翻とする（図4）。

▶膵実質-空腸漿膜筋層吻合（図5）

まず前壁側から膵実質-空腸漿膜筋層吻合を行う。4-0絹糸を膵断端から3～5 mm離れた膵実質から主膵管の近傍まで通していく（前壁側膵下縁から上縁まで7～10針程度）。空腸側は，漿膜を剥離した部分を含め空腸漿膜筋層を十分にとる。前壁側すべての糸を通した後で膵上縁の糸を残して順次結紮する。結紮する際には吻合面に死腔のできないよう，かつ膵実質を損傷しないよう適切な圧で密着させる。

その後，手術台を左側へ軽度傾けたうえで挙上空腸を左側へ反転させて術野を展開し，同様の手技で後壁側の縫合を行う。前壁膵上縁の縫合糸を結紮しないで残しておくことにより，後壁の運針や結紮を良好な視野のもとに確実に行うことができる。すべての糸をかけ終わった後に，先に残しておいた膵上縁の糸も含め結紮していく。膵の切断部位によっては主膵管が断面の後壁側に存在するため，この近傍の縫合糸を掛ける際には細心の注意を払う必要がある。

▶膵管チューブの切断（空腸内ロストチューブ）

最後に胆管吻合予定部位から可及的に膵管チューブを引き出して切断し，空腸内ロストチューブとする。

●おわりに

前述の通り筆者らは原則として消化管再建は今永法を行っており，吻合部の状態は術後内視鏡で容易に観察することが可能である。術後内視鏡を施行したうち66.2％（43/65例）の症例で膵管空腸

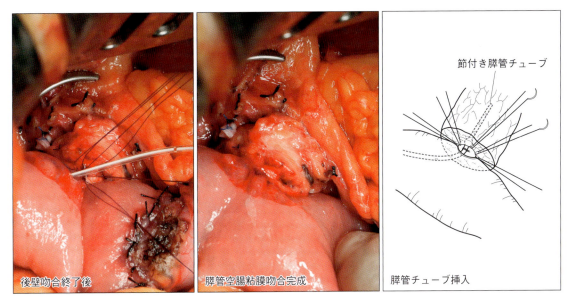

図4 膵管-空腸粘膜吻合（前壁）
膵管チューブを節まで主膵管に挿入した後，固定用の糸で結紮固定する。
その後，前壁も同様に空腸粘膜に糸をかけ，確実に結紮していく。最後の1針のみ外側で結紮する。

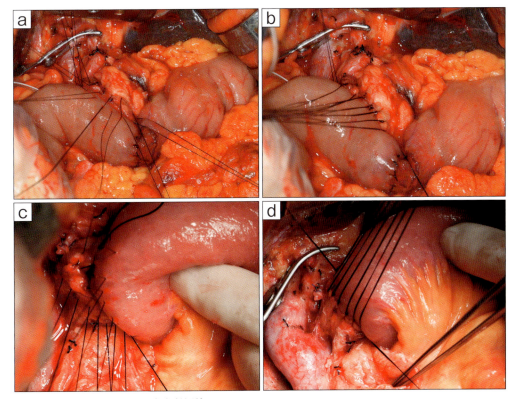

図5 膵実質-空腸漿膜筋層吻合（前壁）
a：前壁（糸をかけた状態），b：前壁（結紮後），c：後壁（糸をかけた状態），d：後壁（結紮後）
膵実質の糸は，主膵管近傍まで通していく。糸をすべてかけた後に適切な圧で密着させるように結紮する。
挙上空腸を左側へ反転することで後壁も良好な視野のもと，同様の操作を行うことができる(c, d)。

吻合部が観察され，良好な開存性が確認できた．

本法は特殊な器具を用いず良好な視野で簡便に行え，吻合部の開存性も良好であることから，膵腸吻合を行う際に適切な方法であると考えている．

〔文献〕
1）尾形佳郎：今永法再建における膵管空腸粘膜吻合．手術．1999；53：451-457
2）笛木和彦：膵切除後の膵腸吻合術式に関する実験的並びに臨床的研究-創傷治癒過程と術後膵機能を中心として．日外会誌．1985；86：725-737
3）富川盛啓，菱沼正一・他：手術手技 吻合部の開存性を追求した膵空腸吻合法と再建法．手術．2014；68(9)：1199-1204

〔富川盛啓，白川博文，菱沼正一，尾形佳郎〕

6 膵空腸吻合法—no stent 法

◆ 膵空腸吻合における stent 挿入の有無

　膵空腸吻合を行う多くの施設は，膵腸吻合の開存性の維持，膵液瘻などを考慮して外瘻あるいは内瘻による膵管ステントチューブを挿入している。膵空腸吻合において stent 挿入の有無が，これまで議論されてきた。stent 挿入法のメリットは吻合部の開存性の担保，縫合不全時の膵管確保の確実性などがあり，デメリットは屈曲や閉塞などのチューブトラブル，チューブ抜去時の膵管うっ滞や膵炎などがある。一方，no stent 法のメリットはチューブトラブルや患者の体動制限がないこと，チューブフリーで早期退院が可能なことなどがあげられるものの，デメリットは細径膵管時の吻合部の一次的な膵液うっ滞や膵液瘻発生時の膵管空腸吻合部狭窄の可能性などがある[1]。膵液瘻発生の危険因子は，膵硬度，膵管径，年齢，出血量，術者経験などで，その吻合法の習熟度が問題であると考えられる。筆者らは膵管損傷や広範な膵被膜損傷などがなく，膵管空腸吻合部の開存性が確保できれば原則全症例に対して no stent 法を施行している。

◆ no stent による膵管空腸粘膜吻合法

▶ 膵切離と膵断端処理

　膵切除後再建における膵腸吻合の膵液瘻発生対策は，膵周囲の剥離，郭清の時点から始まっている。この時点でのポイントは，まず膵前面の被膜の温存に留意した膵周囲の剥離と，膵の愛護的取り扱いである。次に膵切離の際には膵断端の血流温存のため，後腹膜からなるべく遊離せず，門脈枝の処理も必要最小限の剥離にとどめることである。膵の切離は切除側を結紮したのち，温存側の膵上縁，下縁を 5-0 または 4-0 無傷針モノフィラメント非吸収糸にて支持糸としておき，メスを用いて鋭的に切離する。出血点のみ 5-0 無傷針モノフィラメント非吸収糸で縫合止血を行い，oozing は電気メスで凝固止血を行う。

▶ 膵空腸粘膜吻合

　膵切離後膵断端からの主膵管からの膵液と分枝膵管からの膵液の分離が重要となるが，主膵管空腸吻合部の patency が保てれば，分枝膵管からの膵液は大きな問題となることがない。膵管空腸粘膜吻合では stent の有無に関わらず，主膵管空腸吻合の patency の確保と空腸漿膜・膵断端の死腔をなくすような密着した吻合が重要な要因となる。

● 空腸側の処理

　膵空腸粘膜吻合を行う場合，膵側の注意とともに空腸側の血流にも留意する必要がある。特に挙上する空腸のうっ血は膵腸吻合縫合不全において重要な要素となるため，再建空腸の挙上経路として空腸の腸間膜にねじれを生じないルートを選択する必要がある。

　筆者らの no stent 法では膵被膜実質と空腸漿膜筋層（外列），膵管壁と空腸全層（内列）との2層で吻合を行っている。

● 外層後列縫合（外列）

　外層後列では，膵実質と空腸漿膜筋層を 5-0 ま

動画 3-6
膵空腸吻合法—no stent 法

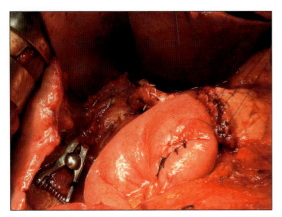

図 1　膵管空腸粘膜吻合（外列）
外層後列縫合（外列）を結節縫合で行う。

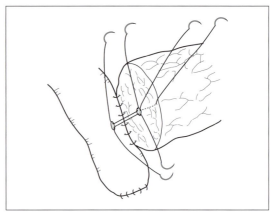

図 2　膵管空腸粘膜吻合（内列）
膵管前壁，両端に膵管と空腸全層に糸をかけ，3点支持にて吻合部を展開する。

たは4-0無傷針モノフィラメント非吸収糸で結節縫合を行う（図1）。その際には膵実質，空腸漿膜筋層をしっかり拾い，運針や結紮による臓器損傷に留意する必要がある。なお，膵管直下の後腹膜側への運針にこだわる必要はない。

● 膵管空腸粘膜吻合（内列）

まず空腸漿膜筋層を電気メスで焼灼し，剝離鉗子で鈍的に膵管径に合わせて小孔を開ける。次いで5-0または6-0無傷針モノフィラメント吸収糸を膵管前壁中点に両端針を用いて内外にかけ，牽引しておき，膵管内腔が十分に展開され，良好な視野が得られるようにする。

次いで5-0または6-0無傷針モノフィラメント吸収糸を用いて膵管空腸粘膜吻合を結節縫合で行う。その際には足側端，頭側端の両端の運針をまず行う。前壁中点と両端の糸を適切に牽引し，三角形に膵管空腸粘膜吻合部の内腔を展開する。この展開による術野は良好に展開され，ルーペや道具なしでもこの後の後壁吻合が容易になる（図2）。

3点の牽引で展開した吻合部に対して後壁を1〜1.5mm間隔で順次運針を行い，最後にまとめて結紮をする（図3）。その際に結び目が内翻のため内腔にくるが，問題にはならない。膵管壁の運針では膵管壁のみではなく，膵実質も含めた膵管壁を拾うことが重要である。また運針の際には膵

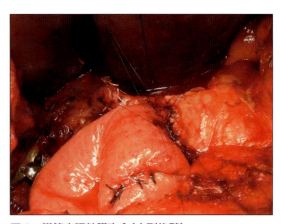

図 3　膵管空腸粘膜吻合（内列後壁）
膵管空腸粘膜吻合（内列）の後壁吻合が終了した。

管壁，空腸粘膜は鑷子などで把持はせず，愛護的に膵管壁，空腸粘膜損傷に留意することが重要である。

後壁吻合が終了したら，引き続き前壁吻合に移るが，内腔を確認しつつ後壁同様に運針を行い，最後に膵管前壁中点の支持糸を空腸前壁中点へ運針し，順次結紮・縫合する（図4, 5）。

● 外層前列縫合（外列）

最後に外層前列の縫合では，後列同様膵実質と空腸漿膜筋層を5-0または4-0無傷針モノフィラメント非吸収糸で連続または結節縫合で行う（図6）。外列の運針では膵被膜を確実に拾い，膵実

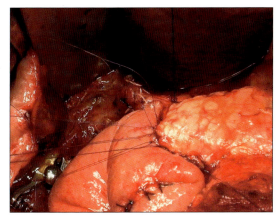

図4 膵管空腸粘膜吻合（内列前壁）
膵管空腸粘膜吻合（内列）の前壁吻合が終了した。

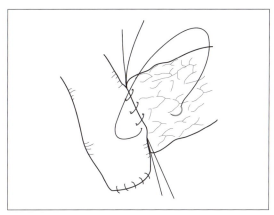

図5 膵管空腸粘膜吻合（外列）
膵被膜を確実に拾い，膵実質と空腸との間に死腔を作らないように密着させるように結紮をする。

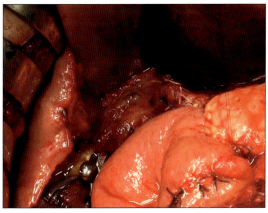

図6 膵管空腸粘膜吻合終了時
no stent 膵管空腸粘膜吻合が完成した。

質と空腸との間に死腔を作らないように密着させ，結紮も膵実質の挫滅をさせないことが重要となる。

◆ 重要ポイント

①膵周囲の剥離の際に膵被膜損傷を極力避け，さらに膵断端の血流障害を防ぐ。
②膵空腸吻合の外列縫合の際に膵実質と空腸を密着するように縫合する。
③膵実質，膵管粘膜と空腸全層吻合の縫合の際には，運針や結紮による膵損傷に留意した丁寧な吻合を施行する。

〔文献〕

1) Suzuki S, Kaji S, et al: Pancreaticojejunostomy using duct to mucosa anastomosis can be performed more safely without than with a stenting tube. Am J Surg 2009; 198 (1): 51-54

（鈴木修司，山本雅一）

7 膵空腸吻合法
―膵管非吻合密着法

◆ 特徴

本邦では粘膜・粘膜吻合法が多くの施設で採用され，良好な成績が報告されている。しかしながら膵管径が細い場合，吻合の難易度が高く時間もかかる。当科で行っている膵管非吻合密着法は膵管に膵管ステントチューブを挿入し，膵管を吻合することなく腸管に密着して瘻孔を形成させるという短時間でできる簡便な手技である[1-3]。

◆ 手技

▶ 膵切離

膵のトンネリング後，膵切離に先立って切離部近傍の予定残膵側の頭側，尾側に 4-0 Ti-Cron® をかけ結紮し支持糸とする。切離予定部の表面に電気メスでマーキングする。切除側の膵臓は 1-0 絹糸で結紮する。膵切離は hard pancreas では電気メスで行っている。soft pancreas ではマイクロモスキートペアン鉗子を用いた膵切離を行っている[4,5]。

3 mm 程度の膵実質をマイクロモスキートペアン鉗子ですくい取り，残膵側を 3-0 絹糸で結紮した後，膵実質を切離する（図 1a）。この操作を丹念に繰り返し，最後に主膵管を含むわずかな膵実質だけを残し，メスで鋭的に切離して主膵管を確認する（図 1b）。本法により，膵切離面の分枝膵管からの膵液の漏出を可及的に防止することができる。

動画 3-7
膵空腸吻合法―膵管非吻合密着法

▶ 膵管ステントチューブの固定

膵切離端の主膵管に主膵管径に応じた節付きステントチューブ（住友ベークライト社）を挿入し，まず 3-0 Maxon® の U 字縫合を膵の背側よりかけ背側で結紮する（図 2）。このときステントチューブの節が結紮糸から離れないように一回結紮した後に，助手がチューブを軽く牽引して節が結紮部にひっかかっていることを確認する。同様

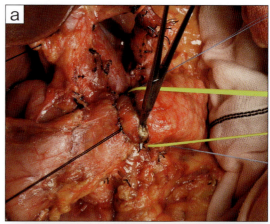

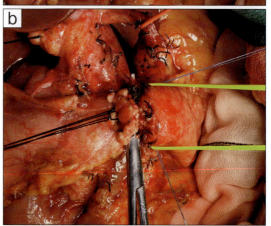

図 1 膵切離
a：膵実質をマイクロモスキートペアン鉗子ですくい，残膵側を 3-0 絹糸で結紮して切離する。
b：最後に主膵管を含むわずかな膵実質だけにしておく。これをメスで鋭的に切離して，主膵管を離断する。

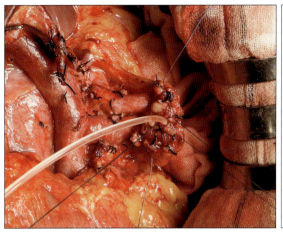 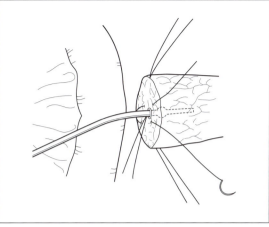

図2 膵管ステントチューブの固定
膵の背側から3-0 Maxon®のU字縫合をかけ結紮してチューブを固定する。さらに腹側からも3-0 Maxon®のU字縫合を追加して結紮する。

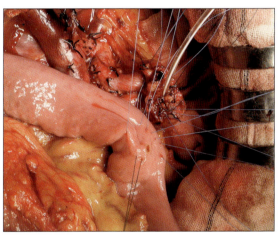 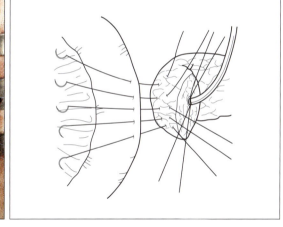

図3 膵実質後壁と空腸の吻合
膵管ステントチューブ挿入部位のマーキング部位を中心に膵実質後壁と小腸の漿膜筋層に4-0 Ti-Cron®を5,6針かけておく。

に3-0 Maxon®のU字縫合を膵の腹側よりかけて腹側で結紮し，より固定を確実にする（図2）。この2つの結紮糸は後に使用するので切らずに長く残しておき，モスキートペアン鉗子で把持しておく。

▶ 膵実質後壁と空腸の吻合

挙上空腸盲端から約15 cmの部位に，電気メスで膵管ステントチューブ挿入部位のマーキングを行う。マーキング部位を中心に，膵実質後壁と小腸の漿膜筋層に4-0 Ti-Cron®を5,6針かけておく（図3）。この時点ではまだこの糸を結紮しない。

▶ ステントチューブの腸管内誘導

膵管ステントの膵管固定部から約20 cmほどの部位に，先ほど膵管ステントチューブを固定した3-0 Maxon®の後壁側の糸を1-0絹糸で固定する（図4a）。膵管ステントチューブに付属したアルミニウムの穿刺針を前述の電気メスでマーキングした部位より刺入し，7,8 cmほど盲端側の腸管外に誘導する。同時に後壁側の膵管ステント

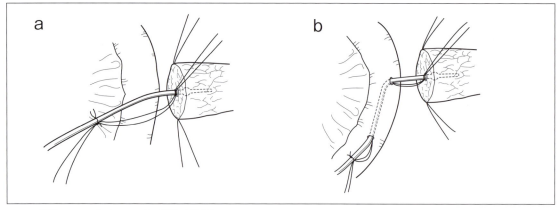

図4　膵管ステントチューブの腸管内誘導
a：膵管固定部から約20 cmほどの部位に，膵管ステントチューブを固定した3-0 Maxon®の後壁側の糸を1-0絹糸で固定する。
b：膵管ステントチューブを膵管ステントチューブを固定した3-0 Maxon®とともに腸管外に誘導する。

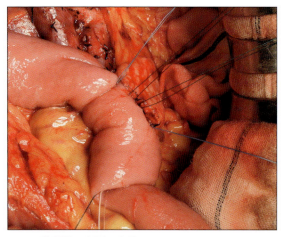 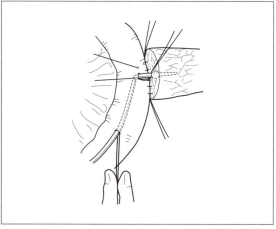

図5　膵実質と空腸の密着
腸管の膵管刺入部に固定用の3-0 Maxon®のタバコ縫合をかける。次いで膵実質後壁と小腸の漿膜筋層にかけた4-0 Ti-Cron®を結紮する。

チューブを固定した3-0 Maxon®も腸管外に誘導し，1-0絹糸の固定をはずし，モスキートペアン鉗子で把持しておく（図4b）。

▶膵実質と空腸の密着

　膵管刺入部に固定用の3-0 Maxon®のタバコ縫合をかける。助手は腸管外に誘導した膵管ステントチューブの固定糸の3-0 Maxon®を牽引して膵実質と空腸を密着させ，先にかけておいた膵空腸吻合部の後壁の4-0 Ti-Cron®縫合糸を順次結紮する（図5）。

▶主膵管と膵管ステントチューブ空腸刺入部の密着

　術者は腸管にかけた3-0 Maxon®のタバコ縫合を腸管が膵に可及的に密着するように結紮する。この間助手は決して前述の固定糸をゆるめてはならない。術者は腸管にかけたタバコ縫合の片方の糸と膵管を固定した前壁側の片方の糸を結紮する。さらに残ったもう片方の糸も結紮して，固定をより確実なものとする（図6）。

▶膵実質前壁と空腸の吻合

　最後に膵実質前壁と小腸の漿膜筋層を4-0 Ti-

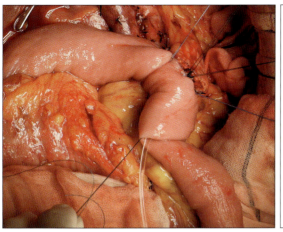 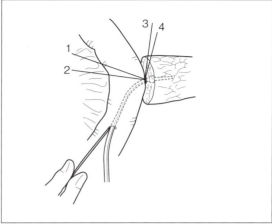

図6 主膵管とステントチューブ空腸刺入部の密着
助手は腸管外に誘導した膵管チューブの固定糸の3-0 Maxon®を牽引し,術者は腸管にかけた3-0 Maxon®のタバコ縫合を腸管が膵に可及的に密着するように結紮する(1と4,2と3を結紮)。

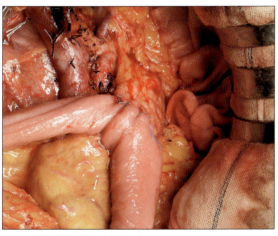 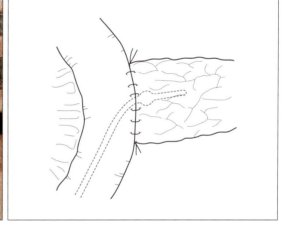

図7 膵実質前壁と空腸の吻合
膵実質前壁と小腸の漿膜筋層を4-0 Ti-Cron®の結節縫合で吻合し,膵管の密着部位を完全に埋没させる。

Cron®の結節縫合で吻合し,膵管の密着部位を完全に埋没させる(図7)。このとき,結紮した3-0 Maxon®がはみ出ないように注意する。最後に膵管ステントチューブの腸管誘導部を4-0 Vicryl®のタバコ縫合で固定し,Witzel法にて埋没する。このとき膵管ステントチューブを1,2 cm程度挙上腸管内でたるませておく。

▶ 術後管理

本法は膵管完全外瘻なので,膵管チューブが閉塞しないように管理する必要がある。8時間おきに膵管から排泄される膵液量を確認し,少ない場合は少量の生理食塩水でフラッシュして閉塞を解除する。術後,膵空腸吻合部の腹腔内ドレーンが抜去された後,腸瘻をクランプする。通常はこの状態で退院し,膵管ステントチューブ挿入のまま外来で経過観察する。膵管ステントチューブは瘻孔が完成するまで留置が必要であり,手術約8週間後に外来で抜去する。膵管ステントチューブ抜去の1週間後に腸瘻チューブを抜去する。

◆ 成績

　2002年10月から2017年12月までに施行したPDは446例で，原則として術中所見でhard pancreasは一期再建，soft pancreasは二期再建を採用している．一期再建359例，二期再建87例であった．一期再建例中The International Study Group of Pancreatic Surgery（ISGPS）Grade B, Cの膵液瘻は24例（7%，Grade B 20例，Grade C 4例）に認められたが，全例治療により軽快した．全PD症例446例で在院死亡例はなかった．

〔文献〕

1) Tashiro S, Murata E, et al: New technique for pancreaticojejunostomy using a biological adhesive. Br J Surg 1987; 74(5): 392-394
2) Manabe T, Suzuki T, et al: A secured technique for pancreatojejunal anastomosis in pancreaticoduodenectomy. Surg Gynecology Obstet 1986; 163(4): 378-380
3) Ishizaki Y, Yoshimoto J, et al: Validation of mucosal sutureless pancreatojejunostomy after pancreatoduodenectomy. Am Surg. 2014; 80(2): 149-154
4) 石崎陽一・他：出血量を減らし合併症をおこさないコツ－膵頭十二指腸切除．手術．2009；63(12)：1789-1794
5) 石崎陽一・他：私たちはこう工夫している－膵切離・膵管再建，ドレナージ・合併症の管理－重篤な合併症回避に向けて．手術．2014；68(2)：131-136

（石崎陽一，川崎誠治）

8 膵空腸吻合法—柿田式吻合

◆ 吻合のための器具

- 糸：3-0 ネスピレン直針　両端針
  　　 5-0 PDS　丸針　両端針
- 持針器：ライダー持針器
- 鑷子：ドベーキー，スキャンラン

◆ 手技

膵管空腸粘膜吻合　5-0 PDS　4針
膵空腸貫通密着吻合　3-0 ネスピレン　4針

▶ 準備

膵臓は熱損傷や虚血によるダメージを受けると自己融解を起こす。したがって，剝離受動を最小限とすること，膵切離断端の止血操作を最小限に留めることが重要である。柿田式では，少ない糸針で膵断面と空腸漿膜を密着させることが必要であり，膵液の完全ドレナージは，密着部の安定を担保するために重要と考える。

▶ 貫通糸のマーキング

膵断面と空腸漿膜面が，最小のストレスで貫通糸によって密着するためには，膵断面を覆う距離に見合う空腸漿膜を拾うことが合理的である。図1Aに示すように計測に基づくマーキングを行う。

▶ 膵管吻合口の作製

電気メスの切開モードを短時間通電させ十字型の漿膜欠損部を作製する。次に，漿膜切開部の粘膜の中心を膵管チューブの誘導針で貫くと，チューブの周りに粘膜が少し残る。この状態を作製しておくと後の操作がやりやすくなる（図1B）。

▶ 膵貫通密着吻合

3-0 ネスピレン直針で先ほどのマーキングに倣って貫通糸の刺入を行う。均等に密着するように，4〜5針かける。このとき，膵管チューブを牽引して膵臓をコントロールし，膵臓を持たないように注意する。空腸漿膜筋層のほうは，取る幅が広いので，前・後壁側を分けて取るようにする（図1C）。

▶ 膵管と空腸粘膜の縫合固定

膵管チューブを固定した糸より先端の部分の膵管と空腸粘膜に，背側，足側，頭側，腹側の順に4か所通糸する。すべて内腔側から刺入し，結紮点は外になるようにする（図2）。チューブに膵管がくっつくときは，水をかけることで隙間ができやすくなる。スキャンラン鑷子で膵管壁を軽く引っ張り，チューブの横から針を入れるようにすると，膵管にストレスを与えずに拾える。膵実質に糸をかけると裂ける原因になるため，粘膜と膵管のみを縫合する。

▶ 糸の結紮の手順

まず，胆管吻合予定部から引き出した膵管チューブを軽く牽引し，膵臓と空腸を寄せた状態で膵管空腸粘膜吻合糸を結紮する。次に，貫通糸の結紮時には，助手は鑷子で空腸が膵断端の背面

動画 3-8
膵空腸吻合法—柿田式吻合

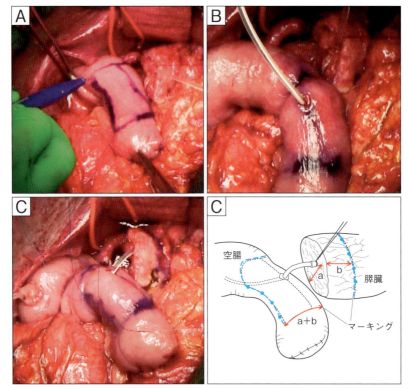

図1　マーキングから貫通糸刺入まで
A：膵断面の厚み(a)に膵断端の取り幅(b)の2倍を加えた距離を空腸の漿膜面にマーキング(a＋2b)する。bは通常10ミリ程度とるようにしている。
B：膵管と吻合するための吻合孔を空腸に作製する。
C：間隔が均等になるように合計4～5針，貫通糸を通す(●)。

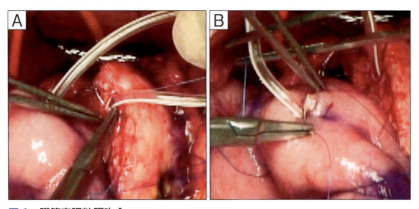

図2　膵管空腸粘膜吻合
両端針を用いて，膵管，腸管ともに内から外へ背側，足側，頭側，腹側の順に合計4針通す。膵実質にかけると結紮の力で裂けてしまいやすいので，あえてかけていない。写真は背側の糸を膵管(A)と空腸粘膜(B)にかけているところ。

をしっかり覆うように膵背側へ空腸を誘導する。術者は空腸壁を膵断端に引き寄せるようにゆっくりと糸を締めていき，膵断端に空腸が密着したらそれ以上は締めないように固定し，結紮する。

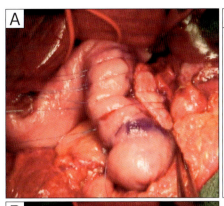
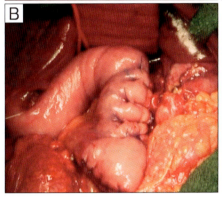
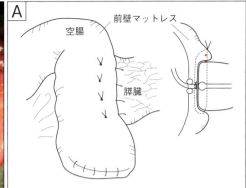

図3 膵空腸貫通密着吻合(前壁マットレス)
A：膵を貫通させた糸を空腸側へ垂直マットレスになるように返してから結紮を行う．マットレスにすることですべての貫通糸を左側に倒すと，自然と空腸が膵断端に引き寄せられ膵臓に裁断力がかからない程度の密着状態が得られる．この位置で結紮固定を行うようにすれば，安定した密着縫合が達成でき，締めすぎを予防できる．
B：結紮終了時．

▶ **柿田法成功のコツ**

①膵管を長く残すこと．
②空腸に小さく，かつ，粘膜が拾いやすいように穴を開けること．
③貫通糸を締めすぎないこと．

　少ない糸で行う吻合のため，1本1本の糸が持つ役割がとても大きい．計側に基づいたマーキングを行うことで，運針の最適化を図り，締め込み過ぎを防止するための工夫として前壁マットレスを導入している．

▶ **前壁マットレス**

　貫通密着吻合の糸を締めすぎると，膵臓に裁断力が働き，裂傷が起こり膵液漏の要因となる．この貫通糸の締める力を定型・適正化する工夫として，前壁をマットレスになるように糸を返してから，結紮している(図3)．メリットは結紮点が必ず腸管側になること，結紮する上下の糸を軽く左方へ牽引しておくことで，自然と腸管が膵断面に密着し腸管が戻ろうとする力と釣り合うところで結紮点を決めることができるので，自然な密着(締めすぎない)を達成できることである．

◆ **ピットホール**

- 貫通糸を通すときに，膵臓に対して斜めにならないように注意する．
- 空腸漿膜筋層を取る際に，直動脈にあたらないように配慮する．
- 決して貫通糸を締め込み過ぎないように注意する．

(隈元雄介)

9 膵空腸吻合法―Blumgart変法(Nagoya method)

　膵頭十二指腸切除術後の膵液瘻予防のためには,簡便かつ安全に施行できる膵空腸吻合の確立が望まれている。膵実質縫合として,本邦では前後壁二列縫合と柿田式密着縫合が主に行われてきたが[1],2014年にBlumgartらにより報告された水平マットレス式縫合法を独自にmodifyした方法を考案し,良好な成績を報告した[2]。また膵管粘膜―空腸縫合を含めた操作の一連の手順も,術中偶発症を起こさないよう簡便に行えるように工夫してきた。

　本項では,筆者らの行っている手順を紹介する。なお,同手法をさらに各施設で変更したやりかたが報告されているので,同法をNagoya methodとして区別して記載している。

◆ 吻合のための器具

- 糸:4-0 Polyvinylidene fluoride 非吸収糸
  5-0 Polydioxanone 吸収糸
- 持針器:ヘガール型超硬チップ付き持針器
  カストロヴィエホ氏持針器
- 鑷子:超硬チップ付無外傷性ピンセット
- 開創器:トンプソン開創器

◆ 手技

▶ 準備

　膵切断はメスを用いて鋭的に行い,残膵側はターニケットまたは小児用腸鉗子で軽く圧迫するが,挫滅しないようにできるだけ愛護的に扱う。膵上縁・下縁の支持糸は,針穴からの膵液漏出を避けるためおいていない。動脈出血のみ4-0 Polypropylene糸でZ縫合止血とし,それ以外の oozingはソフト凝固により焼灼止血する。できるだけ切離面の血流を残すために焼灼すべきでないという意見もあるが,筆者らの経験では大きな差はないと考えている。

　標準術式は,亜全胃温存術式(SSPPD-ⅡA-1)としている[3]。空腸を後結腸経路で挙上し,吻合操作中の消化管内容の流出を避けるために,末梢側を腸鉗子で把持しておく。この時点では小腸に小孔は開けない。腹腔内感染が膵液瘻を含めた合併症を増加させることが多く報告されており[4,5],術中の感染管理が極めて重要であると考えていることによる。

▶ Blumgart変法縫合(Nagoya method)

　第1工程として,4-0 Polyvinylidene fluoride非吸収糸(両端針)を用い,膵実質前壁より後壁に向かい針を貫通させ,空腸漿膜筋層を腸管長軸方向に拾い,膵実質後壁から前壁に向かい針を貫通させる(図1)。通常1~3針で行うが,1針は必ず主膵管をまたぐ形とする。いったん各糸を鉗子で把持しておく。膵管膵実質-空腸全層縫合は,5-0 Polydioxanone吸収糸を用いて原則8針としている。

　そして,第2の工程では把持していた4-0 Polyvinylidene fluoride糸(両端針)を刺入部対側の空腸漿膜筋層に短軸方向で5~7mm程度運針し(図2),それぞれの糸で結紮して完了する(図3)。

◆ Nagoya methodの利点

- 原法[6]では密着縫合に4~6針を用いるが,Nagoya methodでは正常膵で最大3針,萎縮膵では1針のみである。原法より運針が少ないため,縫合による膵実質の損傷,針孔からの膵液

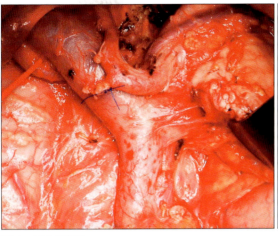 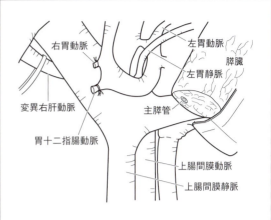

図1 標本摘出後

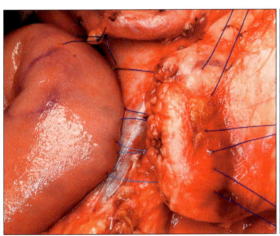 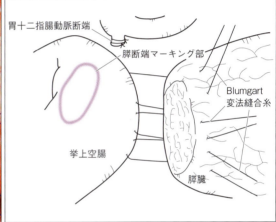

図2 Blumgart変法縫合（後壁）

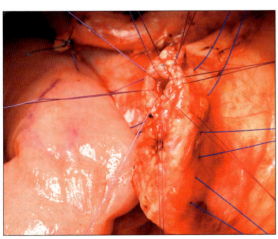 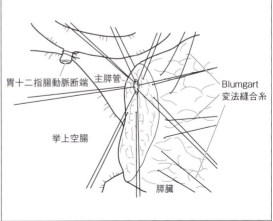

図3 膵管空腸粘膜吻合

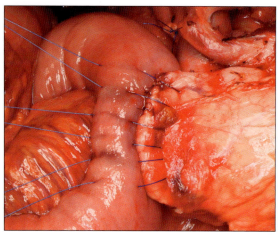
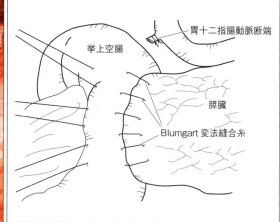

図4　Blumgart変法縫合(前壁)

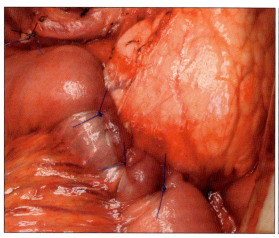
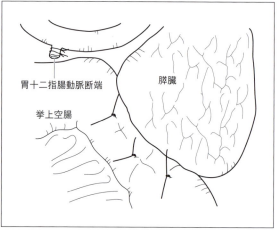

図5　Blumgart変法縫合(完成図)

の漏出の可能性を低下させることができる。
- 原法[6]では膵実質を貫通させた後に膵被膜上で一度結紮し，さらに小腸漿膜→膵被膜と運針し，もう一度結紮する。Nagoya methodでは膵実質貫通後に結紮せず，両端針をそのまま小腸漿膜筋層をそれぞれ短軸方向に運針し，結紮する。二列縫合や柿田法では結紮する糸の力が膵を裂く長軸方向に直接かかるが，同法では小腸漿膜上での結紮となるため，結紮による膵裂傷をより減少できる。また，同じ密着法であっても，柿田法が線で密着させるのに対し，同法は面で密着させるため，より有用な手法と考えている。最終的には小腸壁が膵断端を包む形と

なるため，単なる密着縫合よりも膵液の漏出をより減少できる[2,7]。操作が簡便であるため，短時間での施行が可能な手技である点も強調したい。

◆ コツ

第1工程では，膵を裂く方向への牽引力が強くならないために，空腸漿膜筋層は必ず長軸方向に運針するべきである。空腸間膜に近すぎると出血しやすくなるので注意する(図4)。また，膵被膜にしっかりと運針することも重要である。

第2工程では，膵断端を確実にラップさせる

(図5)ために，膵の厚みに対して空腸漿膜筋層の前後幅を適度な厚さで取ること，余裕を持ってラップされるように少し遠目の空腸をとることが重要である．また，結紮は強く締めすぎないように配慮する．

◆ ピットホール

Blumgart変法（Nagoya method）は結紮による膵裂傷を防止でき，線ではなく面で膵断端を確実にラップさせられることが利点である．同手法を含めた筆者らの吻合手順は混乱も少なく簡便であり，若手外科医でも安全に実践可能である．

〔文献〕

1) Kakita A, Yoshida M, et al: History of pancreaticojejunostomy in pancreaticoduodenectomy: development of a more reliable anastomosis technique. J Hepatobiliary Pancreat Surg. 2001; 8(3): 230-237

2) Fujii T, Sugimoto H, et al: Modified Blumgart anastomosis for pancreaticojejunostomy: technical improvement in matched historical control study. J Gastrointest Surg. 2014; 18(6): 1108-1115

3) Fujii T, Kanda M, et al: Preservation of the pyloric ring has little value in surgery for pancreatic head cancer: a comparative study comparing three surgical procedures. Ann Surg Oncol. 2012; 19(1): 176-183

4) Fujii T, Yamada S, et al: Preoperative Internal Biliary Drainage Increases the Risk of Bile Juice Infection and Pancreatic Fistula After Pancreatoduodenectomy: A Prospective Observational Study. Pancreas. 2015; 44(3): 465-470

5) Nagai S, Fujii T, et al: Recurrence pattern and prognosis of pancreatic cancer after pancreatic fistula. Ann Surg Oncol. 2011; 18(8): 2329-2337

6) Blumgart LH, Fong Y, ed: Surgery of the liver and biliary tract (3rd ed). Saunders Co Ltd, New York, 1639-1715, 2000

7) 日比野壮貴, 藤井努・他：膵頭十二指腸切除後の膵再建―Blumgart変法. 外科. 2014; 76: 120-124

（田中伸孟, 藤井 努, 杉本博行, 山田 豪, 小寺泰弘）

10 膵胃吻合法―Twin Square Wrapping(TSW)法

◆ 吻合のための器具

- 糸：膵貫通密着用：3-0モノフィラメント（Monostinger，日腸工業），3/8丸針，28 mm，両端針。膵管胃粘膜用：4-0モノフィラメント（PDSⅡ，エチコン），1/2丸針，13 mm/TF。
- 膵管チューブ：節つき，膵管径に合わせて5～7.5 Frを使用。
- 持針器：前村式深部持針器20 cm（日腸工業）[1]。

◆ 手技

▶ 準備

膵切離予定部位が決定したら，術中超音波検査にて主膵管の走行位置と膵管径を確認し，膵の上下縁に支持糸を置く。膵切断は超音波凝固切開メスにて膵実質のみを切離する。主膵管は金属メスで半切し，径に合わせて膵管チューブを挿入する。膵断端の背側は脾静脈から1.5 cm程度遊離されていれば吻合には十分である。

胃体部後壁の吻合予定部に運針ガイドのためにマーキングを行う。吻合部中心と噴門側，幽門側に各々約2 cmのマージンを確保した3本線を引き，中心線を記しておく（図1）。吻合中心部に2×1 cm大の漿膜筋層のみの切開を置くが，全層切開にならないようにする。膵管チューブの金属針を漿膜筋層切開の中心部から刺入し，胃を貫通させ，前壁より刺出させておく。

▶ 膵貫通水平マットレス操作①

最初の運針は，3-0モノフィラメント28 mm弱彎針を主膵管の頭側近傍で膵後面から前面へ垂直に貫通させる（図2）。膵断端からは約1 cmのマージンを確保する。そのまま連続して胃漿膜筋層切開部の噴門側マーキングラインに合わせて，漿膜筋層内を短軸方向へ中心から小彎側へ針を沿わせて刺出する。膵断端を確実に被覆させるために通常3 cm程度の縫い幅を確保している。続いて，膵上縁側で再度膵前面から後面へ針を貫通させる。膵辺縁からの幅は5 mm程度で十分である。これで一つ目のU字状縫合ができる。

2本目の3-0モノフィラメント針を用いて，全く同様に主膵管の足側近傍より膵後面から前面へ膵実質を貫通させ，胃漿膜筋層内を中心から大彎側へ，膵下縁実質の順に運針し，二つ目のU字状縫合を置いておく。この後，膵管・胃粘膜吻合に移る。

動画 3-10
膵胃吻合法―Twin Square Wrapping(TSW)法

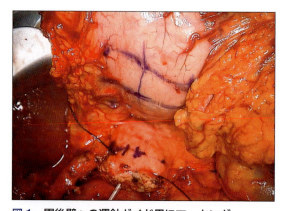

図1　胃後壁への運針ガイド用にマーキング
2本目の線が吻合部の中心となる。膵の上下縁に支持糸をかけてある。

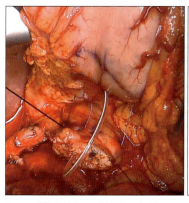 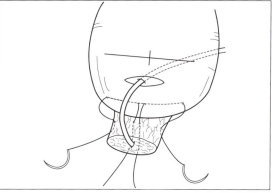

図2 膵貫通および胃壁の水平マットレス
吻合中心部の口側で，胃漿膜筋層に2本の針糸を通した状態。

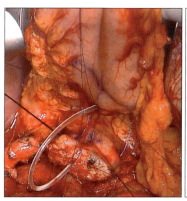 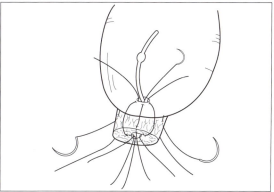

図3 膵管胃粘膜吻合の運針

▶膵管・胃粘膜吻合

　13 mm 4-0モノフィラメント糸を用いて，膵管の腹側，頭側，足側，背側の4方向に針糸をかける（図3）。膵管と一部膵実質をできるだけ厚く確保することが重要である。膵管チューブを抜いた状態で，膵管の運針をすべて内外方向へ行うとよい。運針後に膵管チューブを挿入し，縫合による狭窄などがないことを確認する。胃粘膜の運針は腹側を外内方向に，頭側と足側は内外方向に，胃粘膜を厚く確実に運針する。

　続いて，膵管チューブが抜けないように注意してたわみをなくし，腹側の糸を丁寧に結紮する。膵管チューブの節が確実に膵管内にあることを確認し，結紮した糸で膵管チューブを固定する。その後，背側の糸を内外方向で胃粘膜にしっかりと縫合する（図4）。この際，膵管チューブがガイドになるので，確実に胃粘膜を確保できる。

　頭側，背側，足側の糸を順次結紮すると膵管は胃粘膜で完全に覆われた状態になる。比較的拡張した膵管であっても，膵実質を厚く確保しているため，ほとんどの場合4針で膵管胃粘膜吻合は完了する。

▶膵貫通水平マットレス操作②

　膵管胃粘膜吻合が終了したら，まずは膵後面に貫通させておいた1本目のU-stichの針糸を，各々胃後壁漿膜筋層切開部の幽門側マーキングラインに沿わせて，短軸方向に小彎側からマークした中心線へ向けて運針を行う。続いて同様に2本目の針糸を大彎側から中心線に向けて運針する（図5）。それぞれの糸を，膵断端を胃壁で覆うように適度に締めながら結紮し，外列吻合を終了する。

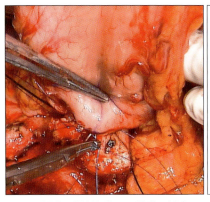
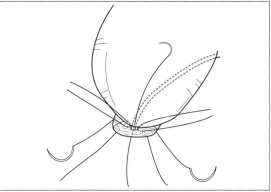

図4　背側の膵管粘膜と胃粘膜の縫合

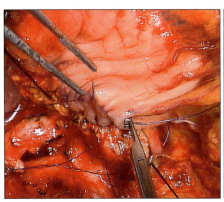
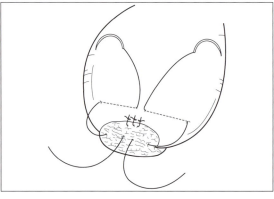

図5　幽門側胃壁への水平マットレス

最後に胃前壁に刺出した膵管チューブを切断すると，膵管チューブはロストステントとなり，チューブが貫通した胃壁を縫合して吻合が終了する。

◆ 特徴

本手技は，①超音波凝固切開メスを用いた膵切離，②膵貫通と胃後壁の水平マットレスによる膵断端の完全被覆，③膵管胃粘膜吻合，④膵管チューブのロストステント化で構成されていることが特徴である。膵管チューブの利用により胃壁を切開することなく膵管粘膜吻合が行え，胃壁に対する水平マットレスの採用により吻合時の視野も良好である。加えて，水平マットレスには主膵管を上下に隔てた2本だけの針糸による縫合となっており，主膵管の締め込みを回避している。

これらの工夫により，安全性を追求した術式となっている[2]。

◆ この縫合法を用いている理由

使用する針糸が総数で6本程度であり，運針数も少ない。手技も極力単純化しているため，手順通りに行えば簡便な手技である。

膵に対する運針数を最小限に留めていることより，膵組織の損傷が極力低減されている。また，膵断端を水平マットレス状に結紮することと，膵断端が胃後壁により完全に被覆された形となることにより，膵液の漏出が極力抑えられ，膵液瘻発生を防止する効果が極めて高いと考えられる。

◆コツ

- 胃後壁の吻合予定部は,胃全体をやや足側に牽引し,最も自然となる位置に設定する.肛門側に近づきすぎると胃空腸吻合がしづらくなる.
- 運針中に脾静脈の損傷を回避し,膵断端からのマージンを十分確保するため,膵貫通操作は必ず背側から腹側に刺通させる.この際,前村式持針器を用いて針を縦方向に把持して運針すると,方向性が一定し主膵管を損傷しにくい.
- 膵管チューブを運針用ガイドとして利用すると胃粘膜の確実な確保に有用である.
- 操作中は可能な限り膵組織を愛護的に扱う.先端の細い鑷子より,通常型の鑷子を汎用したほうが膵実質の損傷を避けられる.

◆ピットホール

- 操作中にガイド用のマーキングが消えないよう,適宜線の引き直しをするなど注意する.
- 主膵管近傍での膵貫通の際,主膵管に針がかからないように注意する.運針後に膵管チューブがスムーズに動くか確認するとよい.
- 膵貫通の運針にて出血を認めた際は,5-0 プロリンなどを用いて,縫合糸にかからないように刺通部より少し尾側の膵実質を丁寧に縫合すると止血できる.
- 最後に行うマットレスの結紮は,無造作に行うと胃壁のラッピングが不十分となることがある.胃壁を被せるようにゆっくりと締め込み,確実に結紮を行う必要がある.特に正常膵は組織が柔らかく裂けやすいので,日頃より膵実質の結紮手技などには習熟しておくことが重要である.

〔文献〕

1) 前村公成,新地洋之・他:手術手技 新型深部持針器(前村式日腸持針器)を用いた胆管空腸吻合術.手術.2010;64(4):521-525
2) Maemura K, Mataki Y, et al: Pancreaticogastrostomy after pancreaticoduodenectomy using Twin Square Wrapping with duct-to-mucosa anastomosis. Eur Surg Res. 2015; 55(1-2): 109-118

(前村公成,新地洋之,夏越祥次)

11 腹腔鏡下胆管空腸吻合法

　本邦では，2016年4月に腹腔鏡下膵頭十二指腸切除術と腹腔鏡下総胆管拡張症手術が保険収載され，今後，腹腔鏡下に胆管空腸吻合術を施行する症例が増加することが予想される。

　腹腔鏡下手術を導入するにあたっては，開腹手術と同等の精度と安全性が担保される必要があり，当科では開腹手術と同じ手技が可能であることを導入の基本条件として腹腔鏡下肝胆膵手術に先進的に取り組んできた[1,2]。しかし，腹腔鏡下胆管空腸吻合術においては，腹腔鏡下での縫合糸の取り回しに制限があるため，開腹手術では全周で結節縫合を用いている中で，原則的に連続縫合を用いて行ってきた。

　2011年以降これまでに経験した約60例の長期経過を解析したところ，開腹での胆管空腸吻合術に比べ，術後吻合部狭窄の発生率が若干高い傾向にあった(表1)。その結果をもとに手技を変更し，現在は後壁のみ連続縫合で，前壁には結節縫合を用いている。本項では当科で現在行っている，腹腔鏡下胆管空腸吻合術の標準手技について述べる。

表1　長期経過の比較

	腹腔鏡下(全周連続縫合) n=59	開腹下(結節縫合) n=159	p値
術後早期の合併症			
逆行性胆管炎	2(3.4%)	3(1.9%)	0.411
胆汁漏	2(3.4%)	4(2.5%)	0.516
遅発性の合併症			
胆管拡張を伴う胆管炎	10(16.9%)	13(8.2%)	0.061
肝内結石	5(8.4%)	3(1.9%)	0.035
治療を要した吻合部狭窄	7(11.9%)	3(1.9%)	0.005
内視鏡的ステント留置	2(3.4%)	1(0.6%)	
経皮的ステント留置	5(8.4%)	2(1.3%)	

2011年4月から2017年3月までに当科で施行した，全周連続縫合を用いた腹腔鏡下での胆管空腸吻合術(59例)と，結節縫合を用いた開腹下での胆管空腸吻合術(159例)の成績の比較。
有意差検定はχ^2検定を用いた。

🎬 動画 3-11
腹腔鏡下胆管空腸吻合法

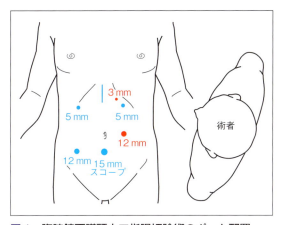

図1　腹腔鏡下膵頭十二指腸切除術のポート配置
胆管空腸吻合の際は心窩部の3 mmポートと患者左側の12 mm
ポート（図の赤のポート）を用いる．

◆ 体位とポート配置

　患者は仰臥位で，術者は患者の左側に立ち，左季肋下に3 mm径専用のポートを留置する（図1）．術者はこのポートから右手で3 mm径持針器を挿入し，患者左側腹部の12 mmポートから左手用の鉗子を挿入して胆管空腸吻合を行う．なお，いずれの術式においても，胆嚢は胆嚢管のみ離断してリトラクターもしくは針糸を使用して右横隔膜下に向かって挙上し，肝円索を心窩部に向かって挙上することで，吻合部付近に良好な術野を確保する．

◆ 吻合の手技

　吻合予定部の空腸の腸間膜対側に電気メスで小孔を開ける．助手が両手を用いてこの小孔が正面視できるよう空腸を固定し，右側端（患者右側）より後壁の連続縫合を開始する．縫合糸は13 mm径針つき5-0吸収性モノフィラメント糸（15 cm長）を用いる．

▶ 後壁連続縫合

　まず総肝管壁を外→内に運針し，次に空腸を内→外に全層で運針し，吻合部外側で結紮する（図2）．結紮後に約13 cm長になった針糸を結紮部位の背側に廻し，結紮点近傍の空腸後壁を外→内に運針して針を吻合部内腔側に引き出す．その後は総肝管側を内→外，空腸を外→内の順でintraluminalに患者左側に向かって運針して連続縫合を行う．

　連続縫合が左側端に達したら，最後は総肝管を内→外に運針して外側に留置しておく．新たな12 cm長の針糸を用いて，左側端の総肝管と空腸を外側からの運針で結節縫合する．この糸と後壁連続縫合の糸とを結紮して後壁の縫合を終了する．

▶ 胆管ステント留置

　前壁の縫合を始める前に，吻合部にステントを留置する．総肝管径に応じて，4〜6 Frの節付き膵管チューブを選択するが，主な目的は前壁縫合時の後壁の縫込み防止であるため，通常，総肝管径よりもやや細いものを用いている．ステント先端が進まなくなるまで肝内に向かって挿入し，空腸側は3〜4 cmの長さで切断して空腸内に挿入する．ステントの固定は行っていない．

▶ 前壁結節縫合

　前壁は12 cm長の針糸を用いて，左右両端から中央に向かって交互に結節縫合糸を掛けていく（図3）．中央寄りの3〜5本は吻合部内腔が確認できるよう，結紮せずに金属クリップをかけて留置しておき，すべての糸をかけ終えた後に外側から左右交互に中央に向かって結紮する．必要に応じて，吻合部に過度の張力がかからないよう，胆嚢床や肝十二指腸間膜の一部に挙上空腸の漿膜筋層を縫合固定する．

● おわりに

　本項で示した手技は，半周のみを結節縫合とする手技であり，当科において良好な成績を得ている開腹での全周結節縫合の手技とは依然として同一のものではない．今後も慎重に長期経過を観察して妥当性を検証していく方針である．

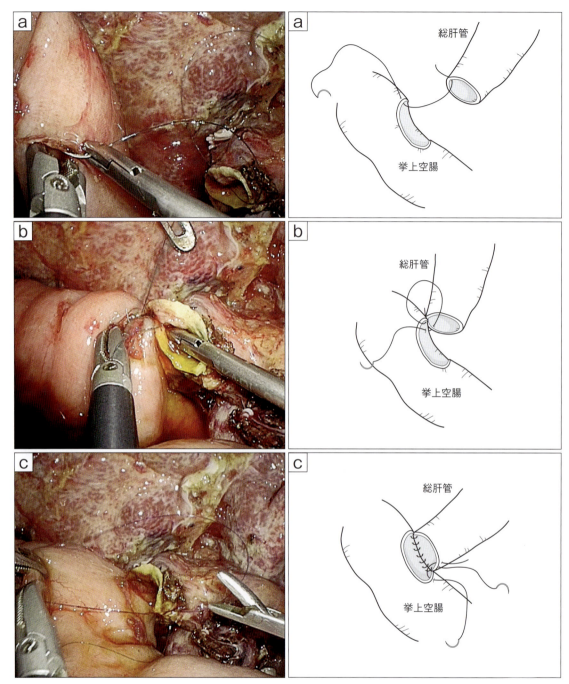

図2 吻合部後壁の連続縫合
a：13 mm径針つき5-0吸収性モノフィラメント糸を用いて，総肝管壁を外→内に運針し，次に空腸を内→外に全層で運針する。
b：総肝管側を内→外，空腸を外→内の順でintraluminalに患者左側に向かって連続縫合を行う。
c：新しい5-0吸収性モノフィラメント糸で，患者左側の総肝管と空腸を全層で結節縫合し，連続縫合の糸と結節縫合した糸の短いほうを結紮する。

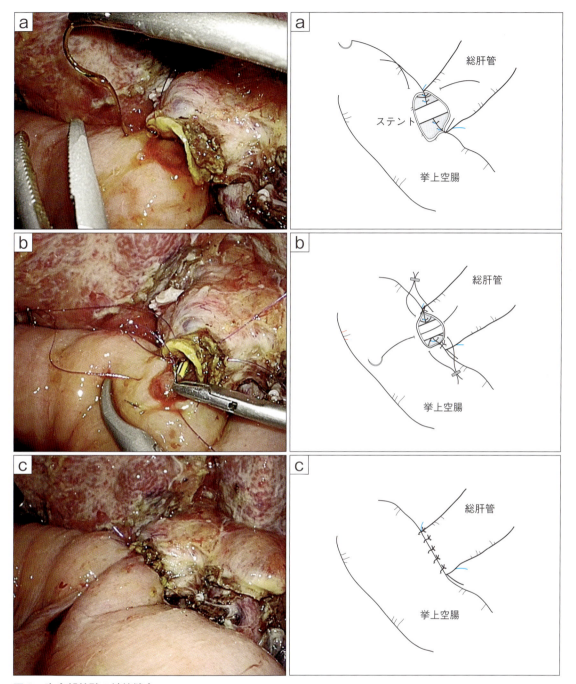

図3 吻合部前壁の結節縫合
a：左右両端から中央に向かうよう交互に全層で結節縫合する。
b：吻合部内腔が確認できるように，最後の数針は結紮せず金属クリップで把持しておき，すべての糸をかけ終えてからこれらを順に結紮する。
c：吻合終了図。

〔文献〕
1) Honda G, Kurata M, et al: Laparoscopic pancreaticoduodenectomy: taking advantage of the unique view from the caudal side. J Am Coll Surg. 2013; 217(6): e45-49
2) Honda G, Kurata M, et al: Novel device for pancreaticojejunostomy via a pure laparoscopic approach. J Am Coll Surg. 2013; 216(6): e73-e76

〔山本 淳，大目祐介，土井愛美，本間祐樹，本田五郎〕

12 腹腔鏡下胆道消化管吻合法 —Swine ウエットラボ胆道再建実習モデルによる運針手技習熟法

　膵頭十二指腸切除術と先天性胆道拡張症の分流術における腹腔鏡下手術は，保険収載されて間もないことから，本邦においてはいまだ導入時期の段階であることは言うまでもない。

　これらの術式が施設内に適切に導入され，標準化されていくためには，鏡視下での胆管(肝管)空腸吻合法をあらかじめマスターしておくことが必要である。本項では，チーム単位で習得可能なSwine ウエットラボ胆道再建実習モデルによる，両端針を用いた腹腔鏡下連続縫合の手順・運針法について解説する[1]。

◆ 準備

　本実習モデルは，助手との協調操作を通じて簡便な運針操作法を習得することを目的としている。よって，実習にはチーム単位で参加することが望ましい。

　術者は患者(もしくはSwine)の左に位置し，図1の④，⑤のトロッカーを使用してPara-axial positionにて操作を行う。助手は患者(もしくはSwine)の右側に立ち，図1の②，③のトロッカーを使用する。腹腔鏡は，図1の①から挿入する。術者左手はドベーキー鉗子を把持することが多いが，胆管径が細い場合にはメリーランド鉗子を使用している。

　縫合に用いる針糸は，4-0モノフィラメント吸収糸(針長20〜22 mm)を2本用いて，それぞれを長さ15 cmに切りその糸端を結び両端針を作製しておく(図2)。腸管の小口は前壁よりに作製する。

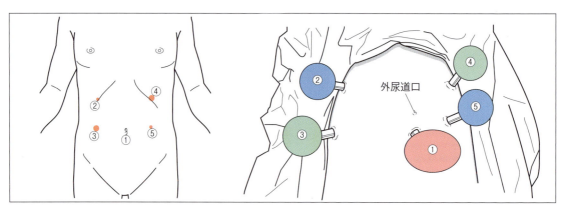

図1　トロッカー留置部位
左：①，③，④：12 mm，②，⑤：5 mm
腹腔鏡下膵頭十二指腸切除術，先天性胆道拡張症に対する腹腔鏡下分流術におけるトロッカー留置部位を示す。臍部にopen法で12 mm径のトロッカーを挿入する(①)。続いて腹腔鏡下に右鎖骨中線から右前腋窩線上の間で右肋弓下に5 mm径(②)，臍部の高さに12 mm径(③)のトロッカーを留置する。左側は鎖骨中線上で，左肋弓下に12 mm径(④)，臍部の高さに5 mm径(⑤)のトロッカーを留置する。
右：Swineウエットラボ胆道再建実習におけるトロッカー留置部位。実習ではすべて12 mm径のトロッカーとしている。

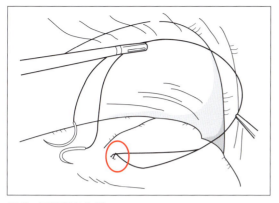

図2 両端針の作製
4-0モノフィラメント吸収糸(針長20〜22 mm)を15 cmに切りその糸端を結んでおく。

◆ 手技

▶ 第1針(図3)

　胆道,空腸それぞれの吻合(小)口の右側壁に外→内で針糸をかける(図3a, b)。糸は結紮せずに,胆道に掛けた針糸(前壁縫合用)は,針をスポンジスペーサーに刺して肝臓の左葉前面に置いておく。以降,助手には左手で前後壁両方の糸を持たせ,胆管と空腸双方の小口に適度な緊張を掛けさせておく(図3c)。また助手は右手の鉗子で空腸を頭側(胆管側)に寄せ,胆管壁の運針部に過度の緊張がかからぬよう配慮する。続いて,空腸に掛けたほうの針糸で吻合部後壁を胆道側から内外→外内で運針し,左側壁まで連続縫合していく。

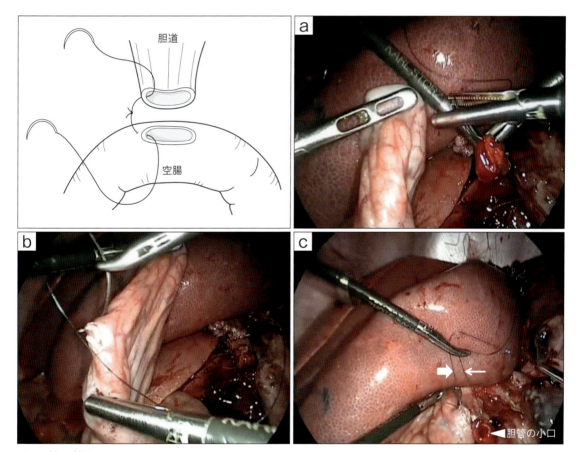

図3 第1針目
胆道,消化管それぞれの吻合部小口の右側壁に外→内で針糸をかける(a, b)。糸は結紮せずに,助手に前後壁両方の糸を持たせ小口に適度な緊張をかけておく(c)。
⇨後壁縫合用の糸,←前壁縫合用の糸

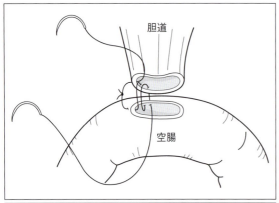

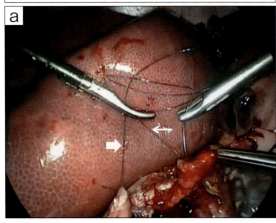
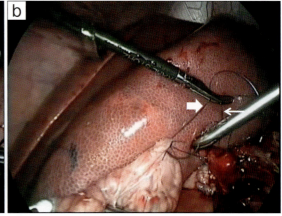

図4　後壁の第2～3針目
第1針目を結紮しないため，助手に把持させた糸を運針直前に少しテンションを緩めさせると，胆管と消化管の間に程よいスペースが生まれ運針操作が楽になる(a, b)．助手に後壁用の糸だけでなく前壁用の糸も同時に持たせることが重要である．
⇨後壁縫合用の糸，←前壁縫合用の糸

▶ 後壁の第2～3針目（図4）

第1針目を結紮しないため，助手に把持させた糸を運針直前に少しテンションを緩めさせると，胆管と空腸の間に程よいスペースが生まれ，運針操作が楽になる（図4a, b）．助手に後壁用の糸だけでなく前壁用の糸も同時に持たせることが大事なコツである．助手は左手の鉗子で糸を持ち，右手では空腸を把持し場を展開する．

▶ 後壁の第4針目以降（図5）

第3針目を終えたところでいったん糸を引き，3針目までの糸のたわみ（ゆるみ）をとる．再度同様に双方の糸を助手に把持させ，第4針目以降の運針を行う（図5a）．最後に左側壁で胆道を内→外で運針し，針は外さずにスポンジスペーサーに刺して体軀左側に置き後壁の縫合を終了する．

▶ 前壁の運針→完了（図6）

吻合部前壁は，前述のごとく胆道右側壁に外→内で掛けてある針糸を使用する．まず空腸を内→外で運針し，続いて胆道側から外内→内外で左側壁まで連続縫合していく．助手には，左手の鉗子で前壁側の糸1本を軽く牽引させる．前述のごとく，助手は右手の鉗子で空腸を頭側（胆管側）に寄せ，胆管壁の運針部に過度の緊張が掛からないよう配慮する．左側壁近傍では，助手に後壁を縫合した糸を左側に牽引させ糸のたわみ（ゆるみ）をとり，前壁運針の際に管腔内で後壁の糸を拾わないよう配慮する．

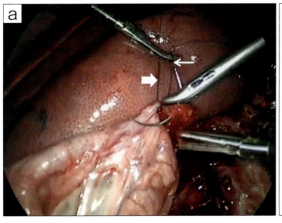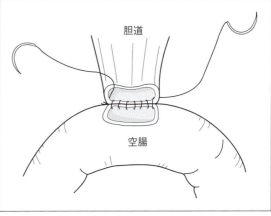

図5 後壁の第4針目以降
第3針目を終えたところでいったん糸を引き3針目までの糸のたわみ（ゆるみ）をとる。再度同様に両方の糸を助手に把持させ，第4針目以降の運針を行う（a）。最後に左側壁で胆道を内→外で運針し後壁の縫合を終了する。
⇨後壁縫合用の糸，←前壁縫合用の糸

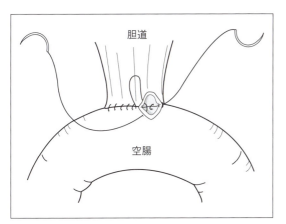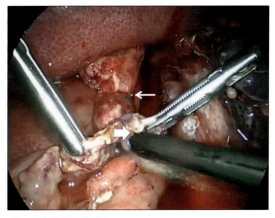

図6 前壁の運針→完了
吻合部前壁は，前述のごとく胆道右側壁に外→内でかけてある針糸を使用する。まず空腸を内→外で運針し，続いて胆道側から外内→内外で左側壁まで連続縫合していく。吻合部左側壁で後壁の縫合糸と結紮し吻合操作を終了する。

図7 吻合部の評価
吻合部近傍の空腸を切開し，腸管側から吻合口を確認する。運針の幅や狭窄の有無を確認できるため学習効果を高めることができる。
⇨吻合口に吸引管を挿入し生食を入れている，←上流の胆管に掛けたクリップ

◆ 吻合部の評価（図7）

　吻合部近傍の空腸を切開し，腸管側から吻合口を確認する。運針の幅や狭窄の有無を確認できるため学習効果を高めることができる。テーブルごとの実習参加者全員で出来栄えを評価したのちに吻合部を切断し，2回目の吻合実習に備える。これらの工程を繰り返し行い，参加者全員が複数回に渡って本吻合法を実践するようにしている。

◆ 特徴

- 腹腔鏡下の胆道空腸吻合は，前壁側と比較して後壁側の運針操作の難度が高い。第1針目を結紮してしまうと，後壁側の2針目，3針目の運針操作における場の展開がとても難しくなる。本法は，その点を克服した吻合法である。
- 両端針を既存のものではなく，結紮して作製する理由は，後壁と前壁を結紮点を隔ててそれぞ

れ別の糸で縫合することから，他方で生じた不具合の影響を受けにくくすることができるためである。
- 後壁側の運針の際に，前後壁両方の糸を助手に把持させておく理由は，後壁側1本のみ把持させた場合と比べ，吻合部を点ではなく線で展開できるため，術者がバイトとピッチの距離感を把握しやすくなるためである。さらには胆管壁の1点に過度の緊張をかけさせないためでもある。

◆この縫合法を用いている理由

運針操作に関わる場の展開の仕方に重きを置いた吻合法である。助手の技術的支援の度合いが高いため，技術習得はチーム単位で行っていく必要がある。ただし，術者ひとりにかかる高度な運針テクニックは要らないため，本吻合術を導入する際の手法として有用である。

◆コツ

- 空腸の小口は前壁よりに作製する。
- 後壁側の4針目以降は場の展開が楽になるため，3針目を終えたところで一度糸のたわみ（ゆるみ）はとっておいたほうがよい（→ピットホール）。
- 本法で後壁側の連続縫合を終了したのちに，前壁側は別の糸を用いて結節縫合を行ってもよい。エビデンスはないが，吻合部狭窄を予防できる可能性はある。
- 前壁縫合時に空腸の小口内にステントチューブを挿入しておくと，運針の際に空腸の前後壁を視認しやすくなる。チューブは吻合終了前に抜去する。
- ラボ実習では，術者と助手を同比率で学ぶように心がける。

◆ピットホール

糸はモノフィラメントを使用するにも関わらず，胆管と小腸の吻合では3針以上のたわみ（ゆるみ）は摩擦が大きく解消できないことがある。よって，「◆コツ」でも述べたように，後壁側の3針目を運針し終えた時点で，一度糸のたわみ（ゆるみ）をとっておいたほうがよい。たわみ（ゆるみ）がとれない場合には，右側壁に掛けた1針目糸を牽引するとそれらは解消されるため，前壁縫合を終えた時点で同部の糸を牽引して露見した糸のゆるみ分を結紮するか，ラプラタイをかけて，ゆるみを解消しておく。

前々頁の「▶前壁の運針→完了」で述べているが，前壁運針の際に管腔内で後壁の糸を拾ってしまうと内腔が狭窄してしまう。前壁運針の最終段階である左側壁近傍では内腔を確認しづらいため，助手に後壁を縫合した糸を左側に牽引させ糸のたわみ（ゆるみ）をとり，運針操作を行っていく必要がある。

〔文献〕
1) Mizuguchi Y, Nakamura Y, et al: Modified laparoscopic biliary enteric anastomosis procedure using handmade double-armed needles. Asian J Endosc Surg. 2016; 9(1): 93-96

（中村慶春，松下 晃，内田英二）

13 腹腔鏡下膵空腸吻合法—スーチャークリップを用いた Blumgart 変法

◆ 吻合のための器具

- ラプラタイ®（スーチャークリップ）
- 5-0 マクソン® または 5-0 PDS®：10 cm の長さ
- 4-0 ネスピレン®：2本ペアであらかじめラプラタイ®を用い 12.5 cm の長さで固定，両端針にしておく（図 1a）。
- 3 mm と 5 mm の持針器
- 3 mm ポート（針の軸が合いにくい場合の追加ポート用）

◆ 手技

膵腸吻合は膵管空腸吻合に加え，Blumgart 変法による膵実質-空腸漿膜筋層縫合にて行っている。手順は以下のようになる。
① 膵上縁と下縁で，U 字型に膵実質（貫通性）と空腸漿膜筋層背側の縫合を行う。
② 膵管空腸後壁 3 針。
③ ロストステント留置。
④ 膵管空腸前壁 3 針。
⑤ 空腸漿膜筋層腹側に針をかけラプラタイ®にて固定。

▶ ポート挿入部位

開脚位，12 mm の 5 ポートとリトラクターによる肝臓の挙上のため，5 mm ポートを心窩部に追加し腹腔鏡下膵頭十二指腸切除を施行している。膵空腸吻合を行う際は，術者は患者の右側に立ち，図 1b の②にカメラを挿入し，①，③のポートを用い吻合を行う。軸が合いにくい場合は臍上部に 3 mm ポート④を追加している。また③にカメラを挿入し，①，②のポートを用い吻合を行うこともある。

▶ Blumgart 吻合（背側）

切離面より 1 cm の位置で，膵前面の被膜を含め，膵背側から腹側に向け貫通性に針を通す。空腸背側で腸管長軸方向に漿膜筋層に針をかけ再度，膵背側から腹側に向け針を貫通させる。膵の

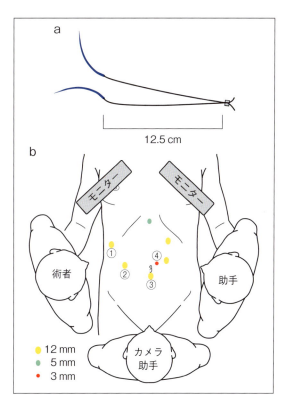

図 1　手術準備
a：Blumgart 吻合用の両端針。ラプラタイ®を用い 12.5 cm の長さで固定しておく。
b：ポート挿入部位。

動画 3-13
腹腔鏡下膵空腸吻合法—スーチャークリップを用いた Blumgart 変法

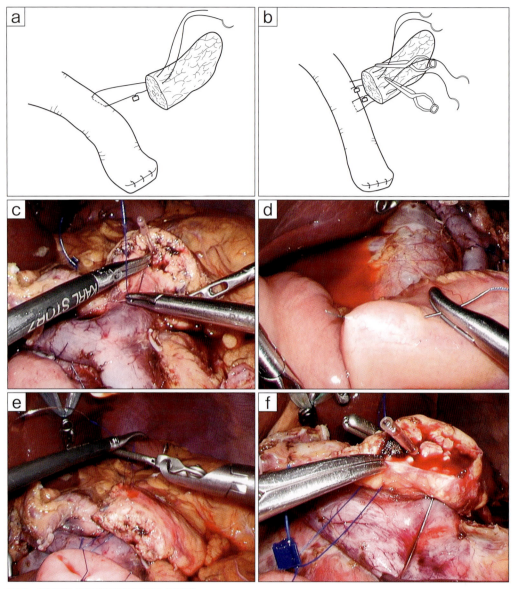

図2　膵実質-空腸漿膜筋層縫合（背側）
a：U字型に膵実質と空腸漿膜筋層背側を縫合．b：膵上下2か所で行う．
c：膵背側から腹側に向け貫通性に針を通す．d：空腸漿膜筋層への運針．
e：糸をブルドッグ鉗子で固定．f：膵管チューブを入れておくと，膵管の方向を確認しやすい．

上下2か所で行い，かけた糸はブルドッグ鉗子でクリップし固定しておく（図2）．

▶膵管空腸吻合

後壁は8時→6時→4時の順に3針で行っている．8時，6時の糸は膵管から腸管へ内外-外内，4時の糸は外内-内外としている．次に8時，6時の糸のみ結紮し，膵管チューブ（ロストステント）を挿入後，6時の糸を用いて固定している．

前壁は3針で行い，膵管の10時→12時→2時の順に膵管から腸管へ外内-内外で行っている．針の軸に合わせるように膵断端辺縁を鉗子で圧排し，膵切離面に適度な角度を作り，膵管チューブに当たるように針を通す．膵管チューブに当たったら，少し針を浮かし膵管チューブに沿うように運針する（図3）．

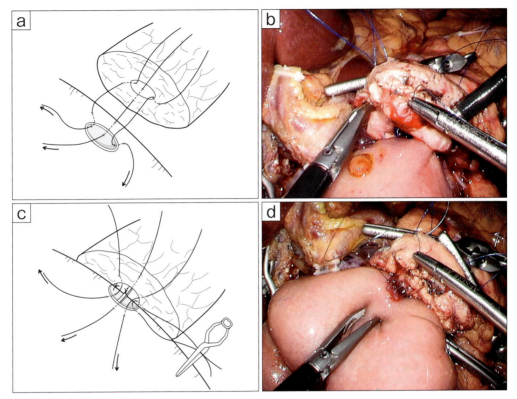

図3 膵管空腸吻合
a：後壁は，8時（膵管から内外-外内）→6時（内外-外内）→4時（外内-内外）の順に3針で行う。
b：膵断端を鉗子で圧排し膵切離面に適度な角度を作る。
c：前壁は10時→12時→2時の順に膵管から内外-外内で3針行う。
d：膵管チューブに沿うように運針する。

▶ Blumgart吻合（腹側）

膵実質と腸管背側にかけてある4本の針糸を用い，腸管腹側の漿膜筋層への縫合を行う。すべての針糸を腸管の短軸方向にかけた後，それぞれの糸を引っ張り（糸のtailに固定されているラプラタイ®がよいアンカーとなる），適度な密着性を保って，糸をラプラタイ®にて固定する（図4）。

◆ この縫合法を用いている理由

近年，膵実質と腸管の密着性を上げるため，Blumgart吻合法の有用性が報告されている。膵背側から運針する場合は逆針となるが，腹腔鏡下での逆針は運針しやすく，また膵背面と前面を確認しながら適切な位置で針をかけることが可能である。腹腔鏡下では縫合中に糸が絡むことが問題となるが，本方法は糸が混乱しにくく有用と考えている。またラプラタイを用いることで，適度な密着性をもって固定することが可能となる。

◆ コツ

- Blumgart吻合開始前，空腸に膵管の吻合予定部をマーキングしておくと運針の際，位置を確認しやすい。膵実質に運針する際は膵管チューブを入れておくと膵管の方向を確認しやすくなる（図2f）。
- 空腸に小孔を開けた後，粘膜を軽く外反させておくと，運針がやりやすくなる。
- 膵管へ運針する際，膵断端の辺縁を鉗子で軽く圧排すると膵管の内径が広がり，針をかけやすくなる（図3b）。助手は吸引管をもち膵管内を適宜吸引し，良好な術野を保つようにする。
- 膵管空腸吻合の際，針糸の混乱を避けるため，

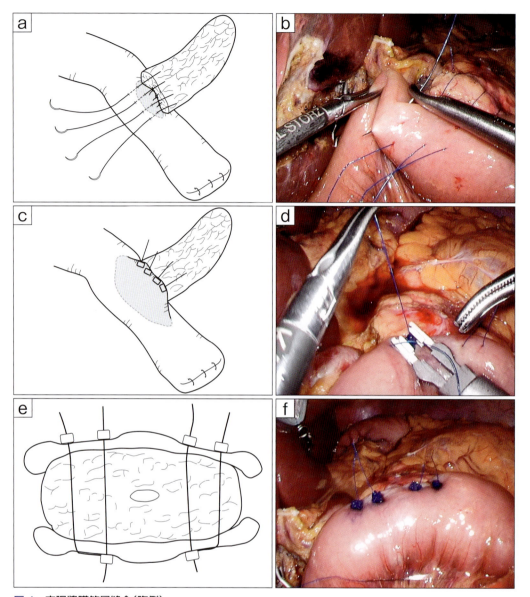

図4 空腸漿膜筋層縫合（腹側）
a：4本の針糸を用い漿膜筋層へ腸管縫合。b：腸管の短軸方向に針をかける。
c：糸をラプラタイ®にて固定。d：糸を腹側に引っ張りラプラタイ®にて固定。
e：糸のtailに固定されているラプラタイ®がよいアンカーとなる。f：良好な密着性を持って吻合されている。

結紮前の糸はブルドッグ鉗子もしくはヘモロックを用いクリップしておく。

◆ ピットホール

- 7針以上は糸が絡みやすくなるため，腹腔鏡下での操作は困難となる。
- 5-0マクソン®は糸癖がつきにくく結びやすいが，結紮が緩みやすく注意が必要である。5-0 PDS®は糸が緩みにくいが，糸癖がつきやすく，結紮時の難度が高くなる。
- 無理な運針は膵管裂傷を引き起こす可能性があり注意が必要である。膵管空腸吻合の難度は高く，十分なトレーニングが必要である。

〈永川裕一，佐原八束，土田明彦〉

14 膵空腸吻合〔Wrapping double mattress 法（Kiguchi method）（ロボット）〕

内視鏡手術支援ロボット da Vinci® Surgical System（Intuitive Surgical 社，以下 da Vinci）を用いた膵頭十二指腸切除術に対するロボット支援手術（robot-assisted pancreatoduodenectomy：以下 RPD）は，2003 年に Giulianotti ら[1]が第 1 例目を報告して以後，海外での報告例は急速に増えつつあり 2017 年には年間約 2,000 例が実施されたようであるが，本邦ではいまだ普及していないのが現状である。

ポートや鉗子による動作制限のある腹腔鏡手術と比べると，RPD では手振れ防止機能と鉗子の多関節機能による動作制限の低減に最大の利点があり，術後成績の向上が期待される。当科では 2009 年から倫理審査委員会の承認のもとに患者の同意を得て，自費診療での RPD を開始し現在まで 20 例を実施した。

しかし，完全鏡視下での膵空腸吻合の際の複雑な運針や縫合糸の糸さばきなど，RPD であっても解決すべき課題があり，当科では 2016 年から膵空腸吻合を単純化するための Wrapping double mattress 法（以下 Kiguchi method）を考案し，RPD に導入することで術後成績が格段に向上した。本項ではそのコンセプトと手技を中心に解説する。

◆ Wrapping double mattress 法（Kiguchi method）のコンセプト

Kiguchi method（図 1）は，鏡視下での膵空腸吻合を単純化し安定した再建を可能にするために

Blumgart 法[2]や Fujii ら[3]の Blumgart 変法をさらに改良した手技である。

腹腔鏡手術と比べると RPD では運針と結紮の際の操作性は飛躍的に向上した。しかしそれでも，複数の縫合糸を同時に使用した際の糸さばきは非常に煩雑であり，内糸と外糸や隣接する縫合糸同士の絡みや取り違えが起こりやすかった。

Kiguchi method では，膵実質空腸縫合・膵管空腸吻合ともに両端針による水平マットレス縫合を多用する。膵実質空腸縫合を両端針 3 本で，膵管空腸吻合を両端針 2 本と片端針 2 本で行い，使用する縫合糸の本数を減らすことで糸さばきを大幅に単純化した。また膵実質・主膵管への運針方向を矢状方向のみに限定することにより，運針自体も単純化した（図 2a）。これは，多関節鉗子を用いる RPD であっても，鉗子の軸に直交する矢状方向への運針が最も安定しているからである。

膵管への運針を水平マットレス縫合で行う利点は，

① 内糸は主膵管内に収納されるため，内糸と外糸が絡まない。
② 使用する糸針の本数を減らしつつ，主膵管周囲と空腸壁の密着度の高い吻合が可能となる。
③ 空腸側の運針は，小孔周囲に行うため，吻合操作中の空腸側の小孔の開大を防止できる。
④ 結紮の際には，主膵管壁や空腸壁がプレジェット様の役割を果たすため，主膵管が裂けにくい。

などがあげられる。

さらに膵の断端に接触する空腸壁の漿膜筋層を広く切除することにより，膵断端と空腸壁の密着性の高い再建を可能とした（図 2b）。

漿膜筋層切除の利点は，

① 空腸壁の短軸方向への伸縮が容易となり，空腸

動画 3-14
膵空腸吻合〔Wrapping double mattress 法（Kiguchi method）（ロボット）〕

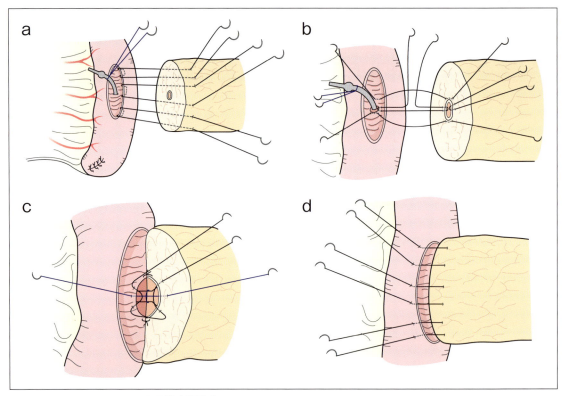

図1　Kiguchi method による膵空腸吻合

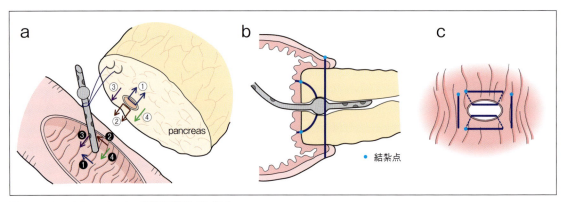

図2　Kiguchi method の運針手順と完成図
a：膵管空腸吻合の運針手順．
(1)①を運針し保持，(2)②-❷を運針し保持，(3)③-❸を運針し保持，(4)②-❷を結紮し膵管チューブを主膵管に挿入し固定，(5)④-❹を運針し結紮，(6)③-❸を結紮，(7)①を運針し①-❶を結紮．
b：膵空腸吻合部の断面図．
c：小腸内腔から見た主膵管周囲．

壁を膵断端に無理なく密着させることが可能となる．

②漿膜筋層の切除縁が腹腔内で運針する際のよいメルクマールとなる．

③良好な創傷治癒が期待でき[4]，術後膵液漏のリスクを軽減する可能性がある．

などである．

　Kiguchi method の最大の特徴は，膵管空腸吻

合の際の空腸側の小孔周囲の運針方法である(図2c)．

空腸壁の漿膜筋層を切除した後の空腸側の小孔は，粘膜・粘膜下層のみとなっており，非常に脆弱で開大しやすい．このため，空腸側の小孔の作製には電気メスを使用せず，膵管チューブに付属する金属針による鈍的穿刺により行う．また，運針操作中の空腸側の小孔の開大を最小限にするために，膵管チューブの固定用の1針以外は小孔内腔には運針を行わず，小孔周囲の空腸壁に水平マットレス縫合で運針する．空腸側の小孔と膵管チューブの密着性を可及的に高めることで，空腸壁内からの腸液の漏出が起こりにくい状態を保つことが，膵空腸吻合の創傷治癒において非常に重要であると考えている．また，空腸側の小孔と主膵管のサイズミスマッチは術後膵液漏のリスクとなる可能性があるため，Kiguchi method では，主膵管に挿入可能な可及的に太いサイズの膵管チューブを選択する必要がある．

◆ 手術手技

▶ セットアップ

膵頭十二指腸切除完了後に，da Vinci Xi® を膵断端にターゲティングし，図3のようなポート配置で膵空腸吻合を行う．

▶ 体外操作

臍部の標本摘出用の約 4 cm の小切開創から，挙上空腸を体外に引き出し，吻合のための体外操作を行う．Kiguchi method では，膵断端と接する予定部位の漿膜筋層を前述した理由で切除しておく．漿膜を鑷子で3点支持し空腸の長軸方向に細長く漿膜筋層を切除し，この操作を5〜7回ほど繰り返し行い短軸方向に幅を広げる(図4a)．漿膜筋層切離の範囲は，長軸方向は膵断端とほぼ同じ距離とし，短軸方向は膵断端を覆うための十分な幅をとる．短軸方向の漿膜筋層切離の幅が不十分であると，膵実質空腸縫合を結紮した際に腸管壁に過度な張力が生じるため注意を要する．

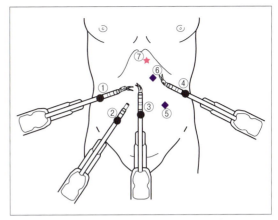

図3 膵空腸吻合時における da Vinci Xi® のセットアップとポート配置
①③④：da Vinci 鉗子用ポート，②：da Vinci カメラ用ポート，⑤⑥：12 mm アシスタント用ポート，⑦：ネイサンソンリバーリトラクター

側孔を追加した節付き膵管チューブを膵管空腸吻合予定部位に挿入し，肝管空腸吻合予定部位から腸管外に出しておく(図4b)．空腸側の小孔は，膵管チューブに付属する金属針を用い鈍的に作製し，膵管チューブに空腸側の小孔が密着している状態を保つ．膵管チューブの径は主膵管内に挿入可能な範囲で可及的に太いサイズを選択することが重要である．吻合時の膵管チューブ固定用に，5-0 吸収性モノフィラメント糸の両端針(PDS®，ETHICON)を，膵管チューブの節の空腸側に結紮固定しておく．挙上空腸と膵管チューブを腹腔内に戻し再気腹する．

▶ 腹腔内操作

再建は PD-II 型で行う．空腸を結腸後経路で挙上し，挙上空腸を膵断端近傍まで挙上する．膵空腸吻合部は挙上空腸の断端から約 10 cm の部位としている．

▶ Kiguchi method による完全鏡視下膵空腸吻合の実際

3本の 3-0 非吸収性モノフィラメント糸(3-0 プロリーン®・TE，ETHICON)の両端針を用いて膵実質空腸縫合の膵実質貫通までを運針し，膵直

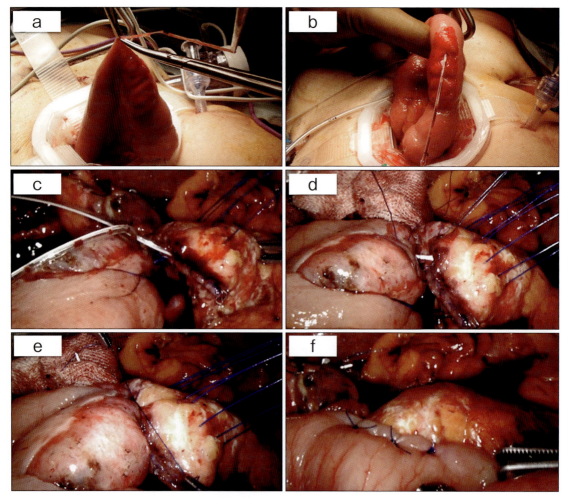

図4 RPDでのKiguchi methodによる膵空腸吻合の実際

上のポート(図3⑥)より体外に出しておく(図4c)。背側の空腸壁を，漿膜筋層切開縁より約1 cm背側から両端針を用いて水平マットレスで運針し，膵断端より約1 cm尾側で背側から腹側方向の運針で膵を貫通させる。この際，正中の糸針は主膵管を挟み込むように運針する。

膵管空腸吻合も主膵管内腔から内外方向に両端針の水平マットレスで運針する。腹腔内で絡むリスクを減らすため，12 cm長の5-0非吸収性モノフィラメント糸(ベアーメディック：5-0 ポリプロピレン®)を用いる。内糸は主膵管内腔に収まるため，内糸と外糸の絡みは起こりにくい。主膵管の腹側(図2a①)・背側(図2a②)の2か所に水平マットレスで運針し，マイクロバスキュラーク

リップ®(ベアーメディック)で保持しておく。主膵管の頭側(図2a③)・尾側(図2a④)は主膵管内腔への運針を行わずに膵断端に運針する。4本の縫合針の片側端で膵管チューブを挿入した小孔周囲の空腸壁に1針ずつ運針し順に結紮していく(図2a)。この際背側の縫合糸(図2a②-❷)を結紮した後に膵管チューブの先端を主膵管内に挿入する(図4d)。肝管空腸吻合予定部から出した膵管チューブを牽引することで膵管チューブの位置調整を行い，体外でチューブに固定しておいた両端針で膵管チューブを1針膵管空腸吻合部の前壁に固定する。また結紮を行う際には，膵実質貫通縫合の糸を体外から牽引することで膵断端と空腸壁が密着するように視野展開の補助を行う(図

4e)．膵実質貫通の縫合針を1本ずつ体内に戻し，腹側の漿膜筋層切開縁に水平マットレスで運針し結紮することでKiguchi methodによる膵空腸吻合が完了する(図4f)．

膵管チューブは肝管空腸吻合予定部で離断し，長めのロストステントとする．膵管チューブの断端が空腸壁に密着することにより閉塞する危険性があるため，体外操作時に膵管チューブの空腸側にも側孔を作製しておくことが重要である．

なお主膵管の径が太い場合には，主膵管の腹側・背側の水平マットレス縫合の両端針を2本ずつに増やすことで主膵管周囲と空腸壁の密着性を保つようにしている．

◆ 術後成績

現在までにRPDの8例にKiguchi methodで膵管空腸吻合を行い，ISGPF Grade A以上の膵液漏を認めていない．

● おわりに

当院独自の膵空腸吻合法であるWrapping double mattress法(Kiguchi Method)について解説した．

Kiguchi methodによる完全鏡視下膵空腸吻合法は，腹腔鏡下で行った症例も含めた21例でIS-GPF Grade B以上の膵液漏を認めず，従来の吻合法に比較して，きわめて良好な成績と考えられる．Kiguchi methodは，複雑な膵管空腸吻合を鏡視下手術用に改良した新しい吻合法であるが，今後RPDや腹腔鏡下手術はもとより開腹手術においても，標準的な膵空腸吻合法となりうると期待される．

〔文献〕

1) Giulianotti PC, Coratti A, et al: Robotics in general surgery: personal experience in a large community hospital. Arch Surg. 2003；138(7)：777-784
2) Blumgart LH: A new technique for pancreatojejunostomy. J Am Coll Surg. 1996；182(6)：557
3) Fujii T, Sugimoto H, et al: Modified Blumgart anastomosis for pancreaticojejunostomy; technical improvement in matched historical control study. J Gastrointest Surg. 2014；18：1108-1115
4) 苗木和彦：膵切除後の膵腸吻合術式に関する実験的並びに臨床的研究―創傷創傷治癒過程と術後膵機能を中心として．日外会誌．1985；86：725-737

(木口剛造，宇山一朗，小島正之，安田　顕，中嶋早苗，棚橋義直，加藤悠太郎，杉岡　篤)

15 膵尾側吻合法（生体吸収性材料を利用）

◆ 切離デバイス

筆者らは，膵切離に適したステープラーの条件として，①厚い組織を閉鎖可能，②ステープル部に補強素材が付加，③ステープリング・切離動作時の安定性，を優先順位としている。これらの条件にマッチする腹腔鏡下で使用可能なデバイスとして，コヴィディエン社のパワードステープリングシステム（iDrive™ Ultra）とポリグルコール酸不織布による生体吸収性補強材（以下，PGA）が付加されているカートリッジ（エンドGIA™ トライステープル™ リンフォースカートリッジ）を選択している。

◆ 手術手技　動画 3-15

▶ パワードステープリングシステムと吸収性縫合補強材を用いた膵尾側切除

総肝動脈，脾動脈根部周囲の郭清後，脾動静脈をテーピング，膵を門脈縁付近でテーピングする。脾動（静）脈を先行して切離すると膵切離ウィンドウがより開大し，膵切離がしやすくなる（図1）。膵切離ラインは，できる限り門脈直上に設定し，この部分を腸管クリップ（内視鏡下腸管クリップ，B-Braun Aesculap）2本で約10分間圧迫する（図2）。

iDrive™ Ultra へ，PGAであるネオベールが付加された3列ステープルのカートリッジを装着する。術前CTで計測した膵切離部の厚さ，12 mm以上であれば，ブラックカートリッジ，12 mm未満であればパープルカートリッジを使用する（本症例はパープル）。ステープラー先端が周囲の臓器を挟まないように，慎重にステープラー部を膵切離予定部へ挿入する（図3）。閉鎖ボタンを2～3回に分けて押すと，完全閉鎖を表すインジケーターランプが点滅するので，ファイアリングへ移行する。

ファイア時はブレードが進みながらも，さらにステープラーが閉鎖するため，ブレード進行イン

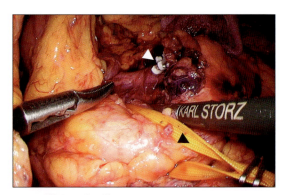

図1　膵テーピング
膵を門脈直上でテーピングし，脾動脈を切離，膵切離ウィンドウを拡張している。
▶：膵のテーピング，▷：脾動脈断端

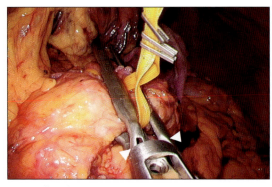

図2　膵圧迫
腸管クリップ2本で約10分間圧迫する。
▷：内視鏡下腸管クリップ　2本

動画 3-15
膵尾側吻合法（生体吸収性材料を利用）

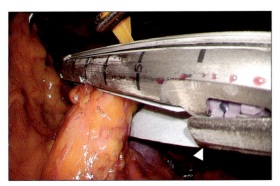

図3 膵切離
膵実質に過分な力がかからないように慎重にステープラーを挿入する。
▷：エンドGIA™ トライステープル™ リンフォースカートリッジ

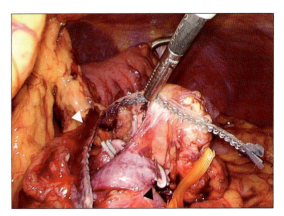

図4 切離断端の確認
切離終了時，フエルト先端部は切れていない。断端被膜損傷からの軽微な出血がしばしばある（▷）。切除側ステープルラインを把持している。
▷：膵切離部の出血，▶：脾静脈断端

ジケーターが10 mm進んだら1分休むように切離を進め完了させる（図4）。デバイスを外すときはステープラー内面がフエルトに引っかかることがあり，慎重に引き抜く。フエルト先端部は切れていないことが多く，鋏で切離する必要がある。

断端に被膜損傷からの軽微な出血があることが多いが，サージセルなどで止血可能である（図4）。断端の止血を確認後，吸収性補強材が付加されたステープルライン断端に3-0バイクリルにより大網などの周囲の脂肪組織を縫着し手術終了となる。

◆ この方法を用いている理由

自動縫合器を用いた膵切離で術後の膵瘻を予防するには，ステープリング時に起こる膵組織のダメージを最小限に抑えることが重要である。

①**膵の圧迫**：膵組織を挫滅せずに切離する方法としては，ステープリング前に腸鉗子などで十分に圧挫し，膵組織をできる限り薄くすることが必要である。膵切離部の厚さは術後膵液瘻のリスクファクターとなり[1]，十分な圧迫が必要であるが，どの程度圧迫し薄くすべきかの指標はない。iDrive™ Ultraはステープリングに至適な閉鎖圧を機械的に感知するため，安定した切離が期待できる。

②**安定した切離動作**：膵切離時，カートリッジはさらに閉鎖してブレードが移動するが，この時点でも膵には強い力が加わる。電動での閉鎖とブレードの進行は，手動操作に比較して，安定した操作が期待できる。

③**生体吸収性補強材**：カートリッジに付加されているPGAフエルトのネオベールは，不織布として吻合部にかかる張力を軽減することを目的として開発された。臓器表面においては，フエルトの物理的な補強効果よりもPGAフエルト周囲における局所炎症による線維化が切離断端を補強していると考えられており[2]，かねてから開腹膵切離時の断端部に使用していた[3]。リスクの高い膵切離の場合は，PGAで覆われた断端部に大網を縫着し，大網を含めた癒着を誘発し断端の強固な閉鎖と，さらには膵液と血管断端の接触防止を期待している。

◆ コツとピットホール

リニアステープラーの弱点として，先端部付近と起始部付近では圧迫力に差があり，とくに厚い膵組織の場合は注意が必要である。切離前に十分な膵の圧迫は必要不可欠であり，各施設様々な方

法が取り入れられている．筆者らの用いている腸管クリップが必要十分かは定かではないが，簡便で追加ポートの必要なく，採用しやすい手技と思われる．

ステープラー先端側に，oozing を認めることがあるが，この出血はサージセルなどで軽く圧迫することにより止血可能である．無理に電気メスで焼灼や，縫合結紮しようとすると膵断端に余計な損傷を与えることになる．

腹腔鏡下手術では，間接的に臓器へアプローチするため，どれだけの力が臓器に作用しているかがわかりにくい．切離時は残る頭側膵への過分な力が働かないように，細心の注意を払うべきである．電動デバイスはバッテリー部が重く，とくに腹腔鏡下ではポート部を支点とした「てこの力」でステープラー部に強い力がかかる．筆者らはステープラー本体をオクトパスなどで固定した状態でファイアリングを行っている．

ステープル高は，コヴィディエン社製品においてはブラックかパープルカートリッジを用いている．膵の厚さと選択するカートリッジについては明確な指標はないが，成人正常膵の切離には，よほどの薄い膵でない限り，ブラックカートリッジを選択することをお勧めする．ブラックカートリッジは 15 mm ポートからの挿入となり，ポートの準備が必要である．

〔文献〕

1) Kawai M, Tani M, et al: Stump closure of a thick pancreas using stapler closure increases pancreatic fistula after distal pancreatectomy. Am J Surg. 2013; 206(3): 352-359
2) 橋本歩，平崎憲範・他：自動縫合器を用いた肺部分切除におけるポリグリコール酸不織布の空気漏れ防止効果の犬における検討．日本気胸・嚢胞性肺疾患学会雑誌．2010；10(2)：92-95
3) 小山勇，岡田克也・他：【最新 肝胆膵手術アトラス】脾合併膵体尾側切除．手術．2007；61：873-877

〈合川公康，岡本光順，小山 勇〉

16 鏡視下膵消化管吻合 腹腔鏡下 DuVal 変法膵空腸吻合

　尾側膵切除術において，膵液瘻は最も頻度の高い術後合併症であり，時に仮性動脈瘤破裂などの致死的な合併症を引き起こす．また，主膵管断端の破綻による膵液瘻はしばしば難治性となる．そのため，術後膵液瘻の予防のために様々な工夫が講じられてきた．当科では尾側膵切除術後に膵液瘻の可能性が高いと考えられる症例に対しては，膵切離断端を Roux-en Y 式に挙上した空腸の側壁に陥入する DuVal 変法膵空腸吻合を施行している（図1）．

◆ 吻合のための器具

- 糸：4-0 非吸収性モノフィラメント糸（プロリーンなど）　12 cm
- 腹腔鏡用持針器
- リニアステープラー

◆ 手技

バイト：5 mm
ピッチ：5 mm

▶ 体位・ポート位置

　腹腔鏡下尾側膵切除術では，患者は開脚仰臥位とし，ポート位置は図2A のように臍部からカメラポートを挿入し，左右側腹部と左右季肋部のポートから操作を行う．心窩部には Nathanson liver retractor（ユフ精器）を挿入して，胃を圧排して視野を確保する．切除に際しては，術者は患者右側に立って右の2本のポートから操作を行うが，膵空腸吻合の際には患者の脚間に移動し，左

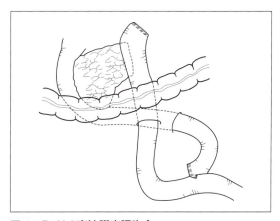

図1　DuVal 変法膵空腸吻合
膵断端を Roux-en Y 式に挙上した空腸の腸間膜対側に陥入するように吻合する．

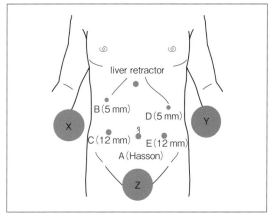

図2　ポート配置
臍部（A）から Hasson ポート，左右季肋部（B, D）から 5 mm ポート，左右側腹部（C, E）から 12 mm ポートを留置する．A からスコープを挿入し，膵切除のときは術者が X の位置に立って B と C のポートを使用し，膵空腸吻合のときは術者が Z の位置に立って C と E のポートを使用する．

動画 3-16
鏡視下膵消化管吻合　腹腔鏡下 DuVal 変法膵空腸吻合

右側腹部のポートを使用することで，co-axial position となり，吻合が行いやすくなる。

▶ 膵切除と標本摘出

膵切除から標本摘出までは，通常の腹腔鏡下尾側膵切除術と同様に行う。膵切除にはリニアステープラーを用いるが，慢性膵炎による硬化膵で，リニアステープラーでの切離が困難な場合は超音波凝固切開装置で切離する。摘出臓器は標本回収用バッグに収納して，臍部の創から体外に取り出す。

▶ 挙上空腸の作製

横行結腸間膜を頭側に挙上して，空腸起始部を確認する。空腸起始部から 20 cm 肛門側の空腸をリニアステープラーで切離し，そこから 10 cm 肛側の空腸を犠牲腸管として，リニアステープラーで切離する。中結腸動脈の左側・空腸起始部の腹側の横行結腸間膜の無血管野を切開して，肛側空腸を結腸後経路で挙上する。

▶ 膵空腸吻合

ここで術者は患者脚間に移動する。挙上空腸断端から 2 cm 肛門側から腸間膜対側の空腸壁を，膵切離断端よりやや小さくなるように切開する。縫合は空腸全層と膵実質の一層結節縫合で行う。

後壁側はリニアステープラーで切離した膵切離ラインは背側に寄るため，空腸の粘膜側から全層をかけた後，ステープルラインごと膵実質をかけるようにする（図3）。頭側から尾側に向かって順次縫合，結紮を行う。後壁側は自然に膵断端が空腸内に陥入する形となる。

前壁側は空腸漿膜側から全層をとり，前壁側の膵実質にかける。結紮の際に助手が空腸壁を内翻させるようにする。膵実質が裂けないように結紮の際には細心の注意を払う。後壁と同様頭側から縫合・結紮を行うが，最後数針は尾側から行うほうが運針しやすい。

膵離断にリニアステープラーを用いなかった場合は，後壁側では膵背側から離断面に，前壁側では離断面から膵腹側に運針する。この場合，慢性膵炎による硬化膵である場合が多く，主膵管狭窄などがあることが多いため，主膵管については開放したままにして，膵液は腸管内にドレナージする。

▶ 空腸・空腸吻合（Y 脚作製）

術者は患者右側に戻り，再度横行結腸間膜を挙上して十二指腸側の空腸の断端と膵空腸吻合部から 30 cm 肛門側の空腸を吻合して，Y 脚を作製する（図4）。リニアステープラーを用いて逆蠕動性に側々吻合を行い，挿入孔もリニアステープラーで閉鎖する。空腸間膜の間隙は縫合閉鎖し，挙上空腸は横行結腸間膜に固定する。

◆ 手技の目的

術後膵液瘻は，膵断端の主膵管や分枝膵管の閉鎖不全や閉鎖部の破綻，閉鎖に伴って生じた断端近傍の膵実質の亀裂などにより生じる。このDuVal 変法膵空腸吻合は，膵液瘻の原因となる膵断端およびその周囲を空腸内に陥入させ，上記の原因により漏出した膵液が，腹腔内に貯留することなく腸管内にドレナージされることを意図している。

◆ 適応となる症例

① 膵実質が厚く，リニアステープラーでの閉鎖のみでは術後膵液瘻のリスクが高いと考えられる症例
② 膵頭部に近い位置での切離となり，断端の閉鎖が困難な症例
③ 慢性膵炎による硬化膵でリニアステープラーでの切離が困難な症例
④ 膵管癒合不全や頭部主膵管狭窄により，膵管内圧上昇から主膵管断端の破綻が懸念される症例

などが挙げられる。

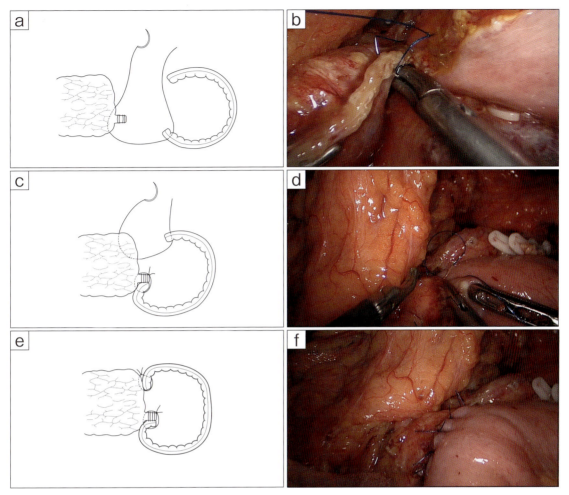

図3 膵空腸吻合
a, b：後壁縫合。空腸は粘膜側から全層を拾い，膵実質は背側から腹側へステープルラインをまたぐように運針する。
c, d：前壁縫合。空腸は粘膜側から全層を拾い，ステープルの腹側の膵実質を大きく拾う。
e, f：吻合終了時。膵断端は空腸内に陥入している。

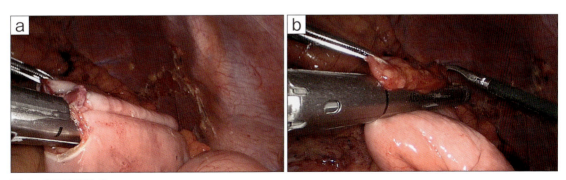

図4 空腸空腸吻合
a：十二指腸側の空腸断端と膵空腸吻合部から30 cm肛門側の空腸に小孔をあけ，リニアステープラーを挿入して空腸空腸側々吻合を行う。
b：ステープルラインがV字になるように挿入孔を開いてリニアステープラーで閉鎖する。

◆ コツ

- 膵空腸吻合の際は助手のポートが1本になるため，liver retractor などを用いて，良好な視野を確保したうえで吻合を行う必要がある．挙上空腸も余分に挙げ過ぎると，たわんで吻合操作の妨げになるため，横行結腸間膜の頭側には 10 cm 程度挙上すれば十分である．
- 縫合針は大きめのものを用いて(筆者らは 26 mm 強彎の針を用いている)，膵実質を十分にかけるようにする．かけかたが浅いと結紮や牽引の際に実質が裂ける原因となる．
- 門脈のラインより脾臓側で膵を切離した場合には，膵断端が背側の深い位置になるため上記のポート位置では co-axial position から外れて縫合操作が難しくなる．この場合には，co-axial position になるようにポート位置を変更するか，ポートを適宜追加する．
- スコープは通常 30°斜視スコープを使用するが，特に前壁の頭側では膵や腸管を乗り越えるような視野になるため，45°斜視スコープのほうがよい場合がある．

◆ ピットホール

- 肥満症例では膵実質が脂肪浸潤により脆弱になっていることが多い．このような症例では，運針や結紮の際に糸を牽引すると容易に膵実質が裂けるため，慎重に操作を行う．

〈宮坂義浩，大塚隆生，森　泰寿，仲田興平，中村雅史〉

17 胆管吻合法(右葉グラフト)

生体肝移植を成功させるためには数多くの洗練された技術と豊富な知識が必要である。吻合手技自体の重要性は当然だが，再建法の選択，解剖の把握，ドナー手術手技なども合併症発生を左右しうる重要な要素である。

◆ 胆道再建法の選択

本邦の生体肝移植の胆道再建は，かつては胆管空腸吻合が採用されることが多かったが，生理的である，腸管切除を伴わない，手術時間が短縮できるなどの利点から，現在国内の多くの施設で胆管胆管吻合が採用されている。当施設も，胆道閉鎖症と原発性硬化性胆管炎以外の疾患では胆管胆管吻合を第一選択としているが，再建法の選択は施設によって異なる。胆管空腸吻合を選択する際は，縫合不全を発症した場合には癒着を生じにくい移植術後においては致命的となりえることに留意する必要がある。

◆ ドナー胆管解剖の把握

Kitamiら[1]は，胆管造影CT画像をもとに右葉の胆管解剖変異を門脈走行と関連づけて報告した。門脈との位置関係からSupraportal，Infraportal(いわゆる北回り南回り，図1)に大別，さらにType A〜Jの10種類の型に分類した。北回りの場合，後区域胆管が前区域胆管の頭側，すなわち門脈の背側に位置し吻合が困難になることもある(図2)。ドナー手術では，ドナーの安全性とレシピエント胆道再建の両方を念頭に置いた胆管切離線を決定する必要がある。

◆ 吻合のための器具

- 糸：5-0または6-0 PDS，両端針
- 胆管ステントチューブ：塩化ビニル樹脂製節つきチューブ(径は胆管径による)

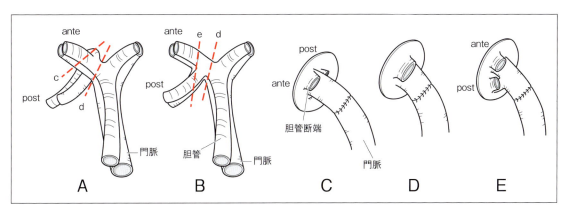

図1　胆管解剖変異による胆管断端
右葉の胆管解剖(A 北回りとB 南回り)と右葉グラフトで予想される胆管開口部(C 北回りでの2穴，D 1穴，E 南回りでの2穴)。
北回り胆管症例でライン(c)で切離するとCのごとく後区域胆管が前区域胆管の頭側，すなわち門脈の背側に位置するようになる。
南回り胆管症例でライン(e)で切離するとEのごとく後区域胆管が前区域胆管の足側に位置するようになる。前後区共通幹〔ライン(d)〕で切離することができれば1穴胆管となり吻合は2穴より容易となる。
〔Kitami M, Takase K, et al: Types and frequencies of biliary tract variations associated with a major portal venous anomaly; analysis with multi-detector row CT cholangiography. Radiology. 2006; 238(1): 156-166 より〕

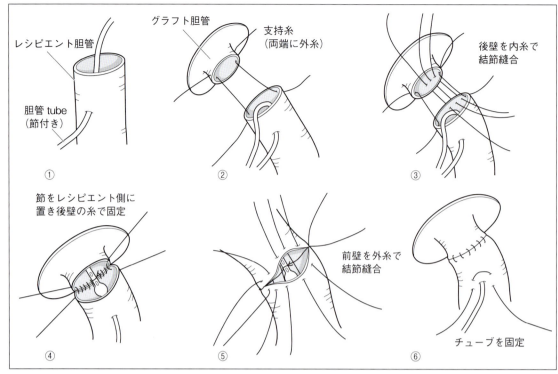

図2 胆管胆管吻合の手順(右葉グラフトで1穴開口の症例)

◆ 手技

本項では，当施設の胆管胆管吻合の標準手技を記述する。

①まず，胆管チューブをレシピエント側胆管に挿入，中部胆管前壁から胆管外へ誘導しておく。多穴の場合は開口している胆管の数だけ挿入する。
②両端に外糸で支持糸をかけ結紮せず残しておく。
③後壁に内糸で縫合糸をかけていく。結節縫合としている。中央にかけ，左端と中央のさらに中央，とかけていくことが多い。後壁全体にかけ終わったら，支持糸以外の縫合糸を結紮する。
④胆管チューブをグラフト内胆管に収容し，後壁の縫合糸のうち1本を用いて吻合部上下にチューブ側孔が位置するよう，またチューブの節がレシピエント側胆管内に位置するよう固定する。
⑤前壁の縫合を外糸，結節縫合で行う。縫合糸をすべてかけてから，最後に結紮する。
⑥胆管チューブの総胆管刺入部を5-0 PDSで固定。当施設は6か月間のチューブ留置を標準としている。

◆ コツ

- グラフト側胆管径が極端に小さい場合，両端支持糸をかけた時点でグラフト側胆管前壁に釣り糸を1針かけておくと，後壁結紮後内腔確認に便利である。
- 糸を把持しておく鉗子は，曲がりや直の別を利用して両端，中央などの別を認識しやすいよう工夫する。

〔文献〕

1) Kitami M, Takase K, et al: Types and frequencies of biliary tract variations associated with a major portal venous anomaly; analysis with multi-detector row CT cholangiography. Radiology. 2006; 238(1): 156-166

(篠田昌宏，伊吹 省，尾原秀明，阿部雄太，八木 洋，北郷 実，松原健太郎，山田洋平，星野 健，黒田達夫，北川雄光)

18 胆管吻合法（左葉グラフト）

◆ 吻合のための器具

- 糸：6-0 PDS　13 mm　3/8周(C1) 60 cm　丸針　両端針
- 持針器：カストロビェホ（カストロビージョ）型超硬チップ付持針器（ラチェット付）
- 鑷子（超硬チップ付無外傷性ピンセット）
- 開創器：オムニトラクト開創器
- 拡大率2.5倍の拡大鏡使用
- 胆道スプリントチューブ：RTBDチューブ 外径2 mm×65 cm　住友ベークライト社製

◆ 手技

バイト：1～2 mm
ピッチ：1～2 mm

▶ 吻合法

吻合は，原則として胆道閉鎖症と原発性硬化性胆管炎以外は胆管胆管吻合を行っているため，本項ではその手技について述べる。

▶ 準備

術者は患者の右に位置する。左葉グラフトの肝円索にかけた糸を腹側へ牽引固定し，さらにオムニトラクト開創器の展開鉤で吻合部を固定する（図1）。通常は胆管以外の門脈と肝動脈は再建済みであり，それらに緊張やねじれが生じないように留意する。レシピエント側は左右肝管より肝側で切離されていることが多いため，グラフト胆管のサイズや位置を考慮して，どちらかもしくは総肝管レベルで吻合することとなる。いずれの胆管を用いる場合も断端を薄く切離して血流が良好であることを確認し，止血は電気メスを用いず縫合止血を心がける。吻合に用いないほうの胆管は4-0 PDSで連続縫合閉鎖する。続いてアラインメントを確認して6-0 PDS糸をグラフト側，レシピエント側それぞれの3時と9時方向にかけて吻合の方向を確定させておく。

動画 3-18
胆管吻合法（左葉グラフト）

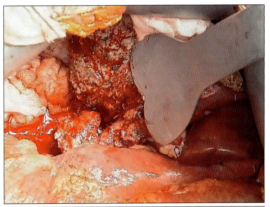

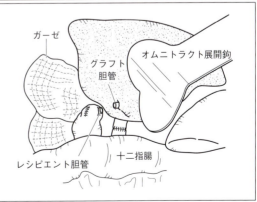

図1 オムニトラクト開創器の展開鉤による吻合部の固定

▶ 胆道スプリントチューブ留置

吻合部狭窄予防のためにスプリントチューブを留置するようにしている．吻合に先立ち，チューブの穿刺器具がついている側を吻合予定胆管の断端より挿入して十二指腸上縁より刺出しておく．

▶ 吻合

吻合は，結節縫合で行っている．結び目は外腔側とし，後壁から1針ずつ結紮しながら進めていく方法である．

▶ 後壁

原則としてレシピエント側，グラフト側ともに両端針で内→外で掛けていく．第1針はあらかじめかけていた3時方向の糸をそのまま用いて2mm程度のバイトで掛け，結紮はゆるまないようにしっかりと5回以上行う（図2）．ゆるまなければ男結びでも女結びでも構わない．そのまま9時方向にかけていた糸を適度なテンションで牽引しつつアラインメントを調整し，順々に第1針と同様に内→外でかけて結紮していく．結紮のスペースが狭いため，吻合部に垂直に糸を送るようにして決してゆるまないようにする．9時に到達したらあらかじめ通しておいたスプリントチューブ先端を，ドレナージ孔が吻合部のグラフト側とレシピエント側いずれにもおかれるように跨ぐように，吻合部より数cm肝内へ挿入する．チューブの吻合部への固定は行わない．またこの際，吻合部でしっかりとチューブを把持してレシピエント側を慎重に引っ張り，吻合部に過剰な緊張がかかって損傷しないように留意して吻合部内におさめる（図3）．十二指腸上縁のチューブ刺出部は

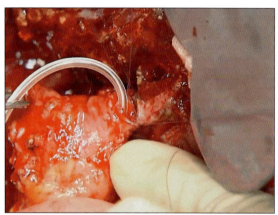

図2 後壁における結紮

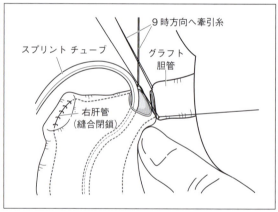

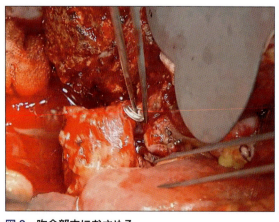

図3 吻合部内におさめる

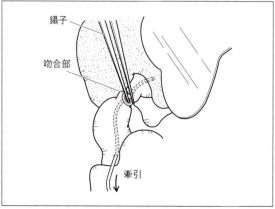

6-0 PDS で巾着縫合を掛け，その糸でチューブも固定しておく(図4)。

▶ 前壁

前壁も同様に原則としてレシピエント側，グラフト側を内→外で3時→9時の方向に2mm程度のバイトでかけて結紮していく。やはり結紮が重要で，吻合部に垂直に，慎重に糸を送り決してゆるまないようにする。最後にスプリントチューブ刺出部を包みこむように十二指腸壁でWitzel式に固定して外瘻とする(図5)。チューブは術後減黄できたところでクランプし，退院時は体表で固定して3～4か月を目途に抜去する。

◆ 特徴

生体肝移植のグラフト胆管は径が小さいため拡大鏡の使用は必須であり，さらに結節吻合で結び目を外腔側にすることにより，より確実な胆汁流出と胆道減圧を確保できる。

◆ この吻合法を用いている理由

後壁のみ連続縫合や，結節縫合でもすべての糸をかけてから結紮する，いわゆる「パラシュート法」，またスプリント(ステント)チューブを留置しない報告もありそれぞれ有用であるが，よりシンプルで確実，また混乱のない方法としてこの方法を採用している。胆汁漏や狭窄を含めた胆道合併症率は10％程度であり，良好な成績である。

◆ コツ

オムニトラクトで吻合部を固定することにより，良好で安定した視野を確保できる。また，カストロビェホ(カストロビージョ)型持針器を用いることにより，様々な角度の運針に対応できる。運針は針穴が大きくならないよう，針の彎曲に沿って「捏ねない」ように繊細に行う。スプリントチューブ留置の際は，チューブが逸脱しないように吻合部でしっかりと把持することがコツであ

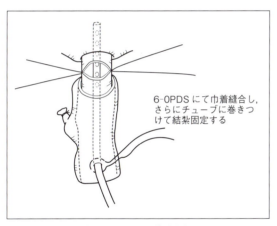

図4 十二指腸上縁のチューブ刺出部

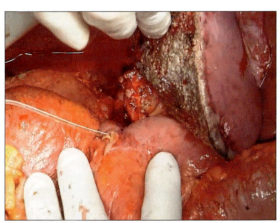

図5 吻合終了後

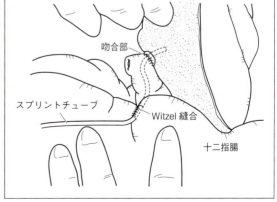

る。前壁に針をかける際は，チューブの表面を滑らせるように運針すると，より確実に胆管壁を拾うことができる。

◆ ピットホール

　吻合前に，吻合に用いる胆管の血流が十分であることを薄く切離することにより必ず確認する。運針について，胆管壁を確実に拾うために内→外を原則としているが，術野によって外→内のほうが容易で確実な場合はこだわる必要はない。使用糸が6-0モノフィラメント糸で細く切れやすいため，ゆるまない結紮が非常に大切であり熟練を要する。胆汁漏は胆道狭窄の原因となるため，まずは「漏れない吻合」をしっかりと行うことが肝要である。

〔高槻光寿，江口　晋〕

19 胆管吻合法(複数本の吻合)

　肝移植における術後胆管合併症(縫合不全，胆汁漏)は頻度の高い合併症である。本邦における肝移植は，脳死ドナーが希少であるため，生体ドナーに頼らざるを得ない状況が依然として続いている。生体ドナー肝の場合，吻合すべきグラフトの胆管が複数本となる場合が少なからず存在する。複数本の胆管は径が小さくなりがちであり，難易度の高い吻合手技を余儀なくされる。

　本項では，主に複数本の胆管吻合について，その手技と成績を概説する。

◆ ドナー手術における注意点

　胆管合併症を最小限とするためにドナー手術において注意すべきことは，①胆管を適切な場所で切離すること，②胆管周囲の血流をできる限り温存すること，である。

①胆管切離ラインが中枢側に寄りすぎればドナー残存胆管の狭窄をきたす。一方，末梢側に寄りすぎればグラフト側が小さな多穴となるリスクが増加する。ドナーの安全性を確保したうえでできるだけ中枢側で胆管切離を行うことが最適な場所での胆管切離となる。このためには想定切離ラインにマーキングクリップを置いたうえで術中胆道造影を行い，肝門部における肝実質切離の目標地点を正確に把握してから肝切離を開始する必要がある(図1a)。肝実質切離が胆管(肝門板)に達したところで胆管を確保(テーピング)し，改めて胆管の頭側，尾側にマーキングクリップを置いて術中胆道造影を行い，最終的な切離ラインの調整を行う(図1b)。ドナー側の胆管断端の「縫い代」分を考慮してラインを設定し，切離する。

②胆管周囲の血流温存のためには，胆管周囲の組織を剝離しすぎないようにすることが重要である。当科では2006年まではグラフト側の動門脈を剝離後，肝切離前に胆管をテーピング，切離まで行っていた。この方法では胆管のテーピングの際により多くの剝離操作を要しグラフトの胆管血流を損ねかねないため，2006年以降は肝切離が胆管(肝門板)に至ったところで胆管をテーピングするようにした。さらに最近ではテーピングの際に一度グリソン全体をすくってそこから動門脈を「引き算」することにより，胆管を含む肝門板全体を確保するようにしている。本法により胆管周囲の剝離操作を最小限にとどめることができると考えている。

◆ 複数本の胆管となる場合とは?

　最適な部位で胆管を切離しても，グラフト側に複数本の胆管断端が現れることが不可避であることがある。右葉グラフトの場合に多く，右肝管が短い場合(図1c)や，いくつかの右葉枝が独立して合流する破格が存在する場合(図1d)などである。左葉グラフトの場合，一般的に左肝管は長いことが多いので複数本の胆管断端となることは稀であるが，それでも内側区域枝(B4)と外側区域枝(B23)の2穴となることがある。

◆ 胆管胆管吻合か，胆管空腸吻合か

　生体肝移植後の胆道再建を胆管空腸吻合とするか，胆管胆管吻合とするかは依然として contro-

動画 3-19
胆管吻合法(複数本の吻合)

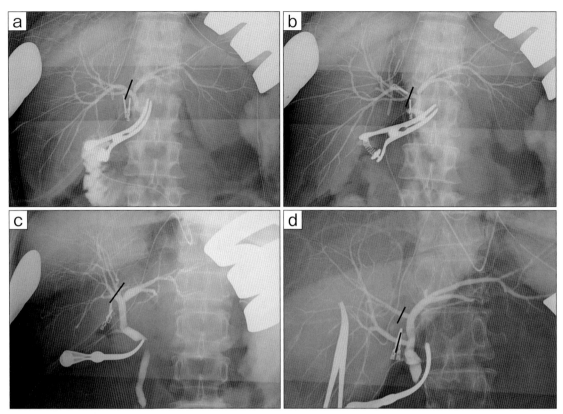

図1 種々の術中胆道造影

a：右葉グラフト1穴のパターン。切離前の術中胆道造影。マーキングクリップを尾側に2か所置いて撮影し、切離の目標ラインを定める。図の黒線での切離にてグラフト1穴を目指す。

b：aと同一症例で、肝切離が肝門部に至り、胆管をテーピング後に頭側と尾側にマーキングクリップを置いて撮影。頭側のクリップが目標切離ライン（黒実線）よりやや末梢側にきていることを意識して胆管を切離する。

c：右肝管が短い症例。このようなケースでは無理をせずグラフト側「近位2穴（いわゆるブタ鼻）」でよしとする。黒実線での切離を想定する。グラフト側1穴を目指そうとするとドナー側に狭窄を残す危険性がある。

d：胆管のバリエーション。このような症例ではグラフト側「遠位2穴」とならざるを得ない。黒実線2か所で胆管を切離する。

versialな問題である。生体肝移植はもともと小児胆道閉鎖症に対する治療として始まった経緯があるため、当初は胆管空腸吻合が主流であった。このため成人間生体肝移植が始まった当初も胆管空腸吻合で胆道再建が行われていた。

Wachsらは1998年に2例の右葉グラフトを用いた成人間生体肝移植を報告しているが[1]、胆管胆管吻合を試みた1例目に術後数か月で胆管狭窄が発生し、再手術にて胆管空腸吻合を行っている。2例目では最初から胆管空腸吻合を選択している。2001年にはShokouh-Amiriらが6例の胆管胆管吻合のケースシリーズを報告し[2]、良好な成績であると述べている。以来、胆管胆管吻合が主流となってゆくのであるが、両者を直接比較したランダム化比較試験は存在せず、優劣についての明確な結論がないまま胆管胆管吻合が主流となっている現実がある。

Chokらは2017年にレトロスペクティブスタディーのメタアナリシスを行い、1,286例の生体肝移植のうち胆管胆管吻合が909例（70.7％）に行われ、胆汁漏の頻度は9.4％で胆管空腸吻合（10.5％）と同等であったが胆管狭窄の頻度が23.9％と胆管空腸吻合（11.5％）に比して高かったと述べている[3]。それでもなお、胆管胆管吻合には、①手術手技がシンプルで短時間で済む、②消化管が開放されず術野の汚染が少ない、③経口摂取が速やかに開始できる、④逆行性胆管炎のリスクが低い、⑤縫合不全が生じても重篤化しにく

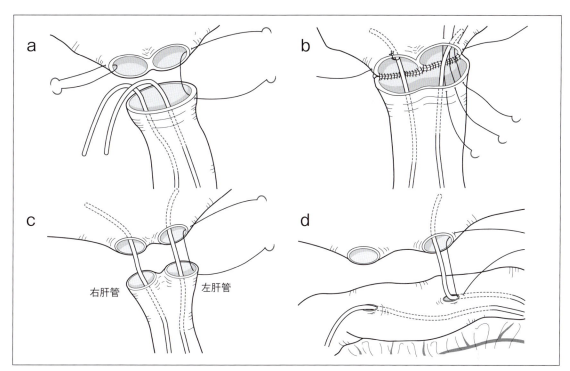

図2 2穴胆管吻合のバリエーション
a, b：近位2穴（いわゆるブタ鼻）。このような症例では多くの場合2つの穴を1穴に見立てて胆管胆管吻合が可能である。後壁を連続縫合、前壁を結節縫合で行うことが多い。両方の穴に胆管チューブを挿入し、6-0 PDS糸で胆管前壁に固定する。同様の方法で胆管空腸吻合を行うことも可能である。
c：遠位2穴でもレシピエント側胆管が高位で切離され、左右肝管が別々に吻合できるときは胆管胆管吻合が可能である場合がある。
d：遠位2穴で胆管空腸吻合の場合。

い、⑥胆管狭窄が生じても内視鏡的アプローチが容易である、などの外科医にとって目に見えるメリットが多い。単純に合併症の頻度のみをアウトカムとしたスタディではプラクティスの変更には至らないかもしれない。

◆ 複数本の胆管吻合の実際

吻合すべき胆管が複数本となる場合、選択可能な再建法は吻合口の数や吻合口の間の距離に依存する。

▶ 近位2穴（いわゆるブタ鼻）の場合 動画 3-19

2つの吻合口の間の距離が近接している（いわゆる「ブタ鼻」2穴）場合、特に形成を要することなくそのままレシピエント側の胆管と吻合することが可能である（図2a, b）。1穴の吻合のときは、結紮を管腔外に置く結節縫合を基本としているが、このためには0時方向（前壁）と5時半、6時半（後壁）に支持糸をかけたのち、これらの糸を牽引することで縫合、結紮を行う必要がある。

2穴の吻合の場合、吻合口全体が横に長くなりがちであるので、この方法は容易ではない。そこで多くの場合、後壁は連続縫合を行っている。図2aのごとく、3時方向に6-0 PDSをかけ（両端針を用い、グラフト側、レシピエント側共に内→外で針を刺出する）た後結紮する。結紮した針糸のうちの1本を管腔外から内腔に刺入し、以後後壁を内外外内の要領で連続縫合し9時方向で内腔から管腔外に刺出し、9時方向にかけておいた「待ち糸」と結紮する。後壁の吻合終了後に、予め総胆管前壁より刺入しておいた胆管チューブをグラフト胆管内腔へ挿入し、6-0 PDSにてグラフト前壁と固定する。2つの吻合口それぞれにチューブを挿入する。その場合、レシピエント側総胆管前壁を刺入する部位の高さを同じにしてしまう

と，刺入部周囲のpurse-string sutureによって総胆管の狭窄をきたす危険性があるため，刺入部の高さを変えるようにしている。前壁縫合は結節縫合で行っている（図2b）。

ステントを留置すべきか，連続縫合と結節縫合のいずれが優れているかも依然確固たる結論の出ていないcontroversialな問題である。Santosh Kumarらはステント留置vs非留置のランダム化比較試験を行い，胆管狭窄率に有意差はなかったが，胆汁漏発生率がステント留置群のほうが高かった（35.5% vs 12.1%）と述べている[4]。しかしながら，ステント留置群の胆汁漏発生率35.5%というのは著しく高率であり，単一施設の少数症例のスタディであるがゆえの結果であるとも考えられ，この結果をそのまま自施設に外挿すべきかどうかは慎重に考慮すべきであろう。連続縫合vs結節縫合についてはランダム化比較試験は存在せず，CastaldoらやJafariらのレトロスペクティブスタディでは両吻合法において胆汁漏や狭窄の発生率に差はなかったと述べられている[5,6]。

▶ 遠位2穴の場合

2つの吻合口が少し離れている場合，もしもレシピエント側の胆管断端が右肝管と左肝管の2穴となっていれば，それぞれを用いて胆管胆管吻合とすることができる（図2c）。このようなことを想定し，生体肝移植においてはレシピエント胆管の切離部位をできるだけ高位とするようにしている。「長く残しすぎたものをあとで短くする」ことは可能であるが，その逆は不可能である。

2つの吻合口がさらに離れている場合や，吻合口が3つ以上の場合は躊躇なく胆管空腸吻合を行う（図2d）。吻合口間の距離がよほど離れている場合を除いては，先にすべての吻合口の後壁を吻合してから前壁を吻合するほうが容易である。

◆ 当科の成績

2006年4月から2014年12月まで当科で施行された439例の生体肝移植（小児，成人症例とともに含む）の胆管吻合についての成績を述べる。後区域グラフト症例1例，胆管胆管吻合と胆管空腸吻合をともに施行した1例を除外した437例について解析を行った。右葉グラフトが179例（41%），左葉系（外側区域を含む）グラフトが258例（59%）に用いられた。胆管断端の形状を1穴・近位2穴・遠位2穴・3穴以上の4パターンに分類すると右葉グラフトではそれぞれ50%・25%・18%・7%であったのに対し，左葉グラフトではそれぞれ83%・10%・5%・1%であり，有意差（$p<0.0001$）を認めた（図3a）。胆管断端の形状別に見た胆管狭窄の頻度はそれぞれ11%，8%，22%，23%であり，（1穴と近位2穴のパターン）vs（遠位2穴と3穴以上のパターン）で有意差（$p=0.0138$）を認めた（図3b）。2穴であっても近接した2穴であれば狭窄のリスクファクターではないが，離れた複数本の吻合は狭窄のリスクファクターとなることが示唆される。

4つのパターンそれぞれで胆管空腸吻合が採用された割合を見ると，50%・32%・39%・50%であり，複数本の吻合でも積極的に胆管胆管吻合が行われていることが伺える。1穴で胆管空腸吻合の採用割合が高いのは小児症例（したがって胆道閉鎖症に対する左葉系グラフト）の割合が多いためと考えられる。そこでこの解析を右葉グラフトに限って行ってみると，胆管空腸が採用された割合は16%・22%・19%・38%となり（図3c），やはり成人症例のみであるためか胆管空腸吻合の割合が低下する。

胆管空腸吻合と胆管胆管吻合との間で胆管狭窄の発生率を吻合胆管本数別に見ると（図3d），吻合本数が一本の場合，胆管空腸吻合が4%，胆管胆管吻合が17%と有意差（$p=0.0002$）をもって胆管胆管吻合において狭窄発生率が高率であった。吻合口が近位2穴の場合4% vs 10%で有意差は認められなかったが，遠位2穴の場合6% vs 32%で有意差（$p=0.0329$）を認めた。これらの結果は先述したChokらのメタアナリシス[3]の結果とも符合しており，単純に狭窄の発生率から見るとやはり胆管空腸吻合に軍配が上がると言えるのだろう。

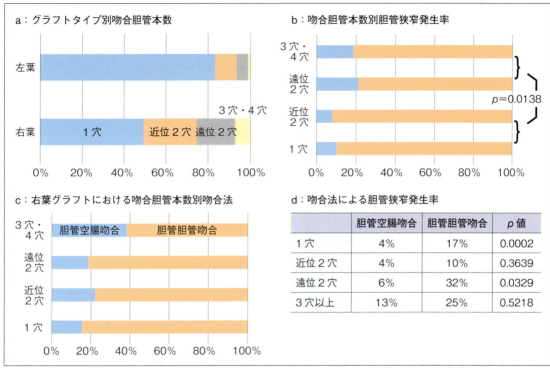

図3 当科の成績（2006年4月〜2014年12月，437例の生体肝移植のデータ）

● まとめ

 生体肝移植の場合，特に右葉グラフトにおいては右肝管の長さあるいは解剖学的破格によって複数本の胆管の再建を余儀なくされる場合がある．複数本の吻合では，一般に胆管径が小さいことも相まって難度の高い手技を要求される．吻合すべき胆管の数，吻合口間の距離，レシピエント側胆管の状況に応じて臨機応変に再建法を選択しているが，胆管胆管吻合が可能であれば胆管空腸吻合よりも優先的に選択していることが多い．長期的に胆管狭窄の発生頻度は胆管胆管吻合のほうが胆管空腸吻合よりも高いという報告があるが，胆管胆管吻合には手術時間が短い，術野が腸液で汚染されない，胆管狭窄に対する内視鏡的治療が容易である，などのメリットがあり，多くの施設で第一選択となっていると思われる．

● おわりに

 生体肝移植における複数本の胆管吻合手技について，当科の成績と共に概説した．吻合法のバリエーションを数多く会得し，臨機応変に使い分けられるようになることが望ましい．

〔文献〕

1) Wachs ME, Bak TE, et al: Adult living donor liver transplantation using a right hepatic lobe. Transplantation 1998; 66(10): 1313-1316
2) Shokouh-Amiri MH, Grewal HP, et al: Duct-to-duct biliary reconstruction in right lobe adult living donor liver transplantation. J Am Coll Surg 2001; 192(6): 798-803
3) Chok KS, Lo CM: Systematic review and meta-analysis of studies of biliary reconstruction in adult living donor liver transplantation. ANZ J Surg 2017; 87(3): 121-125
4) Santosh Kumar KY, Mathew JS, et al: Intraductal Transanastomotic Stenting in Duct-to-Duct Biliary Reconstruction after Living-Donor Liver Transplantation: A Randomized Trial. J Am Coll Surg 2017; 225(6): 747-754
5) Castaldo ET, Pinson CW, et al: Continuous versus interrupted suture for end-to-end biliary anastomosis during liver transplantation gives equal results. Liver Transpl. 2007; 13(2): 234-238
6) Jafari A, Stoffels B, et al: An Improved Suture Technique for Perform Biliary Reconstruction in Orthotopic Liver Transplantation. Ann Transplant 2016; 21: 25-29

（田浦康二朗，吉澤 淳，岡島英明，海道利実，上本伸二）

索引

欧文

数字
3D ステープル　22

A
Albert 縫合　96
Albert-Lembert 縫合
　　　3, 16, 96, 141
antimesenteric cutback end-to-side isoperistaltic anastomosis　139
apical bridge　149

B
B-Braun Aesculap　210
Billroth-I 法　65
blind loop　134
Blumgart 吻合(背側)　201
Blumgart 吻合(腹側)　203
Blumgart 変法　201, 205
Blumgart 法　205

C
catgut　13
chromic catgut　11
co-axial position　214
Collard 変法　56
covering ileostomy　150, 151
covering stoma　148
crow's foot 部分　49
cutback 操作　139

D
da Vinci Surgical System　205
demarcation line　104, 115
diverting ileostomy　116
diverting stoma　129
donut　150
double Heineke-Mikulicz 法　135
double-stapling technique(DST)
　　　114, 116, 148
　——端側吻合　119
　——端々吻合　114
DuVal 変法膵空腸吻合　213

E
EEA 吻合器　18, 20, 85

Endo GIA Signia Stapling System　23
ENDOLOOP　32
end-to-end anastomosis　120
end-to-side 吻合　120

F
FEEA 法　76
Finny 法　135
functional end-to-end anastomosis　65

G
Gambee 縫合　3, 16, 99
　——一層結節縫合　135
　——一層吻合　31
　——側々吻合　101
　——連続法　145
gut 縫合糸　11

H
Hegar 型　6
Heineke-Mikulicz 法　134
hemi-double stapling technique　63
Hemi-DST　118
Henle 胃結腸静脈幹　41
Howes のグラフ　12

I
iDrive Ultra　210
Incisionless laparoscopic surgery　129
Invagination 法　168
ISR 手縫い吻合　131

J
J-pouch 法　120
J 型回腸嚢　148
Jaboulay 法　136

K
Kiguchi method　205
Kocher's maneuver　61, 65
Kono-S 吻合　143
　——の適応限界　147

L
lag or inflammation phase　12

laparoscopy-assisted total gastrectomy　85
LARS　122
LATG　85
Lembert 縫合　33, 97
　——, 後壁の　96
low anterior resection syndrome　122

M
Mathieu 型　6
modified side-to-side isoperistaltic strictureplasty 法　137

N
Nagoya method, 膵空腸吻合　184
Nathanson liver rettractor　80
Natural Orifice Specimen Extraction(NOSE)　129
no stent による膵管空腸粘膜吻合法　173
no-touch isolation technique　109

O
One by one technique　65
oozing　212
open laparoscopy 法　85
OrVil　61, 85
over and over 縫合　46
Overlap 法　74〜76

P
Para-axial position　196
parabiliary plexus　160
PDS Plus　15
Petersen's defect　79
Petersen space の閉鎖　83
Petz 型縫合器　18
Pfannenstiel 切開　104
PGA　14, 210
PKS-25　18
polydioxanone suture(PDS Ⅱ)　14
polyglicolic acid　14
post-anal repair　131
Powerd ECHELON FLEX GST System　23
PPPD　168
proliferation phase　12
purse-string suture　123, 226

Purstring 45 mm　32

R

reduced port surgery　125
remodeling phase　13
robot-assisted pancreatoduodenectomy　205
Roux-en Y 再建　43, 85, 213
──，腹腔鏡下胃全摘術後の　76
──，腹腔鏡下幽門側胃切除後の　71
RPD　205
RPS　125
RTBD チューブ　167

S

S 状結腸癌　114
S 状結腸肛門側癌　125
S 状結腸切除術　104
sealing test　106, 107
semi-closed 法　102
side-to-side isoperistaltic strictureplasty 法　136
single stapling technique（SST）　116, 122
Spiral PDS Plus　16
SPTU 吻合器　18
SSPPD-ⅡA-1　184
stay suture　131
supercharge　45
superdrainage　45
Swine ウエットラボ胆道再建実習モデル　196

T・U

Total Mesorectal Excision　125
TSS 吻合器　18
Twin Square Wrapping（TSW）法　188

U 字状縫合　188

V

VICRYL Plus　14
V-Loc　16

W

Witzel 式　167, 221
wound retractor　80, 119
wrapping double mattress 法　205

Y

Y 脚作成　214

和文

あ

アリス鉗子　102
アンビル　20
　── の食道への挿入固定　81
　── の腹腔内挿入　80
　── 把持鉗子　87
アンビルシャフト　37, 149
アンビルトロカー　120
アンビルヘッド挿入，食道断端への　36
亜全胃温存術式　184
秋山氏式腸断端鉗子　30

い

胃管血流評価，インドシアニングリーンを用いた　61
胃管作製のコツ　49
胃管作製，腹腔鏡下　60
胃空腸吻合，Roux-en Y 再建法　72
胃全摘術　85
胃断端のローテート　67
胃の切離，Roux-en Y 再建法　71
胃へのステープラー挿入　67
異物肉芽腫　13
一層縫合　15
糸ロック　100
今永法再建　168
咽頭空腸吻合　36, 38

う

ヴェッセル・シーリング・システム　144
右半結腸切除術　104
運針　4, 8
　── の回転　9
　── の実際　9

え

エアリーテスト　116
エチコン　162
エラスティックステイ　131, 133
会陰操作　126
炎症相　12
遠位側胆管癌　168

お

オービル　20
オペポリックスⅡ　14
オムニトラクト開創器　219
オレンジバンド　87
横行結腸部分切除術　104

か

カーブドカッター　19
カストロビージョ型持針器　221
カストロビェホ型持針器　221
カッティング　54
下咽頭癌　36
下部直腸癌　125
回結腸の授動　41
回腸人工肛門造設術　148
回腸囊肛門管吻合　148, 149
回腸囊肛門吻合　150
回腸囊の作成　149
潰瘍性大腸炎　148
柿田式吻合　181, 184
角針　6
上川法　89
完全鏡視下膵空腸吻合，Kiguchi method による　207
完全体腔内吻合法　65
完全腹腔鏡下結腸右半切除術　109
完全腹腔鏡下左結腸切除術　111
完全腹腔鏡下手術　109
肝移植
　── における術後胆管合併症　223
　── における胆管吻合法　223
肝内胆管　166
肝内胆管空腸吻合法　158, 161, 165
肝門部領域胆管癌　158, 163
観音開き法　89

き

器械吻合　4, 102, 125
　── における創傷治癒　3
機能的端々吻合　76, 102
犠牲腸管の作成　37
逆針　8
逆流性食道炎　32
吸収糸の安全性評価　11
吸収性縫合補強材　210
吸収性モノフィラメント　101
牛海綿状脳症　11
挙上回結腸の作成　42
挙上空腸　87, 161, 214
　── の作成　77
　── の作成，Roux-en Y 再建法　71
　── の腸間膜処理　77
狭窄形成術　134
　──，大腸狭窄に対する　134
　── の再発率　134
胸腔鏡下胸腔内食道胃管吻合法　60
胸腔内食道胃管吻合　32
胸腔内吻合操作　61
胸部食道全摘術　41
強強彎針　5

強彎針　5
鏡視下膵消化管吻合　213
巾着縫合　21
巾着縫合器　5

く
クリッピング　54
クローン病　134, 139
クローン病腸管　145
グラフト胆管, 生体肝移植の　221
空腸 Y 脚の再建　82
空腸空腸吻合　78, 214
── , Roux-en Y 再建法　71
空腸漿膜筋層　186
空腸漿膜の剝離, 膵吻合予定部位の　168
空腸食道吻合(咽喉食摘後)　36
空腸内ロストチューブ　170
空腸を用いた食道切除後再建　44

け
経口アンビル　21
── の挿入　86
── の留置　61
経口アンビル法　85
頸部食道胃管吻合法
── , サーキュラーステープラーを用いた　49
── , 手縫いによる　28
── , リニアステープラーを用いた　56
── , リニアステープラーを用いた三角吻合　51
頸部食道回結腸吻合　42
頸部食道癌　36
頸部食道空腸吻合　36
頸部食道切除　36
血管吻合　40
結節 Gambee 法　100
結節縫合　16, 96, 133, 165, 220
── , 肝移植　226
── , 後壁の　97
── , 胆管ステントを用いた　161
結腸亜全摘　148
結腸空腸吻合　43
結腸肛門吻合　132
結腸残胃吻合　43
結腸腹腔内吻合　109, 111
絹糸　11, 13

こ
コヴィディエン社　19
コントロールリリース　6
口径差のある吻合　100
口側腸管切離　114, 125
抗菌縫合糸の細菌抑制ゾーン　15
肛門全層の縫合　133
肛門側腸管切離　114

肛門側直腸切離　126
── ライン　129
肛門吻合術　148
後壁外層結節縫合　29
後壁内層結節縫合　30
後壁吻合の 1st ステープリング　56
後壁連続垂直マットレス縫合　99
後壁連続縫合　193
高位胸腔内食道胃管吻合術　60
喉頭摘出　36
合成吸収糸　13
合成非吸収糸　13

さ
サーキュラー型自動吻合器　18
サーキュラーステープラー　18, 20
── の使用上の注意点　20
サージセル　211
サポーティング・カラム　143, 144, 147
左結腸曲の授動　111
左側結腸癌　122
左半結腸切除術　104
左葉グラフト　223
再形成相　13
細菌抑制ゾーン, 抗菌縫合糸の　15
細径胆管の吻合　164
三角吻合, 自動縫合器を用いた　104
三角吻合の後壁　52
三角吻合の前壁　52

し
シャドースーチャリング　9
シルバーワイヤー　11
自然肛門温存　148
自動吻合器　18, 20, 22
── の挿入　82
自動縫合器　18, 19, 22
── の開発の歴史　18
── の種類　18
── の選択　102
── の針の種類　22
── を用いた三角吻合　104
持針器　6
── の持ちかた　7
弱弱弱彎針　5
弱弱彎針　5
弱彎針　5
主膵管空腸吻合　173
十二指腸断端の縫合不全, Roux-en Y 再建後の　72
十二指腸の授動　61, 65
十二指腸の切離, Roux-en Y 再建法　71
十二指腸へのステープラー挿入　67

縦走潰瘍　139
術後膵液瘻　214
── の予防　213
── のリスクファクター　211
術後胆汁漏　164
術後吻合部狭窄の好発部位　92
順針　8
小腸癌, クローン病での　137
小腸小腸吻合　104
小腸端端吻合部再狭窄　143
消化管吻合における創傷治癒　3
消毒済み縫合糸　11
漿膜筋層切除　205
漿膜筋層切離　207
漿膜筋層フラップの作成　89
漿膜筋層フラップの縫着　93
漿膜筋層縫合　46, 97
上部直腸癌　128
食道胃管吻合操作　62
食道胃管接合部癌　85
食道横隔膜間膜　76
食道空腸 Overlap 吻合　74
食道空腸吻合　87
── , サーキュラーステープラーを用いた　85
食道空腸吻合再建法, 腹腔鏡下胃全摘術におけるサーキュラーステープラーを用いた　80
食道空腸吻合部の固定　78
食道後壁と残胃の固定　90
食道残胃吻合　89
食道切除後再建, 空腸を用いた　44
食道切除後再建, 回結腸を用いた　41
食道切離　80, 86
食道断端のかがり縫い　80
食道裂孔ヘルニア　76
針体　5
── の形状　5
人工胃底部　93
人工絹糸　11
人工肛門閉鎖　151

す
スーチャークリップ　201
スウェッジ　5
スキャンラン攝子　181
ステープラー, 膵切離に適した　210
ステープラー挿入孔の閉鎖　68
ステープリング　74
ステープル　22
── のサイズ　20
── の種類　22
── の断面　22
ステープライン　104

ステントチューブの腸管内誘導　177
ステント留置，肝移植　226
ステンレス糸　13
スポンジスペーサー　197
スマートリトラクター　119
水平マットレス縫合　184, 205, 207
垂直マットレス縫合　100, 146
膵胃吻合法，Twin Square Wrapping (TSW)法　188
膵液瘻　213
　── 発生の危険因子　173
膵管胃粘膜吻合　189
膵管空腸粘膜吻合糸　181
膵管空腸吻合　201, 202, 205
膵管空腸吻合部狭窄　173
膵管膵実質-空腸全層縫合　184
膵管ステントチューブ　173, 176
　── の固定　176
膵管チューブ　168, 202, 209
　── の切断　170
膵貫通水平マットレス操作　188, 189
膵貫通密着吻合　181
膵管非吻合密着法　176
膵管吻合口の作成　181
膵空腸粘膜吻合　173
膵空腸吻合法　168, 205, 214
　──，Blumgart 変法　184
　──，Kiguchi method　206
　──，Nagoya method　184
　──，no stent 法　173
　──，柿田式吻合　181
　──，膵管空腸粘膜吻合　168
　──，膵管非吻合密着法　176
　── におけるステント挿入の有無　173
　── の創傷治癒　207
膵実質空腸漿膜筋層縫合　168, 170, 201
膵実質空腸縫合　205, 207
膵実質後壁と空腸の吻合　177
膵実質前壁と空腸の吻合　178
膵実質縫合　184
膵切離　168, 173, 176
　──，自動縫合器を用いた　211
膵断端処理　173
膵腸吻合　201
　── 縫合不全　173
膵頭十二指腸切除術　158, 196
　── 後の膵液瘻予防　184
膵頭部癌　168
膵尾側吻合法　210

せ

センターロッド　38, 115
　── とセンターシャフトの接続　88

生体肝移植　217
　── 後の胆道再建　223
　── のグラフト胆管　221
生体吸収性材料　210
生体吸収性補強材　210, 211
生体ドナー肝　223
切離デバイス　210
先曲針　5
先天性胆道拡張症　196
全層縫合　96
前後壁二列縫合　184
前壁一層縫合　31
前壁側の連続吻合　39
前壁結節縫合　193
前壁閉鎖の 2nd and 3rd ステープリング　57
前壁マットレス　183

そ

ソ連式自動吻合器　18
創傷治癒
　──，器械吻合における　3
　──，消化管吻合における　3
　──，手縫い吻合における　3
層々吻合　29
総胆管-空腸結節縫合　158
総胆管-空腸連続縫合　154
増殖相　12
側々吻合　102

た

タバコ縫合　178
ダンピング症候群　65
体腔内食道空腸吻合　77
体腔内縫合　14
大腸癌手術　109
大腸全摘，回腸嚢肛門(管)吻合術　148
大彎側細径胃管　32
胆管空腸吻合　158, 193
　──，(拡大)肝右葉・尾状葉・胆管切除における　163
　──，(拡大)肝左葉・尾状葉切除における　163
　──，肝移植　223
　── の基本事項　161
胆管形成　165
胆管周囲の血流温存　223
胆管ステントチューブ　161, 167
胆管ステント留置　193
胆管胆管吻合　217, 219
　──，肝移植　223
胆管チューブ　218
胆管吻合の実際，複数本の　225
胆管吻合法
　──，右葉グラフト　217
　──，肝移植　223
　──，左葉グラフト　219

胆汁漏　222
胆汁瘻　156
胆道空腸吻合，腹腔鏡下の　199
胆道再建法
　──，膵頭十二指腸切除時の　166
　──，生体肝移植の　217
　── の選択　217
胆道スプリントチューブ留置　220
端側吻合吻合　120
弾機孔　6

ち・つ

着脱式腸鉗子　114
着脱式トロカー　119
中枢側リンパ節郭清　125
超音波凝固切開メス　190
腸管クリップ　210
腸管再建，器械吻合による　102
腸管切離　104
腸管吻合　96
　──，口径差のある　102
　── の治癒過程　12
腸管縫合に使用される縫合糸　11
腸間膜欠損部の閉鎖　79
腸間膜切離の工夫　143
腸線　13
直針　5
直腸癌　122, 125

つり針　5

て

テグス　11
デキソン II　14
デタッチ　6
デルタチェック　67
デルタ吻合　65
天蚕糸　11
手縫い咽頭空腸吻合法　36
手縫い頸部食道胃管吻合　28
手縫い吻合　3, 96, 99
　── における創傷治癒　3
手縫いまつり縫い法　80
天然素材，縫合糸　13

と

トライステープル　19
トリクロサン　14
トロッカーポジション，腹腔鏡下幽門側胃切除術　80
トンプソン開創器　154
トンプソンの鉤　156
ドベーキー鉗子　81, 196
ドレーン留置　116
東北大式吻合　139
鈍針　6

な・に

ナイロン　14
ナミ穴　6
内視鏡下腸管クリップ　210
内視鏡手術支援ロボット　205
内視鏡手術での縫合　8
内ヘルニア，Roux-en Y 再建後　73
内翻二層吻合　96
中山式吻合器　18

二層縫合　15

ね

ネイサンソンリバーリトラクター　90
ネオベール　210, 211
ネラトン付モスキート鉗子　99
粘膜下層　3

は

ハイブリッド体位　61
バイクリル・ラピッド　162
バウヒン弁　137
バネ穴　6
パラシュート法　221
パワードステープリングシステム　210
把持ノッチ　86
剥離授動，口側，肛門側腸管の　102
端々三角吻合，器械による　104
針先の形状　6
針の長さ　6
針元　5
　──の形式　6

ひ

ピオクタニン　83, 87
尾側膵切除術　213

ふ

ブスコパン　37
ブルドッグ鉗子　202, 204
ブレード合成吸収糸　14
プラスチックカラー　86
プロキシメイト ILS　20
プロリン糸　14, 81
腹腔鏡下 DuVal 変法膵空腸吻合　213
腹腔鏡下胃全摘後 Roux-en Y 再建　74
腹腔鏡下胃全摘術　76
　──，サーキュラーステープラーを用いた方法　85
　──，リニアステープラーを用いた方法　74
腹腔鏡下下行結腸 S 状結腸側々吻合　111
　──の術中内視鏡像　113
腹腔鏡下回腸横行結腸側々吻合　110
腹腔鏡下肝胆膵手術　192
腹腔鏡下観音開き法再建　89
腹腔鏡下結腸癌手術　109
腹腔鏡下膵空腸吻合法，スーチャークリップを用いた Blumgart 変法　201
腹腔鏡下膵頭十二指腸切除術　192
腹腔鏡下ステープラー挿入孔閉鎖　110
腹腔鏡下鼠径ヘルニア修復術　81
腹腔鏡下総胆管拡張症手術　192
腹腔鏡下胆管空腸吻合術　192
腹腔鏡下胆道消化管吻合　196
腹腔鏡下反転 DST 吻合　125
腹腔鏡下尾側膵切除術　213
腹腔鏡下噴門側胃切除術　89
腹腔鏡下幽門側胃切除術　85
　──後 B-I 再建法　65
　──後の Roux-en Y 再建法　71
腹腔鏡下連続縫合　196
腹腔鏡補助下胃全摘術　85
腹腔鏡補助下手術　109
腹腔内 DST 吻合　128
複数本の吻合　223
吻合器本体挿入口閉鎖　87
吻合部の緊張　28
吻合部の状況　4
吻合予定腸管部位決定　143
吻合予定部の血流　28

へ

ヘガール型　6
ヘモロック　204
ベイルアウトスーチャー　86

ほ

ポリグラクチン 910　11
ポリグリコール酸　14
ポリグリコール酸糸　12
ポリグルコール酸不織布　210
ポリジオキサノン　14
縫合
　──，内視鏡手術での　8
　──，無駄のない　9
　──の基本　8
縫合糸
　──に必要な条件　13
　──の種類　11
　──の分類　13
　──の歴史　11
縫合針
　──の構造　5
　──の種類　5
　──の使用法　6
　──の持ちかた　7
縫合創の抗張力　12
縫合不全のリスク因子　3
縫合法の使い分け，消化管吻合における　15

ま

マイクロバスキュラークリップ　208
マイクロモスキートペアン鉗子　176
マチュウ型　6
まつり縫い　36
前村式持針器　191
丸針　6

む・め

無傷針　6

メイヨー板　134
メリーランド鉗子　196

も

モスキートペアン　165
モノフィラメント合成吸収糸　14
モノフィラメント糸　14

ゆ

有茎空腸脚の作成　44
幽門輪温存膵頭十二指腸切除術　168
遊離空腸　36
遊離空腸食道器械吻合　36

ら

ラバー付きモスキート鉗子　162
ラプラタイ　203

り

リークテスト　116
リスター鉗子　104
リテイニングピン　19
リニア型自動縫合器　18
リニアステープラー　18, 19, 76
　──，使用上の注意点　20
　──の弱点　211

れ

レビテーター　126
連続 Gambee 法　99
連続一層縫合　91
連続一層縫合閉鎖，体腔内での　74
連続縫合　16, 96, 192
　──，肝移植　226

ろ

ロープウェイ法　162
ローンスターリトラクタ　126
　── システム　131, 133

ロストステント　156, 159, 190, 202, 209
ロティキュレーター　19
ロボット支援手術，膵頭十二指腸切除術に対する　205

わ

彎曲針　5
彎曲の度合い，縫合針　5